面向人民健康
提升健康素养

相约健康百科丛书

面向人民健康
提升健康素养

相约健康百科丛书

肿瘤防治系列

成年男性肿瘤防治攻略

主编 邢念增 徐惠绵

人民卫生出版社
·北京·

丛书专家指导委员会

主任委员　陈　竺

副主任委员　李　斌　于学军　王陇德　白书忠

委　　员　（院士名单按姓氏笔画排序）

于金明　马　丁　王　辰　王　俊　王松灵
王建安　田金洲　付小兵　乔　杰　邬堂春
庄　辉　李校堃　杨宝峰　邱贵兴　沈洪兵
张　强　张伯礼　陆　林　陈可冀　陈孝平
陈君石　陈赛娟　尚　红　周宏灏　郎景和
贺福初　贾伟平　夏照帆　顾东风　徐建国
郭应禄　黄荷凤　葛均波　董尔丹　董家鸿
韩济生　韩雅玲　詹启敏

丛书工作委员会

主任委员　李新华

副主任委员　徐卸古　何　翔　杨　峰　孙　伟
孙　巍　裴亚军　武留信　王　挺

委　　员　（按姓氏笔画排序）

王凤丽　王丽娟　皮雪花　朱　玲　刘　彬
刘召芬　杜振雷　李　祯　庞　静　强东昌
鲍鸿志　谭　嘉

本书编委会

陈竺院士
说健康

相约健康百科丛书

总　序

人民健康是现代化最重要的指标之一，也是人民幸福生活的基础。党的二十大报告明确到 2035 年建成健康中国。社会各界，尤其是全国医疗卫生工作者，要坚持以人民为中心的发展思想，把保障人民健康放在优先发展的战略位置，加快推进健康中国建设，全方位全周期保障人民健康，为实现“两个一百年”奋斗目标、实现中华民族伟大复兴的中国梦打下坚实的健康基础，为共建人类卫生健康共同体作出应有的贡献。

为助力健康中国建设，提升人民健康素养，人民卫生出版社（以下简称“人卫社”）联合相关学（协）会、平台、媒体共同策划，整合各方优势、创新传播途径，打造高质量的纸数融合立体化传播健康知识普及出版物《相约健康百科丛书》（以下简称“丛书”）。丛书通过图书、新媒体、互联网平台等全媒体，努力为人民群众提供全生命周期的健康知识服务。在深入了解丛书的策划方案、组织管理和工作安排后，我欣然接受了邀请，担任丛书专家指导委员会主任委员，主要基于以下考虑。

建设健康中国，人人享有健康。党的十八大以来，以习近平同志为核心的党中央一直高度重视、持续推动健康中国建设。2016 年党中央、国务院印发的《“健康中国 2030”规划纲要》指出，推进健康中国建设，是全面建成小康社会、基本实现社会主义现代化的重要基础，是全面提升中华民族健康素质、实现人民健康与经济社会协调发展的国家战略。健康中国的主题是“共建共享、全民健康”，共建共享是基本路径，全民健康是根本目的。人人参与、人人尽力、人人享有，实现全民健康，需要全社会共同努力。党的二十大对新时代新征程上推进健康中国建设作出新的战略部署，赋予了新的任务使命，提出“把保障人民健康放在优先发展的战略位置，完善人民健康促进政策”。丛书建设抓住了健康中国建设的核心要义。

提升健康素养，需要终身学习。健康素养是人的一种能力：它能够帮助个人获取和理解基本的健康信息和服务，并能运用其作出正确的判断和决定，以维持并促进自己的健康。2008 年 1 月，卫生部发布《中国公民健康素养——基本知识与技能（试行）》，首次以政府文件的形式界定了居民健康素养，我很高兴签发了这份文件。此后，我持续关注该工作的进展和成效。经过多年的不懈努力，我国健康素养促进工作蓬勃发展，居民健康素养水平从 2009 年的 6.48% 上升至 2021 年的 25.4%，人民健康状况和基本医疗卫生服务的公平性、可及性持续改善，主要健康指标居于中高收入国家前列，为以中国式现代化全面推进中华民族伟大复兴奠定了坚实的健康基础。健康素养需要持续地学习和养成，丛书正是致力于此。

健康第一责任人，是我们自己。2019 年 12 月，十三届全国人大常委会第十五次会议通过了《中华人民共和国基本医疗卫生与健康促进法》，该法第六十九条提出“公民是自己健康的第一责任人，树立和践行对自己健康负责的健康管理理念，主动学习健康知识，提高健康素养，加强健康管理。倡导家庭成员相互关爱，形成符合自身和家庭特点的健康生活方式。”从国家法律到健康中国战略，都强调每个人是自己健康的第一责任人。只有人人都具备了良好的健康素养，成为自己健康的第一责任人，健康中国才有了最坚实的基础。丛书始终秉持了这一理念，能够切实帮助读者承担起自己的健康责任。

接受丛书编著邀请后，我多次听取了丛书工作委员会和人卫社的汇报，提出了一些建议，并录制了“院士说健康”视频。我很高兴能以此项工作为依托，为人民健康多做些有意义的工作。丛书工作委员会和人卫社的同仁们一致认为，这件事做好了，对提高国民特别是青少年健康素养意义重大！

2022 年 11 月，在丛书启动会议上，我提出丛书建设要做到心系于民、科学严谨、质量第一、无私奉献四点希望。2023 年 9 月，丛书“健康一生系列”正式出版！丛书建设者们高度负责、团结协作，严谨、创新、务实地推进丛书建设，让我对丛书即将发挥的作用充满了信心，也对健康科普工作有了更多的思考。

一是健康科普工作需把社会责任放在首位。丛书为做好顶层设计，邀请一批院士担任专家指导委员会的成员。院士们的本职工作非常繁忙，但他们仍以极高的热情投入丛书建设中，指导把关、录制视频，担任健康代言人，身体力行地参与健康科普工作。全国广大医务工作者也要积极行动起来，把社会责任放在首位，践行习近平总书记提出的“科技创新、科学普及是实现创新发展的两翼”之工作要求，把健康科学普及放在与医药科技创新同等重要的位置，防治并重，守护人民健康。

二是健康科普工作应始终心系于民。健康科普需要找准人民群众普遍关心的健康问题，有针对性地开展工作，方能事半功倍。丛书每一个系列都将开展健康问题征集活动，“健康一生系列”收集了两万余个来自大众的健康问题，说明人民群众的健康需求是旺盛的，对专家解答是企盼的。丛书组织专家对这些问题进行了认真的整理、分析和解答，并在正式出版前后组织群众试读活动，以不断改进工作，提升质量，满足人民健康需求，这些都是服务于民的重要体现。丛书更是积极尝试应用新技术新方法，为科普传播模式创新赋能，强化场景化应用，努力探索克服健康科普“知易行难”这个最大的难题。

三是健康科普工作须坚持高质量原则。高质量发展是中国式现代化的本质要求之一。健康科普工作事关人民健康，须遵从“人民至上、生命至上”的理念，把质量放在最重要的位置，以人民群众喜闻乐见的方式，传递科学的、权威的、通俗易懂的健康知识，要在健康科普工作中塑造尊重科学、学习科学、践行科学之风，让“伪科学”“健康谣言”“假专家”无处遁形。丛书工作委员会、各编委会坚持了这一原则，将质量要求落实到每一个环节。

四是健康科普工作要注重创新。不同的时代，健康需求发生着变化，健康科普方式也应与时俱进，才能做到精准、有效。丛书建设模式创新也是耳目一新，比如立足不同的应用场景，面向未来健康需求的无限可能，设计了“1+N”的丛书系列开放体系，成熟一个系列就开发一个；充分发挥专业学（协）会和权威专家作用，对每个系列的分册构建进行充分研讨，提出要从健康科普“读者视角”着眼，构建具有中国特色的国民健康知识体系；精心设计各分册内容结构和具有中华民族特色的系列 IP 形象；针对人民接受健康知识的主要渠道从纸媒向互联网转移的特点，设计纸数融合图书与在线健康知识问答库结合，文字、图片、视频、动画等联动的全媒体传播模式，全方位、全媒体、全生命周期服务人民健康等。

五是健康科普工作需要高水平人才队伍。人才是所有事业的第一资源。丛书除自身的出版传播外，着眼于健康中国建设大局，建立编写团队组建、遴选与培养的系列流程，开展了编写过程和团队建设研究，组建来自全国，老、中、青结合的高水平编者团队，且每个分册都通过编写过程的管理努力提升作者的健康科普能力。这项工作非常有意义。希望未来，越来越多的卫生健康工作者能以高度的社会责任感、职业使命感，以无私奉献的精神参与到健康科普工作中，以更多更好的健康科普精品，服务人民健康。

衷心希望，通过驰而不息的建设，丛书能让健康中国、健康素养、健康第一责任人的理念深入人心，并转化为建设健康中国的重要动力，成为国民追求和促进健康的重要支撑。

衷心希望，能以大型健康科普精品丛书为依托，培养一支高水平的健康科普作者队伍，增强文化自信的建设力量，从而更好地为中华民族现代文明贡献健康力量。

衷心希望，读者朋友们积极行动起来，认真汲取《相约健康百科丛书》中的健康知识，把它们运用到自己的生活里，让自己更健康，也为健康中国建设作出每个公民的贡献！

中国红十字会会长

中国科学院院士

丛书专家指导委员会主任委员

2023 年 7 月

相约健康百科丛书

出版说明

健康是幸福生活最重要的指标，健康是 1，其他是后面的 0，没有 1，再多的 0 也没有意义。提升健康素养，是提高全民健康水平最根本、最经济、最有效的措施之一。党的二十大报告要求，加强国家科普能力建设，深化全民阅读活动。习近平总书记指出，科技创新、科学普及是实现创新发展的两翼，要把科学普及放在与科技创新同等重要的位置。在这一重要指示精神的指引下，人民卫生出版社（以下简称“人卫社”）努力探索让科学普及这“一翼”变得与科技创新同样强大，进而助力创新型国家建设。经过深入调研，团结广大医学科学家、健康传播专家、学（协）会、媒体、平台，共同策划出版《相约健康百科丛书》（以下简称“丛书”）。

为了帮助读者更好地了解和使用丛书，特将出版相关情况说明如下。

一、丛书建设目标

丛书努力实现五个建设目标，即：高质量出版健康科普精品，培养优秀的健康科普团队，创新数字赋能传播模式，打造知识共建共享平台，最终提升国民健康素养，服务健康中国行动落实和中华民族现代文明建设。

二、丛书体系构建

1. 丛书各系列分册设计遵从人民至上的理念，突出读者健康需求和视角。各系列的分册设计经过多轮专家论证、读者健康需求调研，形成从读者需求入手进行分册设计的共识，更好地与读者形成共鸣，让读者愿意读、喜欢读，并能转化为自身健康生活方式和行为。

比如，丛书第一个系列“健康一生系列”，既不按医学学科分类，也不按人体系统分类，更不按病种分类，而是围绕每个人在日常生活中会遇到的健康相关问题和挑战分类。这个系列分别针对健康理念养成，到人生面临的生、老、病问题，再到每天一睁眼要面对的食、动、睡问题，最后到更高层次的养、乐、美问题，共设立 10 个分册，分别是《健康每一天》《健康始于孕育》《守护老年健康》《对疾病说不》《饮食的健康密码》《运动的健康密码》《睡眠的健康密码》《中医养生智慧》《快乐的健康密码》和《美丽的健康密码》。

2. 丛书努力构建从健康知识普及到健康行为指导的全生命周期全媒体的健康知识服务体系。依靠权威学（协）会和专家的反复多次研究论证，从读者的健康需求出发，丛书构建了“1+N”系列开放体系，即以“健康一生系列”为“1”；以不同人群、不同场景的不同健康需求或面临的挑战为“N”，成熟一个系列就开发一个系列。“主动健康系列”“应急急救系列”“就医问药系列”“康养康复系列”“肿瘤防治系列”“心理健康系列”“口腔健康系列”“健康体检系列”在“十四五”期间陆续启动和出版。

3. 丛书建设有力贯彻落实“两翼论”精神，推动健康科普高质量创新发展。丛书除自身的出版传播外，还建立编写团队组建、遴选与培养的系列流程，开展了编写过程和团队建设研究，组建来自全国，老、中、青结合的高水平编者团队，并通过编写过程的管理努力提升作者的健康科普能力。丛书建设部分相关内容还努力申报了国家“十四五”主动健康和人口老龄化科技应对重点专项；以“《相约健康百科丛书》策划出版为基础探索全方位、立体化大众科普类图书出版新模式”为题，成功获得人卫研究院创新发展研究项目支持。

三、丛书创新特色

1. 体现科学性、权威性、严谨性。为做好丛书的顶层设计、项目实施和编写出版工作，保障科学性，成立丛书专家指导委员会、工作委员会和各分册编委会。

第十二届、十三届全国人大常委会副委员长，中国红十字会会长陈竺院士担任丛书专家指导委员会主任委员，国家卫生健康委员会副主任李斌、中国计划生育协会常务副会长于学军、中华预防医学会名誉会长王陇德院士、中国健康促进基金会创会理事长白书忠等担任副主任委员，三十余位院士应邀担任委员。专家们积极做好丛书顶层设计、指导把关工作，录制“院士说健康”视频，审阅书稿，甚至承担具体编写工作……他们率先垂范，以极高的社会责任感投入健康科普工作，为全国医务工作者参与健康科普工作树立了榜样。

人民卫生出版社、中国健康促进基金会、中国计划生育协会、中华预防医学会、中国科普研究所、全国科学技术名词审定委员会、健康报社、新华网客户端《新华大健康》等机构负责健康科普工作的领导和专家组成了丛书工作委员会，并成立了丛书工作组，形成每周例会、专题会、组建专班等工作机制，确保丛书建设的严谨性和高质量推进。

各系列各分册编委会均由相关学（协）会、医学院校、研究机构等领域具有卓越影响力的专家组成。专家们面对公众健康需求迫切，但优秀科普作品供给不足、科普内容良莠不齐的局面，均以极大的热忱投入丛书建设与编写工作中，召开编写会、审稿会、定稿会等各类会议，对架构反复研究，对内容精益求精，对表达字斟句酌，为丛书的科学性、权威性和严谨性提供了可靠保证。

2. 彰显时代性、人民性、创新性。习近平总书记在文化传承发展座谈会上发表重要讲话，强调“在新的起点上继续推动文化繁荣、建设文化强国、建设中华民族现代文明，是我们在新时代新的文化使命”。丛书以“同中国具体实际相结合、同中华优秀传统文化相结合”理念为指导，彰显时代性、人民性、创新性。

丛书高度重视调查研究工作，各个系列都会开展面向全社会的问题征集活动，并将征集到的问题融入各个分册。此外，在正式出版前后都专门开展试读工作，以了解读者的真实感受，不断调整、优化工作思路和方法，实现内容“来自人民，根植人民，服务人民”。

在丛书整体设计和 IP 形象设计中，力求用中国元素讲好中国健康科普故事。丛书在全程管理方面始终坚持创新，在书稿撰写阶段，即采用人卫投审稿平台数字化编写方式，从源头实现“纸数融合”。在图书编写过程中，同步建设在线知识问答库。在图书出版后，实现纸媒、电子书、音频、视频同步传播，为不同人群的不同健康需求提供全媒体健康知识服务。

3. 突显全媒性、场景性、互动性。丛书采取纸电同步方式出版，读者可通过数字终端设备，如电脑、手机等进行阅读或“听书”；同时推出配套数字平台服务，读者可通过图书配套数字平台搜索健康知识，平台将通过文字、语音、直播等形式与读者互动。此外，丛书通过对内容的数字化、结构化、标引化，建立与健康场景化语词的映射关系，构建场景化知识图谱，利用人们接触的各类健康数字产品，精准地将健康知识推送至需求者的即时应用现场，努力探索克服健康科普“知易行难”这个最大的难题。

四、丛书的读者对象、内容设计和使用方法

参照《中国公民健康素养66条》锁定的目标人群，丛书读者对象定为接受九年义务教育及具备以上文化水平的人群，采用问答形式编写，重点选择大众日常生活中“应知道”“想知道”“不知道”和“怎么办”的问题。丛书重在解决“怎么办”，突出可操作性，架起大众对“预防为主”和“一般健康问题”从“为什么”到“怎么办”的桥梁，助力从“以治病为中心”向“以健康为中心”转变。

丛书是一套适合普通家庭阅读、查阅和收藏的健康科普书，覆盖日常生活中会遇到的常见健康问题。日常阅读，可以有效提升健康素养；遇到健康问题时查阅对应内容，可以达到答疑解惑、排忧解难的目的。此外，丛书还配有丰富的富媒体资源，扫码观看视频即可接收来自专家针对具体健康问题的进一步讲解。

《庄子·内篇·养生主》提醒我们：“吾生也有涯，而知也无涯，以有涯随无涯，殆已！”如何有效地让无穷的医学知识转化为有限的健康素养，远远不止“授人以渔”这么简单，这需要以大型健康科普精品出版物为依托，培养一支高水平的健康科普作者队伍；需要积极推进相关领域教育、科技、人才三位一体发展，大力弘扬科学精神和科学家精神；还需要社会各界积极融健康入万策，并在此基础上努力建设健康科学文化，增强文化自信的建设力量，从而更好地为中华民族现代文明建设贡献健康力量。

衷心感谢丛书建设者们和读者们的大力支持，让我们共同努力，为健康中国建设和中华民族现代文明建设作出力所能及的贡献。

丛书工作委员会
2023年7月

前　言

男性健康是社会健康的重要组成部分，对于男性特有肿瘤和常见肿瘤的防治，关系到男性的生活质量、生命延续及家庭幸福。本书旨在为广大男性读者提供科学、准确的健康知识，帮助每一位读者更好地认识男性肿瘤，掌握预防和治疗男性肿瘤的相关知识，提升男性的健康素养和自我管理能力。

为响应《“健康中国 2030”规划纲要》，推动人民健康需求的提升，人民卫生出版社邀请来自全国不同地区的多位知名肿瘤学科专家，完成了《相约健康百科丛书——成年男性肿瘤防治攻略》的编写。全书共分为 3 个章节，即男性特有肿瘤、男性高发肿瘤和男性其他常见肿瘤，内容涵盖前列腺癌、膀胱癌、肾癌、胃癌等多种男性高发肿瘤。每个章节均由该领域的专家团队结合最新医学研究结果和临床经验，为读者详细解答相关疾病预防、诊断与治疗的疑问。

在本书的编写过程中，我们特别关注肿瘤防治的最新进展、治疗方法的创新以及患者生活质量的提升，力求将专业知识以通俗易懂的方式传达给广大读者。无论您是医学专业人士，还是关注男性健康的普通读者，都能够从本书中获得有价值的健康信息。

郭应禄院士
说健康

对于男性肿瘤的防治不仅仅是医疗领域的任务，它还需要社会各界的关注与支持。我们期望通过本书，帮助更多男性朋友了解自身健康，做到肿瘤的早预防、早诊断、早治疗，真正实现健康长寿的目标。

我们衷心希望，本书能够为广大男性读者提供有益的健康指导，助力每位男性朋友在面对肿瘤挑战时，拥有更健康、更积极的生活态度。

邢念增　徐惠绵

2025 年 5 月

肿瘤防治系列

目录

第一章 男性特有肿瘤

第二章 男性高发肿瘤

三 鼻咽癌 96

四 肺癌 115

相约健康百科丛书 肿瘤防治系列

第三章 男性其他常见肿瘤

第一章

男性特有肿瘤

前列腺癌

1. 中老年男性一定会患**前列腺增生**吗

关键词

中老年　前列腺增生

随着年龄增长，许多男性开始关注前列腺健康，其中前列腺增生是最常被提及的问题。那么，是不是所有中老年男性都逃不过前列腺增生呢？

专家说

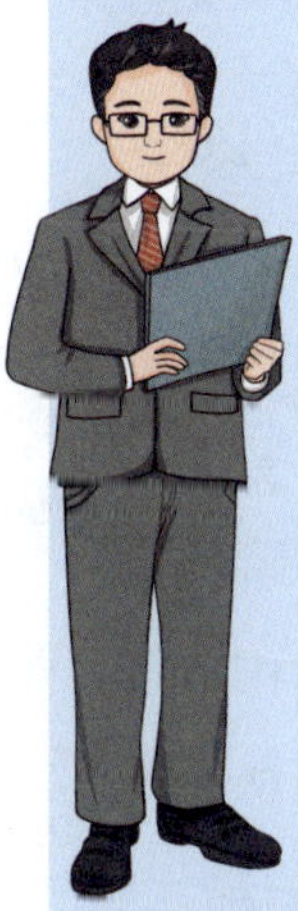

前列腺会伴随男性的生长发育而成长。在母体妊娠的第 3 个月，男性胎儿的前列腺即开始发育和分化；第 4 个月，就会基本成形。

男性在 15~30 岁时，是前列腺快速增长的时期，可达 20g 左右；30 岁以后，前列腺依旧会缓慢地增长，不过个体差异很大。有些人的前列腺可长到 20~50g，有些人的前列腺则可重达 200~300g。切勿轻视这 200~300g，虽然它占人体体重的比例不高，但与其标准重量 20g 相比，已足足增加到 10~15 倍。更加神奇的是，人体的器官通常当进入老年期后就会开始萎缩、退化，只有前列腺依旧会不停地生长。这是一个医学上的未解之谜。

前列腺增生在中老年男性中很常见，据统计数据显示，50 岁以上的男性中有一部分会出现前列腺增生的症状，但并不是所有人都会患病。

此外，前列腺增生的程度也有很大的个体差异。有些人可能仅仅是前列腺的轻度增生，不会导致任何症状或生活质量下降，而另一些人则可能会出现严重的排尿困难和不适，影响日常生活。

不过，当50岁以上的男性出现排尿困难（包括尿线变细、尿不远、尿后滴沥等）、尿频、尿急等症状时，就应该到正规医院做进一步检查。医生会按照医学标准判断就诊者是否患前列腺增生，以及是否需要进行治疗。

健康加油站

关于前列腺增生的那些事

《中国泌尿外科和男科疾病诊断治疗指南（2024版）》对于良性前列腺增生的定义：良性前列腺增生（benign prostatic hyperplasia，BPH）是引起中老年男性排尿障碍最为常见的一种良性疾病。主要表现为组织学上的前列腺间质和腺体成分的增生、解剖学上的前列腺增大、尿动力学上的膀胱出口梗阻和以下尿路症状为主的临床症状。前列腺是男性生殖系统的一部分，位于膀胱下方，包围着尿道。随着年龄增长，前列腺可能会逐渐增大，导致尿道受到压迫，从而引发一系列排尿症状，如尿频、尿急、排尿困难及夜间频繁等。

（宋　刚　邢念增）

健康云课堂

前列腺：男性身体里的“生命枢纽”，绝非可有可无

关键词

前列腺增生　前列腺癌　老年男性

2. 患前列腺增生后一定会发展为前列腺癌吗

前列腺增生是老年男性的常见疾病，60 岁以上男性的患病率接近 50%。良性前列腺增生与前列腺癌均好发于老年男性。患者一旦得知自己患前列腺增生，最关心的问题就是患前列腺增生后会不会恶化变成癌。

专家说

这个问题的答案很明确：不会！

目前，所有的国内外研究均表明尚未发现确凿的证据证明前列腺增生与前列腺癌之间有直接联系。

前列腺增生与前列腺癌的主要区别包括以下两点。

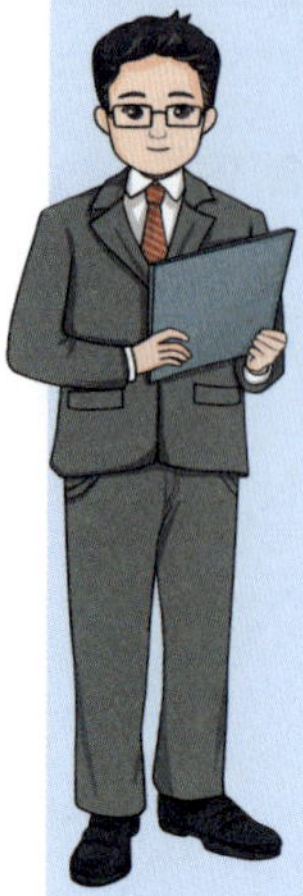

（1）好发部位不同：前列腺增生的好发部位主要在移行带，在前列腺内相对“靠里”的位置。增生越靠近尿道，对尿道压迫越明显，症状也就越明显。常见的诸如夜尿增多、尿频、尿急及排尿困难等。如果老年男性出现以上症状，就需要警惕是否患前列腺增生。前列腺增生是一种良性疾病，通过积极的药物或手术治疗完全可以获得很好的效果。前列腺癌的好发部位主要位于外周带，位于前列腺相对周边的位置。一般不会引起患者出现排尿困难、尿频、尿急等症状，除非肿瘤非常严重，整个前列腺被肿瘤占据，患者才会出现排尿困难等症状。

（2）疾病结局不同：前列腺增生是腺上皮和间质的增生，不会恶变、不会转移。最严重的后果是患者出现排不出尿（尿潴留），需要接受导尿甚至手术。前列腺癌是腺上皮的恶性肿瘤，患者前列腺细胞生长失去抑制停不下来，抢夺正常细胞的营养，最后全身各处发生转移，耗竭生命。正是因为两种疾病发病人群主要是老年人，这两种截然不同的疾病可能给老百姓造成不必要的联想和恐慌。

健康加油站

关于前列腺癌的那些事

前列腺癌是老年男性常见的恶性肿瘤之一。在西方国家，前列腺癌已成为危害男性健康的肿瘤第一“杀手”。在中国，前列腺癌的发病率也在逐年上升，在男性泌尿生殖系统肿瘤中已居首位，并且有年轻化的趋向，它对健康的危害程度完全是前列腺增生所不可比拟的。遗憾的是，前列腺癌的发病机制至今仍不十分清楚，已明确的前列腺癌危险因素包括年龄、脂肪摄入、人种及家族遗传等，其中并不包括前列腺增生。有很多前列腺癌患者并没有发生前列腺增生，也有很多患前列腺增生的老年男性也并不合并前列腺癌。

（宋　刚　邢念增）

关键词

前列腺癌　危险因素　预防

3. 哪些男性更容易患前列腺癌

前列腺癌的危险因素包括先天因素和后天因素，前列腺癌的发生是二者长期作用的结果，认识这些危险因素有助于前列腺癌的预防。

专家说

（1）地域与饮食（高脂饮食）：前列腺癌的全球发病率以北美洲、欧洲、大洋洲最高，亚洲发病率较低。但在移居西方国家的亚洲移民中，前列腺癌发病率明显增加。流行病学调查显示，前列腺癌的发生与高脂肪食物（如西式快餐）的摄入有很大关系。近年来，中国前列腺癌的发病率快速攀升，已成为最常见的男性泌尿生殖系统肿瘤，这与饮食中越来越多的脂肪摄入密切相关。

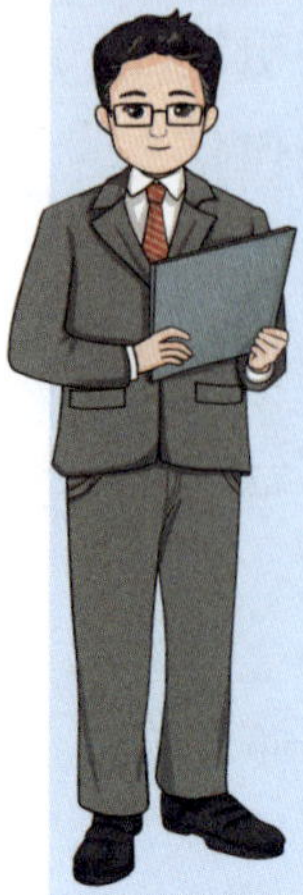

（2）肥胖：肥胖是一个健康威胁，也与前列腺癌风险增加相关。判断是否肥胖可以使用“体重指数”（body mass index，BMI）：即体重（kg）除以身高（m）的平方。BMI 18.5~23.9kg/m^2 是正常值，低于 18.5kg/m^2 是体重过低，高于 23.9kg/m^2 是超重。

（3）维生素 D 缺乏（日晒不足）：维生素 D 对前列腺的健康有保护作用。有报道，挪威冬春季诊断的前列腺癌患者会比夏秋季诊断的前列腺癌患者预后要差。这是因为冬春季人们户外活动时间极短，接受户外日光中紫外线照射少，体内维生素 D 很难转化成活性维生素 D，而活性维生素 D 能够减少前列腺癌的发生。黑色人种由于皮肤中的黑色素挡住了紫外线，抑制活性维生素 D 的生成，是前列腺癌发病率和死亡率最高的人群。日本人前列腺癌发病率低，可能与他们喜欢吃鱼的习惯有关，因为鱼类食物中维生素 D 的含量比较丰富。

（4）遗传因素：有家族史是重要风险因素，家族中患病人数越多、血缘关系越近、亲属发病年龄越早，患前列腺癌的相对危险度越高。但是只有符合家庭中 3 名或 3 名以上成员患病、连续三代均患前列腺癌或两名前列腺癌成员的确诊年龄小于 55 岁，才是遗传性前列腺癌。据统计，在中国，遗传性前列腺癌的比例较低。

综上所述，前列腺癌的发生是一个非常复杂的过程，遗传因素、饮食因素、环境因素，都会发生作用。少吃油腻食物，多晒太阳，养成良好的生活习惯，会尽可能减少前列腺癌的发生。

（宋　刚　邢念增）

4. 如何**早期发现**前列腺癌

关键词：前列腺癌 筛查 诊断

前列腺癌早期往往“悄无声息”，患者没有明显症状，这也使得早期筛查变得尤为重要。如何才能尽早发现前列腺癌呢？

专家说

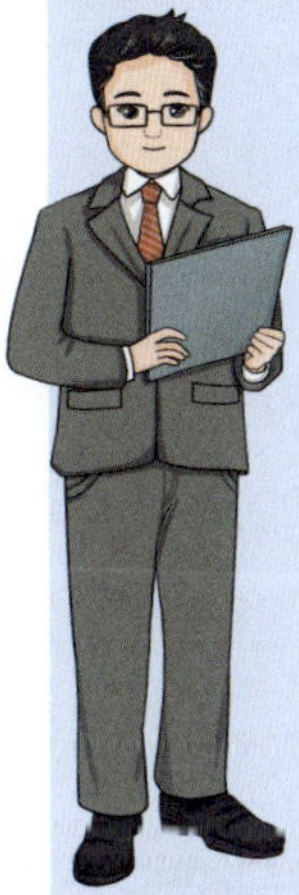

早期前列腺癌患者往往没有明显的症状，这也是它被称为“沉默的杀手”的原因。前列腺癌的发生通常较为缓慢，但在早期阶段，癌细胞还没有扩散，治疗效果相对较好。因此，早期发现前列腺癌对于提高患者治愈率至关重要。

为了早期发现前列腺癌，男性应定期进行前列腺癌筛查，尤其是高风险人群。以下是几种常见的早期筛查方法。

（1）前列腺特异性抗原（prostate-specific antigen，PSA）检测：PSA是一种由前列腺分泌的蛋白质，通常可以在血液中检测到。PSA水平较高可能提示前列腺出现问题，虽然高PSA并不意味着一定是癌症，但它可以作为早期发现前列腺癌的指标。通常，如果PSA水平超过4ng/mL，医生可能会进一步安排检查。

（2）直肠指检（digital rectal examination，DRE）：直肠指检是通过医生的手指检查前列腺是否存在异常（如硬块、肿块等）。这是一种简单且常见的检查方法，能够在早期发现前列腺癌。尤其对于PSA水平升高的男性，直肠指检是一个必不可少的辅助检查。

（3）影像学检查： 如果PSA水平升高，或者直肠指检发现异常，医生可能会推荐患者进行影像学检查，如前列腺超声检查或磁共振成像（MRI）。这些检查可以帮助评估患者前列腺的大小、形状及是否存在可疑的肿块或异常结构。

（4）前列腺活检： 如果前列腺的影像学检查提示有癌变风险，通常会进一步进行前列腺活体组织检查（简称"活检"）。通过取出前列腺组织进行病理学检查，能够确认患者是否存在癌症。

综上所述，前列腺癌患者在早期通常没有明显症状，因此定期筛查对于中老年男性来说至关重要。尤其是年龄在50岁以上、家族中有前列腺癌病史或属于其他高风险人群的男性，应每年进行PSA检测和直肠指检。此外，随着医学技术的发展，影像学检查（如MRI）和前列腺活检也已成为有效的筛查手段。

值得注意的是，PSA水平升高并不意味着一定患前列腺癌，可能只是患有前列腺增生等其他良性疾病所导致。因此，在发现PSA异常时，需要通过进一步的检查来确认诊断。

如果男性出现排尿困难、尿频、尿急等症状，尤其是还伴随血尿、骨痛等非典型症状时，应及时就医，进行前列腺癌的筛查。早期发现并治疗前列腺癌，患者治愈的可能性会大大提高。

（宋　刚　邢念增）

健康云课堂

尿液里藏着抗癌密码：
揭开前列腺癌早期筛查的新序幕

关键词

前列腺特异性抗原　前列腺癌　前列腺细胞

5. 前列腺**特异性抗原升高**，就意味着患前列腺癌吗

PSA 检测是筛查前列腺癌的重要手段，但拿到一份显示 PSA 升高的报告单，是否就意味着患上癌症？

专家说

正常情况下，前列腺腺泡和导管内壁的上皮细胞层及其基底膜会构成一层“屏障”，它的作用就是像一层“围墙”或“滤网”，阻止腺泡腔和导管内的 PSA 等物质轻易进入血液循环。当前列腺组织发生变化时，如前列腺增生、炎症或癌变，前列腺细胞可能破坏这一屏障，使得 PSA 泄漏到血液中，从而导致血液中

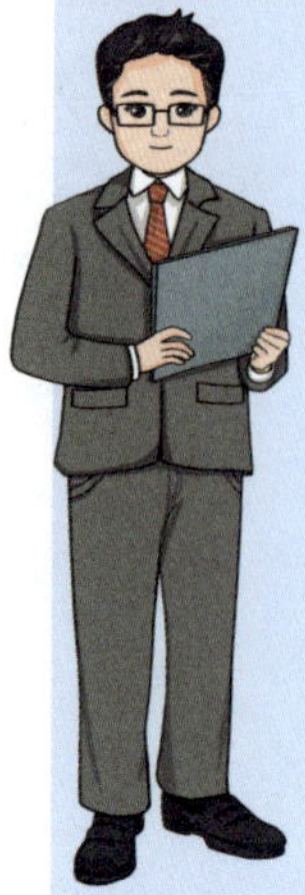

PSA 水平升高。尤其当前列腺出现癌细胞时，这一屏障会被破坏得更加严重，更多的 PSA 会进入血液，导致 PSA 显著升高。

尽管 PSA 升高可能提示前列腺癌，但并不是所有 PSA 升高的情况都是由癌症引起的。PSA 升高可以由多种原因导致，包括良性前列腺增生、前列腺炎、医疗操作（如直肠指检、膀胱镜检查、前列腺穿刺活检）等，都会在短期内影响前列腺的结构，导致 PSA 水平暂时升高。因此，PSA 升高并不一定意味着前列腺癌，可能只是其他因素引起的暂时性变化。

PSA 升高并不等于前列腺癌。尽管 PSA 水平升高是前列腺癌的一个提示信号，但这种升高也可能由前列腺增生、前列腺炎或其他医疗操作引起。

最常见的 PSA 检测结果如下。

（1）PSA<4ng/mL：属于正常范围，前列腺癌的可能性较小，约为 15%。

（2）PSA 4~10ng/mL：处于“灰区”，此时前列腺癌的可能性为 25%。需要进一步通过其他检查（如游离 PSA 占比（F/T 比值）、前列腺健康指数（PHI）等），来评估是否有癌症的风险。

（3）PSA>10ng/mL：前列腺癌的可能性较大，约为 50%。

在 PSA 升高的情况下，医生会根据患者的具体情况，结合其他检查结果进行诊断，常用的进一步检查包括直肠指检、前列腺影像学检查（如 MRI）以及最终的前列腺穿刺活检。

健康术语

游离 PSA（fPSA）/ 总 PSA（tPSA）比值（F/T 比值）

血液中游离状态的 PSA 占总 PSA 的比例。在 PSA 处于灰区（4~10ng/mL）时，F/T 比值较低可能提示前列腺癌风险更高，有助于医生判断是否需要进行活检。

前列腺健康指数（PHI）

一种结合了总 PSA、游离 PSA 和 p2PSA（一种 PSA 前体）的血液检测指标。对于 PSA 在灰区的男性，PHI 能提供比单独 PSA 更准确的癌症风险预测，帮助减少不必要的活检。

（宋　刚　邢念增）

6. 何种情况需要进行前列腺穿刺活检

前列腺穿刺活检是确诊前列腺癌的关键步骤。那么，在什么情况下医生会建议患者进行这项检查呢？

专家说

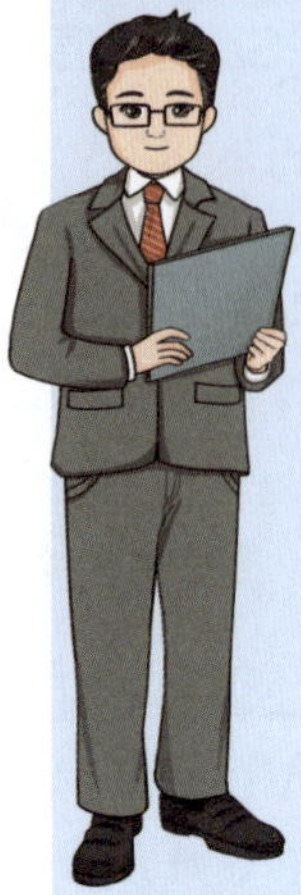

当患者存在以下几种情况时需进行前列腺穿刺检查。

（1）PSA 水平异常升高： PSA 是评估前列腺健康的重要指标，如果患者 PSA 长期升高或快速上升，并且结合其他临床症状（如排尿困难、尿频等），就需要进行前列腺穿刺活检以排查是否存在肿瘤。

（2）直肠指诊异常： 医生直肠指诊时，若发现患者前列腺表面有硬块、肿块或不规则的增生等异常情况，也会建议进行穿刺活检。直肠指诊有时能触及大病灶，但对于小病灶的发现率较低，因此当指诊结果异常时，往往需要进一步的穿刺活检来确认。

（3）影像学检查发现可疑病灶： 磁共振成像检查可以帮助识别前列腺中的小病灶，若患者影像检查发现有可疑区域，医生会建议进行靶向穿刺，能够精确地定位病灶位置，增加活检的准确性。

（4）患者属于高风险人群： 如患者年龄较大，家族有前列腺癌等病史的男性，如果 PSA 升高或指诊异常，应考虑进行穿刺活检。

综上所述，并非所有患者都需要进行前列腺穿刺活检。对于低风险、症状较轻且 PSA 水平正常的患者，可以不进行穿刺活检，只需要定期复查并关注自身症状变化即可。穿刺活检有一定的风险和不适，因此需要在医生的建议下决定是否进行。

健康加油站

关于前列腺穿刺活检的那些事

前列腺穿刺活检是目前确诊前列腺癌的重要手段之一。尽管前列腺的大病灶可以通过直肠指诊触诊到，而小的病灶则可以通过多参数磁共振成像检查发现，但最终是否存在癌变，仍需要依赖穿刺活检进行病理确认。穿刺的过程类似于“钻探石油”，通过极细的针头从前列腺中获取组织，送往病理科进行显微镜下观察，以确诊是否存在癌变。

前列腺穿刺活检主要分为经直肠穿刺和经会阴穿刺两种方式，每种方式的穿刺流程和适应证有所不同。此外，穿刺还分为系统穿刺和靶向穿刺。系统穿刺通常是根据前列腺的分区进行随机取样，而靶向穿刺则是在影像学检查明确病灶的位置后，精准对准病灶进行取样，准确率更高。

（宋　刚　邢念增）

7. 确诊前列腺癌后，应该如何应对

关键词：前列腺癌　饮食　心理调整

确诊前列腺癌后，很多患者可能会感到震惊、焦虑，甚至不知所措。面对这个消息，了解癌症的基本知识、可选择的治疗方案，以及如何配合治疗，能够帮助患者更好地应对这一疾病，保持积极的心态，提高生活质量。

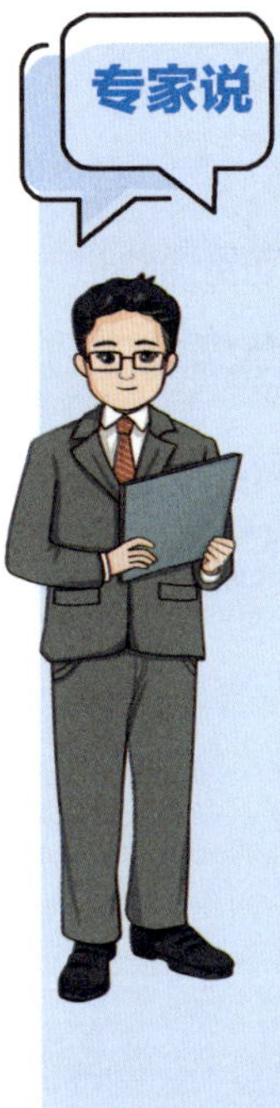

（1）心理调整： 确诊前列腺癌后，患者可以通过与家人、朋友的沟通，加入支持小组，甚至寻求专业心理医生的帮助，来缓解心理压力和焦虑感。此外，前列腺癌在早期通常发展较慢，许多患者在接受治疗后肿瘤能够获得长期控制甚至被治愈。保持乐观的心态，有助于提升免疫力和治疗效果。

（2）向医生了解病情并制订治疗计划： 确诊前列腺癌后，最重要的第一步是与医生充分沟通，了解自己癌症的具体情况，包括癌症的分期、分级、是否有远处转移等。前列腺癌的治疗方式有很多种，常见的治疗方法包括手术切除、放射治疗（简称“放疗”）、内分泌治疗、化学治疗（简称“化疗”）等。不同患者的身体状况、癌症的具体类型和阶段、个人意愿等因素都会影响治疗选择。

（3）保持良好的饮食和运动习惯：饮食和运动对前列腺癌患者的康复至关重要。健康的饮食有助于增强患者体质，提高治疗效果，减少副作用。例如，多摄入富含抗氧化物和植物化学物质的食物，如番茄、绿叶蔬菜、坚果等。适当的运动不仅有助于增强患者体力，还能改善心情，减少治疗过程中的疲劳感。散步、游泳、瑜伽等轻度至中度的运动对患者都非常有益。

（4）定期随访与监测：前列腺癌治疗后，患者需要定期进行随访检查。这些检查通常包括血液检测（如 PSA 水平）、影像学检查［如 MRI 或计算机断层扫描（CT）］等，以监测癌症是否复发或转移。通过这些定期检查，医生能够及时发现潜在的复发迹象，早期采取措施。

如果患者在治疗过程中出现任何新症状（如骨痛、体重骤降等），应立即向医生报告，以便尽早诊断和处理。

在确诊前列腺癌后，患者应保持积极的心态，主动了解病情，配合医生选择最佳治疗方案，关注治疗过程中的副作用，并通过适当的饮食和运动保持身体健康。同时，定期随访和监测非常重要，以确保癌症得到有效控制。最重要的是，患者要相信自己的康复过程，积极面对治疗，享受家人和朋友的支持，共克病魔。

（宋　刚　邢念增）

8. 前列腺癌患者还可以有**性生活**吗

关键词

前列腺癌 性生活 术后康复

性生活是生活质量的重要组成部分。确诊前列腺癌后，患者及其伴侣常关心：治疗期间和之后还能进行性生活吗？这需要根据治疗方式和恢复阶段来判定。

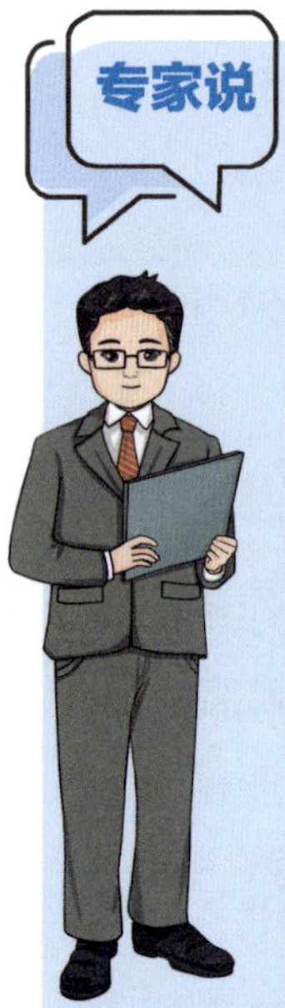

前列腺癌及其治疗可能对性功能产生暂时或长期的影响，但这并不意味着完全丧失性生活能力。关键在于选择合适的时机和方式。

（1）治疗期间：建议暂停性生活。治疗期间身体需要恢复，前列腺及周围区域可能出现疼痛、炎症、出血或尿失禁等问题。此时进行性生活可能加重不适，不利于康复，也可能增加感染风险。建议积极与医生沟通，专注于治疗和身体恢复。

（2）治疗后恢复期：性功能的恢复需要时间，且因人而异，也因治疗方式不同而异。

手术治疗：这是对性功能影响最大的方式。早期可能出现勃起功能障碍（ED）和暂时性尿失禁。待医生确认伤口愈合良好、尿控基本恢复后，可尝试逐步恢复性生活。初期可能需要借助药物（如西地那非、他达拉非等）或器械（真空勃起装置）辅助。

放射治疗（外放疗 / 近距离放疗）：其恢复过程较缓慢。患者在放疗后待急性反应（如尿道刺激症状）消退，体力恢复后，可在医生指导下尝试恢复性生活。

内分泌治疗：主要通过降低雄激素水平来治疗癌症，会显著降低性欲（性欲减退），并可能导致 ED。性欲和性功能在停止 ADT 后可能部分恢复。

关于尿失禁：在患者尿失禁未得到较好控制前，性生活可能带来不便和心理压力。大多数患者通过盆底肌锻炼（凯格尔运动）能在数月内改善尿控。待尿控改善后再尝试性生活会更舒适。

（3）长期管理与期望

沟通是关键：患者应与伴侣坦诚沟通自己的感受、担忧和期望非常重要。共同面对，寻求解决方案。

寻求帮助：患者如果遇到性功能障碍（如 ED），不要犹豫，及时咨询医生（泌尿外科 / 男科）。现在有有效的治疗方法（药物、器械、阴茎假体植入等）。

前列腺癌患者在治疗期间应暂停性生活以利于恢复。治疗后能否恢复性生活、何时恢复、以及恢复的程度，取决于具体的治疗方式、神经保护情况、个人恢复能力以及是否借助辅助治疗。这是一个需要时间和耐心的过程。与医生保持沟通，了解自身恢复情况，积极寻求解决方案，并在伴侣的支持下，很多患者能够重新获得满意的性生活或亲密关系。

（宋　刚　邢念增）

9. 前列腺癌患者在治疗过程中，会出现哪些**并发症**

关键词

前列腺癌 手术治疗 并发症

和癌细胞“打仗”的治疗（手术、放疗、吃药等），有时也会带来点儿“小麻烦”（并发症）。提前认识这些“对手”，就能和医生配合得更好，见招拆招。

专家说

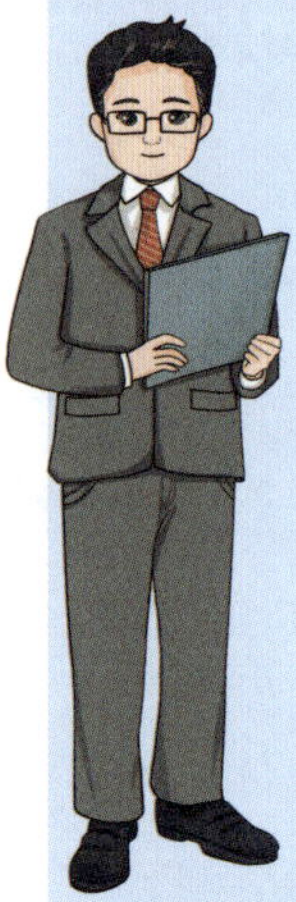

前列腺癌患者在治疗过程中，可能会出现一些并发症，主要包括以下几种。

（1）泌尿系统并发症

尿失禁：是前列腺癌患者在治疗中较为常见的问题，尤其是根治性前列腺切除术或放疗后。主要原因是尿道括约肌损伤或神经功能受损。术后早期尿失禁发生率可高达 50%~60%，但随着时间推移，约 80% 的患者在术后 6~12 个月内会逐渐恢复正常。

排尿困难：排尿困难常与手术后的尿道狭窄、瘢痕形成或放疗引起的尿道损伤相关。患者需要定期监测尿流率，并在出现症状时及时就医。

（2）性功能障碍：性功能障碍是前列腺癌治疗后常见的并发症之一。手术或放疗过程中对控制勃起的神经束造成损伤，是主要原因。研究表明，根治术后勃起功能障碍的发生率可达到 30%~70%，具体情况取决于患者的年龄、术前功能和神经保护情况。

（3）骨相关并发症：前列腺癌在晚期阶段可能引发骨转移，尤其是在脊椎、骨盆和股骨等部位。骨转移可能导致剧烈骨痛、病理性骨折，甚至脊髓压迫。

（4）心血管并发症：心血管并发症是前列腺癌治疗中的重要问题，尤其是接受内分泌治疗［如雄激素剥夺治疗（androgen-depri-vation therapy，ADT）］的患者。雄激素抑制可能增加心血管风险，特别是合并高血压、糖尿病或吸烟史的患者。

（5）代谢相关并发症：代谢相关并发症包括骨质疏松和肌少症，主要是内分泌治疗导致的低雄激素状态。这些并发症会影响日常活动能力，并增加骨折风险。

患者出现并发症后，该如何应对呢?

（1）泌尿系统并发症：①尿失禁，大多数患者随着时间推移能逐渐恢复；②排尿困难，可能是手术后尿道狭窄等原因引起，患者需要定期检查。

（2）性功能障碍：术后可以通过使用 5 型磷酸二酯酶抑制剂（如西地那非）或借助真空勃起装置等辅助治疗，提高恢复的可能性。

（3）骨转移：使用双膦酸盐或地舒单抗等药物预防骨折，局部放疗可有效缓解疼痛并控制病情。

（4）心血管问题： 患者应定期监测血压、血脂和血糖水平，必要时进行专业心脏评估。

（5）代谢性并发症： 患者应在医生指导下补充维生素 D 和钙剂，并进行适度的负重锻炼，以维持骨骼和肌肉健康。

综上所述，治疗前列腺癌时并发症多样，患者需要积极与医生沟通，做好并发症的管理，以提高治疗效果和生活质量。

（宋　刚　邢念增）

二

睾丸癌

10. 哪些人群**易患**睾丸癌

关键词

睾丸癌 发病风险

睾丸癌是一种发生在男性睾丸的恶性肿瘤，尽管它相对罕见，但其发病率近年来有所上升。那么，哪些人群易患睾丸癌呢？

专家说

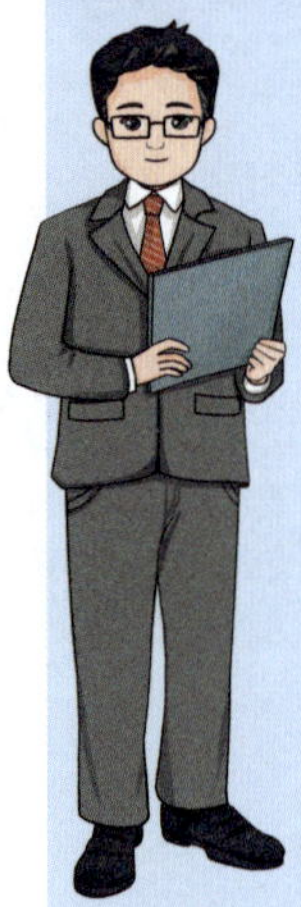

睾丸癌的发病风险除遗传因素外，还与生活方式、环境因素、年龄等多个因素密切相关。

（1）年龄： 睾丸癌的高发年龄通常集中在15~35岁。随着年龄的增长，睾丸癌的发生率逐渐下降，通常超过50岁的男性睾丸癌发病率会显著降低。

（2）患病史： 隐睾症是睾丸癌的已知风险因素之一。研究表明，隐睾症患者在其成年后患睾丸癌的风险要显著高于睾丸正常发育的男性。这是因为隐睾症患者的睾丸暴露在腹部温度较高的环境中，可能影响其正常的发育与功能，增加癌变的风险。根据研究表明，曾经一侧患过睾丸癌的男性，其另一侧睾丸患癌的风险也会增加。一些良性睾丸疾病（如睾丸炎症、睾丸损伤等），可能会影响患者睾丸的正常结构与功能，虽然不会直接导致癌症，但它们可能为癌细胞的形成提供了有利条件。

（3）遗传： 家族史是睾丸癌的另一个重要风险因素。如果一个男性的父亲或兄弟曾患过睾丸癌，那么他患此病的概率就会增高。如果家族有患睾丸癌史，男性应当定期进行自我检查，并向医生咨询。

(4) 环境因素： 长期暴露于某些环境或职业因素可能会增加患睾丸癌的风险。例如，暴露于某些化学物质、重金属等毒物的人群，可能会增加患癌的概率。此外，长期使用某些药物，尤其是类固醇药物，也可能与睾丸癌的发生有关。

(5) 生活方式： 不健康的生活习惯会使人体免疫系统功能下降，可能间接对睾丸的健康产生不利影响。

此外，一些研究结果表明，精子质量差的男性可能面临较高的睾丸癌发病风险。这一现象的确切原因尚不完全明了，但研究人员猜测可能与其生育系统的异常发展有关。虽然这并不意味着所有精子质量差的男性都会得睾丸癌，但这一群体的风险确实值得关注。

睾丸癌的发病机制复杂，以上都可能对睾丸癌的发生产生影响。尽管不能避免所有风险因素，但定期的自我检查、健康的生活方式和及时的医学检查可以有效降低患病风险。对于高风险人群，尤其是有家族史或曾患过睾丸癌的男性，应在医生指导下进行定期筛查，以便早期发现并治疗睾丸癌，提高治愈率。

健康术语

隐睾症

也被称为睾丸下降不全，是小儿生殖系统常见的先天性发育畸形，指睾丸未能在出生后 6 个月内正常下降到阴囊，滞留在腹腔或腹股沟处的现象。隐睾症患者需要积极治疗，治疗最好在 1 岁前完成。

（刘卓炜　李向东）

11. 睾丸癌患者在早期可能会出现哪些症状

关键词

睾丸癌 早期症状 检查

大部分睾丸癌患者在疾病早期并不会出现明显症状，但仍有一些典型的早期表现值得注意。及时识别这些症状并寻求专业的医疗帮助，可以有效提高治愈率。

专家说

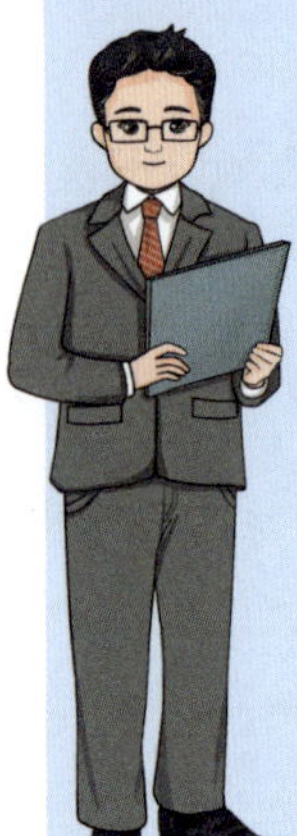

（1）睾丸出现肿块或硬块：睾丸癌最常见的早期症状是睾丸出现肿块或硬块。大多数患者会在自我检查时发现这个异常。肿块通常是无痛的，摸起来比较坚硬，可能表现为局部肿胀或隆起。虽然有些睾丸肿块可能是良性的，例如精索静脉曲张或囊肿，但一旦出现肿块就应当引起重视。

（2）睾丸胀痛或隐隐作痛：睾丸部位的不适可能是持续性或间歇性的，疼痛的感觉可能会从睾丸扩展到腹股沟或下腹部。与其他原因导致的睾丸疼痛相比，睾丸癌引起的疼痛往往是持久且不易缓解的。

（3）睾丸不明原因肿胀或增大：这种肿胀通常会持续存在，不会像正常的睾丸肿胀那样因为活动或冷热变化出现或消失。

（4）腹股沟或下腹部的不适：睾丸癌有时会引起患者腹股沟或下腹部的不适，部分患者可能会感觉到沉重感或拉扯感。这种症状可能是癌细胞扩散到淋巴结导致的。虽然腹股沟不适也可能是其他问题引起的，但若伴随睾丸症状，需要进一步检查。

（5）精液减少或乳房变化：一些睾丸癌患者可能会经历精液量的减少或乳房组织的变化。睾丸癌，尤其是生殖细胞肿瘤，可能会干扰激素的分泌，进而影响精液的产生。有些患者还会因为体内激素水平变化出现男性乳房增生（即乳房变大或触痛）。这类症状虽然不常见，但一旦出现，也需要引起警觉，及时就医检查。

（6）体重无故下降和持续疲劳感：和许多其他癌症一样，睾丸癌也可能导致患者体重无故下降和持续的疲劳感。这些症状通常是在癌症发展到一定程度时才出现，但也可能在早期就有所表现。体重减轻或乏力往往是全身性症状的表现，说明癌症可能已经开始影响到身体的其他部位。

为了尽早发现睾丸癌，男性应定期进行睾丸自检。自检可以通过用手指轻轻滚动睾丸，检查是否有硬块或肿胀。这种检查可以在洗澡时进行，因热水会使皮肤放松，便于摸索。理想情况下，应该每月进行一次自我检查，并尽早发现任何异常。如果发现睾丸上有肿块、肿胀、疼痛或其他不适，最好尽快就医，并进行详细检查，以确保自己的健康。

（刘卓炜　李向东）

12. 确诊睾丸癌后，为什么还要做那么多检查呢

关键词：睾丸癌　检查　病情　临床分期

睾丸癌是青年男性一种严重的健康问题，如果突然发现自己睾丸有肿块，要小心睾丸癌的发生。而在诊断睾丸癌后，必要的检查可以帮助医生及患者了解病情轻重。

专家说

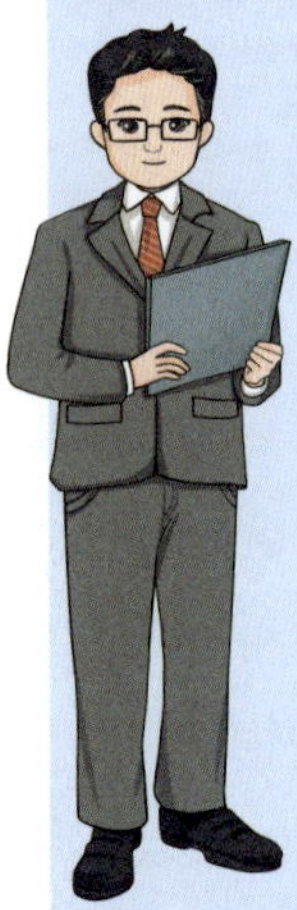

睾丸癌是男性中常见的一种恶性肿瘤，虽然其总体发病率较低，但如果不及时发现并治疗，可能会对患者的生命健康产生严重影响。

如果怀疑自己得了睾丸癌，请立即就医。确诊睾丸癌后，医生会根据患者的症状、体征以及一系列辅助检查来判断是否真的患睾丸癌，并且确定癌症的临床分期，从而帮助医生及患者了解病情的轻重。

首先，医生会通过触诊检查睾丸，判断是否存在肿块、硬结或其他异常表现，来初步判断病情。其次，通常医生会建议患者做一些影像学检查，如彩色多普勒超声（简称“彩超”）、CT、MRI 等，以确定肿瘤的位置、大小以及是否有淋巴结或其他器官的转移。同时，通过血液检查，如甲胎蛋白（α-fetoprotein，AFP）、人绒毛膜促性腺激素（human chorionic gonadotropin，hCG）等肿瘤标志物升高，常能提示

睾丸癌的存在。在某些情况下，医生可能会通过活检淋巴结来判断是否肿瘤有转移。

在确诊睾丸癌后，患者所需要进行的检查往往是为了确定临床分期。临床分期对于了解病情至关重要，不仅有助于医生制订适当的治疗方案，也能帮助患者做好准备。不同分期的患者，治疗方案和预后也会有所不同。因此，早期发现并治疗是提高治愈率和生存质量的关键。如果你发现自己有睾丸肿块、疼痛等异常症状，应该尽早就医，进行检查，以便尽早发现问题并治疗。

健康加油站

睾丸癌的临床分期

临床分期是根据癌症是否已扩散，以及扩散程度来评估病情的严重程度。睾丸癌的临床分期通常分为Ⅰ期、Ⅱ期和Ⅲ期。

临床Ⅰ期：此时期肿瘤只存在于睾丸内部，还没有扩散转移，通常患者不会出现明显的不适，一般有因睾丸肿大引起的坠胀感。对于在这个时期的患者来说，手术切除病变睾丸，是首要的治疗方法。

临床Ⅱ期：此时期肿瘤已转移到附近的淋巴结，但仍未扩散到远处器官，大多数患者仍能通过手术结合放疗或化疗得到完全治愈，根据肿瘤性质的不同，医生会选择不同的综合治疗手段。

临床Ⅲ期：此时期睾丸癌通常已经扩展到远处器官并可能有明显的症状，如浅表淋巴结肿大、咯血等。治疗通常需要采用多种治疗方法，且治疗周期较长。尽管此时治疗效果不如早期，但超过 70% 的患者能通过积极治疗获得长期生存。

（刘卓炜　李向东）

关键词 治疗方式 睾丸癌

13. 睾丸癌常见的治疗方式有哪些

在早期发现并采取有效治疗的情况下，睾丸癌患者的治愈率通常较高。不同分期的睾丸癌患者治疗方式不同，那么，常见的治疗方式有哪些呢？

专家说

睾丸癌患者可选择的治疗方式较多，临床医生会针对患者不同分期以及个体情况选择合适的治疗方式。常见的治疗方法包括手术、化疗、放疗、观察及监测等。

对于早期发现的睾丸癌，手术切除是最有效的治疗手段。大多数睾丸癌患者在被确诊后，会首先进行

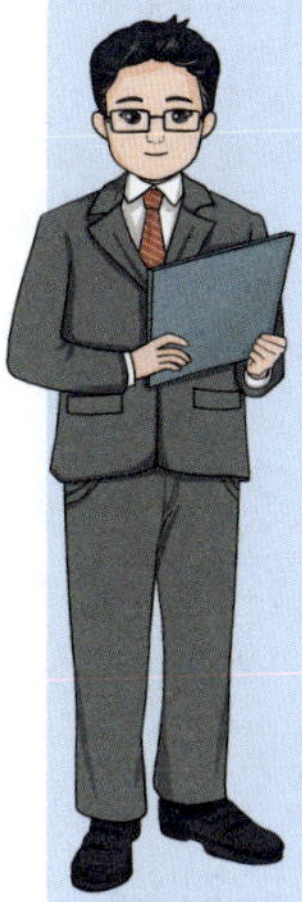

睾丸切除术。通过手术切除受影响的睾丸，医生可以有效去除局部肿瘤，避免癌症进一步扩散。该手术是一个相对简单且风险较低的过程，患者恢复比较快。

而对于病情较为复杂或癌细胞已经扩散的患者，化疗和放疗则是重要的治疗方式。化疗可通过药物作用杀死癌细胞，阻止其生长和扩散。放疗则是通过高能射线较为精准地杀伤癌细胞，抑制癌细胞的生长。对于临床分期较高、癌症已经发生淋巴结或其他器官转移的患者，化疗往往是必不可少的治疗手段。而对于不能耐受化疗药物的患者，放疗也是一种有效控制癌症转移的方式。

对于一些局限性、低风险的睾丸癌患者，治疗后医生可能会选择手术后让患者定期监测和观察。这种“等待”策略目的是避免过度治疗。但对于一些病理上有高危因素的患者，术后可能要辅以放化疗，以降低癌症复发转移的机会。

无论哪种治疗方式，及早发现和及时治疗是战胜睾丸癌的关键。患者在治疗过程中应积极配合医生，了解各种治疗方法的效果和可能的副作用，选择最合适的治疗方案，以提高治疗效果和生活质量。

健康加油站

睾丸癌的治疗方式

（1）手术：对于临床Ⅰ期患者，睾丸癌根治术（又称根源性睾丸切除术）是首选方法。在大多数情况下，手术后患者的生活质量受影响很小。对于年纪较轻的患者，切除一侧睾丸后，另一侧睾丸依然能够正常工作，可以维持正常的激素水平和生育力。然而，如果癌症已经发生了扩散，治疗可能会更为复杂。此时，部分患者需要接受腹膜后淋巴结清扫术来控制癌症进展。

（2）化疗：化疗是用于治疗已扩散至淋巴结或其他器官的睾丸癌的主要手段。常见的化疗药物包括卡铂、顺铂、博来霉素和依托泊苷等。化疗通常以周期为单位，每个周期后会有一段休息期，以便患者恢复。对于高危的Ⅰ期患者，化疗作为辅助治疗选择之一，帮助清除可能残留的癌细胞，减少复发的风险。

（3）精子保存与激素治疗：针对睾丸癌的一些治疗（如化疗或放疗）可能会对精子产生影响，进而影响生育力。因此，在开始治疗之前，部分患者可能会选择保存精子，以备后用。对于一些已经受到睾丸癌治疗影响的患者，激素治疗可用来维持正常的雄激素水平，帮助恢复性功能。

（刘卓炜　李向东）

14. 睾丸癌患者在治疗过程中可能出现哪些**不良反应**

关键词

不良反应　处理

手术、放化疗等治疗手段能够有效控制病情并挽救生命，但它们也可能带来一些不良反应。了解这些不良反应及其处理方法，对于患者和家属来说非常重要。

专家说

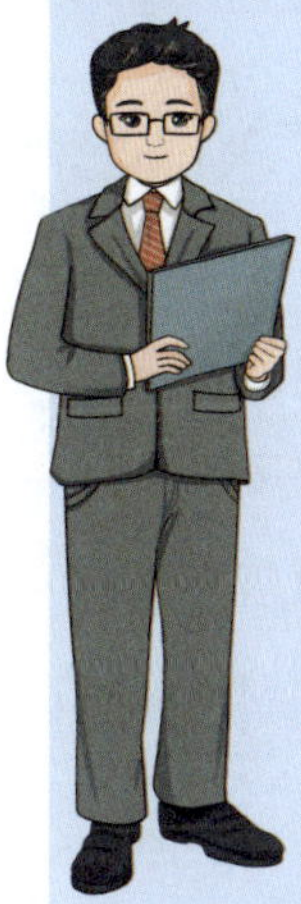

（1）手术的不良反应：手术是治疗早期睾丸癌的主要方法，尤其对于局限性癌症，切除癌变睾丸能取得良好效果。术后常见的不良反应包括切口疼痛、感染和阴囊肿胀，通常在几天到一周内逐渐消退。患者可通过镇痛药缓解疼痛，但如果肿胀持续或严重，需及时就医。此外，一侧睾丸切除可能对患者心理产生影响，特别是年轻男性，可能因此感到焦虑或自卑。此时，寻求心理支持或咨询专业心理医生非常重要。

（2）化疗的不良反应：化疗是治疗睾丸癌的常见方法，尤其适用于癌症扩散到淋巴结或其他器官时。化疗药物通过抑制癌细胞的生长，但也会损伤正常细胞，导致恶心、呕吐和脱发等不良反应。止吐药和抗酸药能有效缓解恶心、呕吐。脱发通常是暂时性的，一般在化疗结束后头发会重新长出，但可能会对患者造成心理负担，患者可以选择佩戴假发或帽子来应对脱发带来的不适。化疗还可能引起极度疲劳，影响日常生活。充足休息、合理饮食和轻度运动有助于缓解疲劳。同时，化疗可能抑制骨髓功能，导致白细胞数量下降，增加感染风险，患者需要定期检查血液指标并采取预防措施。

（3）**放疗的不良反应：**放疗也是常见的治疗方法，尤其用于癌症扩散至淋巴结时。放疗可能导致皮肤反应如红肿、干燥、发痒或脱皮，通常是暂时性的，可使用润肤霜缓解不适。放疗还可能引起疲劳，保持充足休息和适量运动有助于缓解。此外，放疗可能影响胃肠道功能，导致食欲减退，患者可采取少量多餐、选择易消化的食物来确保营养摄入。

（4）**生育力降低：**生育力也是治疗睾丸癌时需要关注的问题。抗肿瘤治疗可能影响生育力，尤其是化疗可能导致精子数量减少或永久不育。治疗前，患者可考虑冷冻保存精子，以便未来需要时使用。若术后出现生育问题，患者可咨询生殖专家，探讨治疗方案。

（5）**心理问题：**在治疗过程中，心理支持非常重要。许多患者可能经历焦虑、抑郁或自我形象的改变，因此家人、朋友以及专业心理咨询师的支持对于缓解患者的心理负担、增强应对疾病的信心至关重要。

睾丸癌的治疗虽然可能带来一些不良反应，但现代医学已经提供了多种有效的治疗手段，能够帮助患者应对这些不适。了解可能的不良反应并采取相应的措施可以减轻不适，改善患者的生活质量。在治疗过程中，患者应与医生保持密切沟通，及时报告任何不适，并寻求专业帮助和支持，从而顺利度过治疗期，恢复健康。

（刘卓炜　李向东）

15. 睾丸癌患者在治疗过程中，**吃什么**有助于**身体恢复**

关键词
睾丸癌　饮食

睾丸癌患者在治疗过程中可能会对身体造成一定的压力和影响。在手术、化疗或放疗期间，保持良好的饮食习惯对于促进恢复、增强免疫力、减轻不良反应至关重要。

专家说

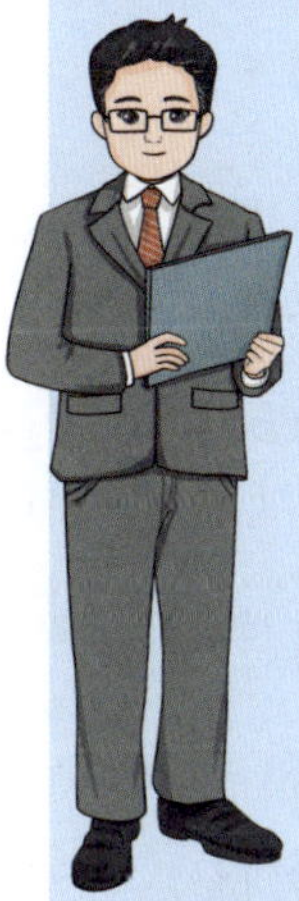

（1）**高蛋白饮食：**在治疗过程中，身体的代谢会加快，而且化疗和放疗等治疗方式可能导致食欲减退、体重下降等问题。为了帮助身体修复细胞、增强免疫力，蛋白质是一个至关重要的营养元素。蛋白质有助于促进组织的修复和免疫系统的正常运作。因此，建议患者食用瘦肉和鱼、虾、蛋等来补充蛋白质。

（2）**丰富的维生素及矿物质：**治疗过程中，患者的身体需要更多的维生素来支持免疫系统的正常运作并促进恢复。微量元素如锌和铁等，也有助于维持患者身体的正常功能。食用新鲜水果、蔬菜有助于补充维生素，海鲜和红肉则有助于补充矿物质。

（3）**健康脂肪的摄入：**适量的健康脂肪对恢复至关重要，特别是对于维持细胞膜的完整性和正常激素水平的平衡。ω-3 脂肪酸对抗炎症、支持心血管健康和免疫系统功能尤为重要。健康的脂肪来源包括鱼类、坚果、种子和植物油。

（4）充足的水分：化疗可能导致体内水分流失或脱水，保持充足的水分摄入对健康恢复至关重要。水不仅能帮助患者排出体内的毒素，还能维持其肾脏和消化系统的正常功能。每天的水分摄入应根据医生的建议调整，避免过量或不足。

（5）避免刺激性食物：一些食物可能加重治疗的不良反应，特别是化疗后可能引起患者出现恶心、呕吐和消化不良等症状。辛辣、油腻、过酸、过甜或过咸的食物可能刺激患者胃肠道，引发不适。此时，应尽量避免这些食物，以减轻身体负担。

（6）分餐和多餐：化疗和放疗可能导致患者出现食欲减退和恶心等不适，建议患者采取少量多餐的饮食方式。一天可以分为 5 餐或 6 餐，每餐摄入少量易消化的食物（如米粥、炖汤等），帮助维持稳定的营养摄入，避免胃部不适。

（7）维持良好的肠道健康：为了保持良好的消化和肠道健康，建议患者摄入富含膳食纤维的食物，帮助促进肠道蠕动和维持正常的排便。全麦面包、糙米、蔬菜、水果及益生菌食品（如酸奶）都对维持肠道菌群的平衡有帮助。

综上所述，睾丸癌患者在治疗期间的饮食要注重营养均衡，并适当增加富含蛋白质、维生素、微量元素和健康脂肪的食物。同时，保持良好的饮食习惯和水分摄入，有助于患者恢复体力、增强免疫力并缓解治疗带来的不适。每位患者的身体状况不同，按照医生的建议来调整饮食，确保治疗效果最大化，促进身体的全面恢复。

（刘卓炜　李向东）

16. 睾丸癌**阶段治疗结束**后，身体可能会出现哪些**并发症**

关键词
激素　第二原发性肿瘤　心理

大部分睾丸癌患者经阶段治疗后预后良好，可以长期生存，但身体上也可能会面临一些并发症，这些问题可能影响患者的健康和生活质量。

专家说

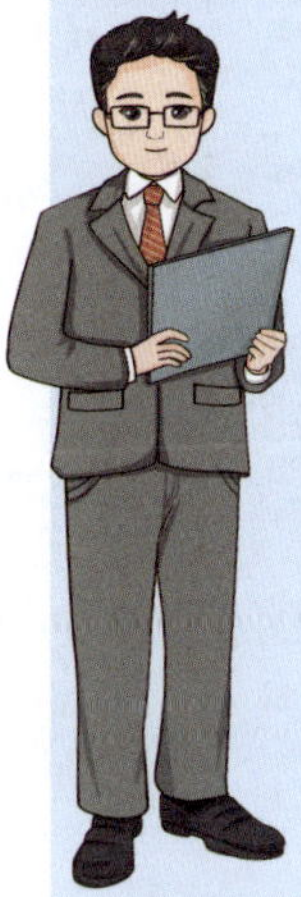

首先，内分泌功能紊乱是睾丸癌长期生存患者常见的远期并发症之一。由于治疗过程中可能需要进行睾丸切除术或化疗，部分患者可能出现激素水平异常。睾丸是主要的男性激素睾酮的来源，睾丸癌治疗后，睾酮水平可能下降，导致性欲减退、勃起功能障碍、骨质疏松及肌肉萎缩等症状。因此，部分患者可能需要长期进行睾酮替代治疗，以维持正常的内分泌功能。

其次，心血管疾病也是睾丸癌长期生存患者可能面临的并发症之一。尤其是在接受过化疗（如顺铂、环磷酰胺等药物）的患者中，化疗药物对心脏的毒性作用可能导致心脏功能减退，增加高血压、冠心病等心血管疾病的风险。此外，部分化疗药物和放疗也可能对血管造成损害，导致动脉硬化等问题。如出现这些问题患者应及时去心血管内科就诊咨询处理。

第二原发性肿瘤的发生也是长期生存患者需要关注的问题。睾丸癌患者经过治疗后，可能存在患上其他类型癌症的风险。研究显示，睾丸癌患者患上其他癌症（特别是胃肠道癌症、肺癌和皮肤癌等）的风险较一般人群高。因此，长期生存的患者需要定期进行癌症筛查，以便早期发现其他潜在的癌症。

此外，生育问题也是睾丸癌患者在长期生存过程中可能遇到的挑战。化疗和放疗可能导致精子数量和质量的下降，甚至引起不育。虽然睾丸癌患者的生育力可能在治疗后有所恢复，但许多患者仍然面临生育困难。对于有生育计划的患者，在治疗前通常会建议进行精子冷冻保存，以备不时之需。

最后，心理健康问题也是长期生存患者不可忽视的一部分。经历过癌症治疗的患者可能面临焦虑、抑郁、恐惧复发等心理问题。长期生存患者可能由于不断的随访检查和身体的变化，产生心理负担，影响其生活质量。因此，心理支持和咨询对这些患者来说至关重要。

综上所述，睾丸癌长期生存患者可能会遇到多种远期并发症，这些问题需要患者、医生和家庭共同关注和管理。定期的健康检查、适当的治疗和心理支持可以帮助患者更好地适应治疗后的生活。

健康加油站

关于第二原发性肿瘤的那些事

第二原发性肿瘤指在一个患者已经诊断或治疗过某一原发性肿瘤后，随时间推移，出现的新肿瘤，且该新肿瘤在组织学上与先前的肿瘤无关。

第二原发性肿瘤不同于转移性肿瘤，后者是原发肿瘤细胞扩散到其他部位的结果。第二原发性肿瘤通常与多种因素相关，包括治疗影响、遗传易感性和环境暴露。在临床上，第二原发性肿瘤的管理和治疗通常需要与原发肿瘤有所区分，需要考虑患者的病史、既往治疗以及新的肿瘤的类型和分期。

（刘卓炜　李向东）

关键词

复查　肿瘤标志物　影像学检查

17. 睾丸癌患者**治疗结束**后如何**复查**

治疗结束后，定期复查是确保睾丸癌患者健康和及早发现潜在复发或转移的关键步骤。虽然多数睾丸癌患者在治疗后能够良好恢复，但复查能够帮助医生第一时间了解治疗效果，发现异常并采取适当的措施。

专家说

睾丸癌治疗后的复查通常包括体检、肿瘤标志物检测、影像学检查和睾丸功能评估。

（1）体检和症状询问：体检和症状询问是复查的重要环节。患者需要定期到医院检查，医生通过触诊

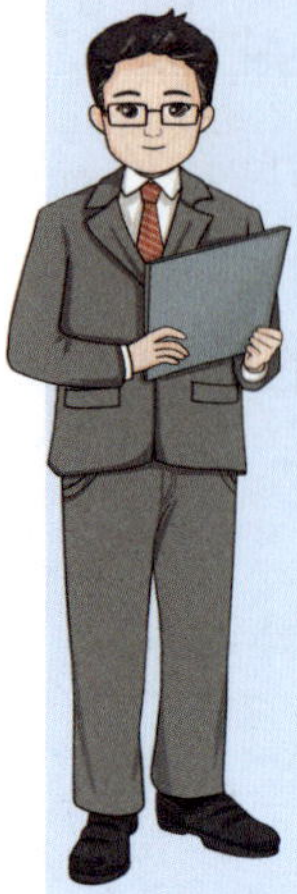

和视诊评估术后恢复。患者也应向医生报告任何不适，如腹痛、胸痛、呼吸困难等，尤其是可能与肿瘤复发或转移相关的症状。

（2）肿瘤标志物检测： 肿瘤标志物检测是关键环节。睾丸癌患者治疗前后血液中可能出现特定的标志物，如甲胎蛋白（AFP）、人绒毛膜促性腺激素（hCG）和乳酸脱氢酶（LDH）。这些标志物在复发或转移时可能升高，因此定期检测可以帮助医生评估复发风险。如果标志物升高，可能需要进一步检查。

（3）影像学检查： 不可或缺。常见的检查包括超声检查、CT 增强扫描和 MRI 等。对于已经切除睾丸的患者，超声检查主要用于评估对侧睾丸的情况。如果需要评估肺部、肝脏或淋巴结有无肿瘤活动的情况，医生会建议进行胸部 X 线摄影、胸腹部 CT 等进一步检查。

（4）睾丸功能评估： 是另一项重要的检查，特别是对于接受睾丸切除手术的患者。治疗可能影响睾酮水平，导致疲劳、性欲减退等症状。定期血液检测睾酮水平，医生可以判断是否需要进行激素替代治疗，帮助维持正常激素水平，改善生活质量。

复查的时间安排因患者具体情况而异。通常，治疗后的前两年复查频率较高，每 3~6 个月进行 1 次。此时复发风险较高，监测尤为重要。之后，复查间隔逐渐增大，第 3~5 年每半年 1 次，5 年后可每年 1 次，但仍需要定期检查。

综上所述，治疗后的复查对睾丸癌患者至关重要，能帮助早期发现问题，减少复发或转移的风险，确保长期健康。患者应按时复查，保持积极心态，促进身体恢复。

健康加油站

如何应对复查结果

如果复查结果显示肿瘤标志物升高或影像学检查异常，患者不必过于担心，这可能由其他良性因素引起。医生会根据检查结果进一步诊断，并安排必要的额外检查或治疗。对于复查提示癌症复发或转移的患者，及时治疗仍能有效控制病情，且复发患者的治疗通常更具个性化和精细化，患者仍有较好的治愈机会。

如何获取心理支持

睾丸癌治疗后，患者在复查时常感到焦虑和压力。面对不确定性，患者应保持积极心态，避免过度担忧。必要时，患者可寻求心理支持，如参加康复小组或与专业心理医生沟通，帮助调整心态，迎接每次复查。

（刘卓炜　李向东）

18. 睾丸癌患者家属会不会也容易患上这个病

关键词

遗传 风险因素

尽管睾丸癌在男性癌症中较为罕见，但若家中有人患病，常引发家人担忧。许多人会问:“家人患上睾丸癌，我也有患病风险吗？”要回答这个问题，需要综合考虑遗传、环境和生活方式等因素。

专家说

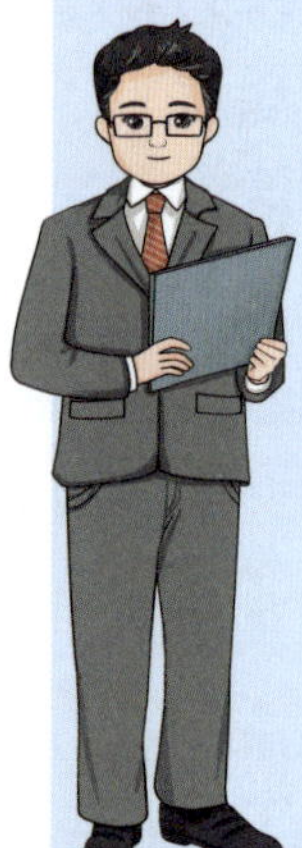

大多数睾丸癌的发生并不与遗传直接相关，且绝大部分患者没有明显的家族史。然而，研究表明，某些情况下睾丸癌确实存在一定的遗传易感性，睾丸癌患者的直系男性家属患病风险会比普通人高出4~8倍。这是由于某些基因突变或遗传因素可能使男性更易患病，但这种情况较为罕见。

尽管睾丸癌的家族遗传风险不高，但如果家族中有直系亲属曾患此病，建议家族成员关注以下几方面。首先应定期进行身体检查，包括睾丸自检和专业检查，能够帮助早期发现异常（如肿块、硬块或不适感等变化)。若出现任何不适，及时就医进行检查非常重要。保持健康的饮食和适度的运动有助于增强免疫力，降低患病风险。同时，避免吸烟、过度饮酒和保持良好的心理状态，也是维持健康的重要措施。

综上所述，尽管睾丸癌在家族中有一定的遗传易感性，但并非所有家族成员都会患病。通过健康的生活方式和定期体检，大多数男性可以保持健康，降低患病风险。

谣言
真相

谣言：睾丸癌会遗传，睾丸癌患者不能生育后代。

真相：虽然睾丸癌的发生与家族遗传因素有一定的关系，但其遗传易感性并不普遍，大多数睾丸癌患者并没有家族病史。即使家族中有睾丸癌患者，也并不一定会将这种风险遗传给子代。因此，睾丸癌的发生并不意味着必然会影响下一代。另外，睾丸癌本身并不会直接导致患者不育。治疗睾丸癌的方法可能会对生育力产生一定的影响。然而，这种影响并不是绝对的，许多患者在治疗后仍能恢复生育力。如果患者成功治愈了睾丸癌，很多人依然可以自然生育或借助辅助生殖技术实现生育。

总的来说，睾丸癌本身并不会遗传，也不意味着患者无法生育后代。睾丸癌患者生育力受治疗方式的影响更大，因此，有生育需求的患病男性可在治疗前向医生咨询如何保存生育力。

（刘卓炜　李向东）

三

阴茎癌

19. 生活中有哪些因素可以引起**阴茎癌**

关键词

阴茎癌 危险因素

阴茎癌与我们的生活卫生习惯、生活不良嗜好息息相关。那么，哪些因素可能会是阴茎癌发病的危险因素呢？

专家说

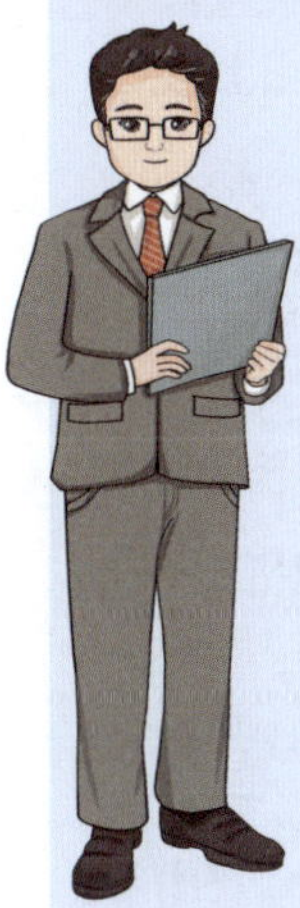

阴茎癌的危险因素包括卫生习惯不良、包皮垢、包茎和包皮过长、人乳头状瘤病毒（HPV）感染及主动和被动吸烟等。

临床上观察到阴茎癌患者多有包茎或包皮过长，在包茎或包皮过长且个人卫生习惯不良的情况下，包皮内板与龟头之间几乎毫无例外地会形成包皮垢。包皮垢合并感染或因包皮垢刺激引起的慢性炎症反应，长期刺激可以诱发包皮内板或龟头皮肤的癌变。由于这种慢性刺激诱发的改变至发展为阴茎癌需要经历漫长的时间，因此在新生儿或童年时期对包茎进行正确处理如包皮环切，或包皮切开清除包皮粘连并养成良好的个人卫生习惯，可预防阴茎癌的发生。阴茎癌致病的其他危险因素包括多个性伴侣、生殖器疣或其他性传播疾病［尤其是HPV和人类免疫缺陷病毒（HIV）感染］。此外，主动和被动吸烟均为阴茎癌的高危因素。

（尧　凯　张驰宸）

20. 阴茎部位发生病变，一定是**恶性**的吗

关键词 阴茎病变 良性 恶性

阴茎部位可能出现多种类型的病变，那么出现的病变就一定是恶性的吗？

专家说

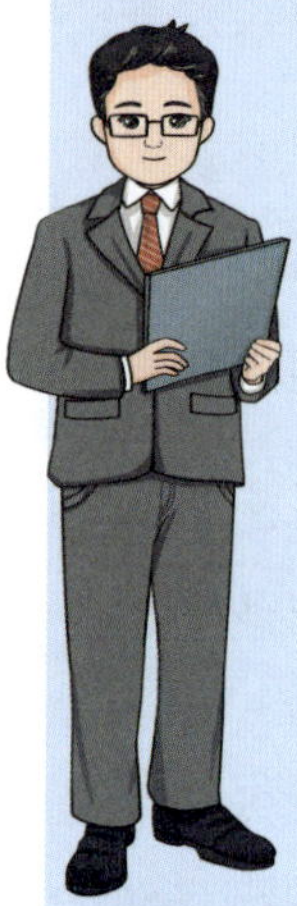

阴茎的病变包括良性非上皮性病变、良性肿瘤、恶性肿瘤等多种病变。

与身体其他任何部位肿瘤一样，阴茎部位的病变同样有良性与恶性之分。阴茎癌需要与阴茎乳头状瘤、凯拉增生性红斑、巨大尖锐湿疣、阴茎角和阴茎白斑等阴茎良性肿瘤相鉴别。阴茎癌与良性非上皮性病变如阴茎囊肿、血管瘤、纤维瘤、脂肪瘤、炎性肉芽肿和阴茎海绵体硬结症的鉴别很容易，单从外观即能鉴别，但位于冠状沟和包皮的阴茎囊肿如破溃并感染，则容易与阴茎癌混淆，需要通过活检来鉴别。此外，阴茎癌与凯拉增生性红斑、鲍恩病（癌前皮炎）和癌样尖锐湿疣（巨大尖锐湿疣）的鉴别诊断也需要活检。此外，还应与阴茎的感染性疾病相鉴别，如 HPV 感染有关的尖锐湿疣、梅毒性下疳（硬下疳）、软下疳（杜克雷嗜血杆菌感染）、由性病淋巴肉芽肿衣原体感染引起的性病淋巴肉芽肿、卡波西肉瘤、阴茎结核及阴茎阿米巴病相鉴别。

（尧　凯　张驰宸）

21. 如何**预防**阴茎癌

我们知道阴茎癌的发病与包茎和个人不良卫生习惯密切相关。那么，我们要如何最大可能地预防阴茎癌呢？

关键词
阴茎癌 预防 个人卫生

专家说

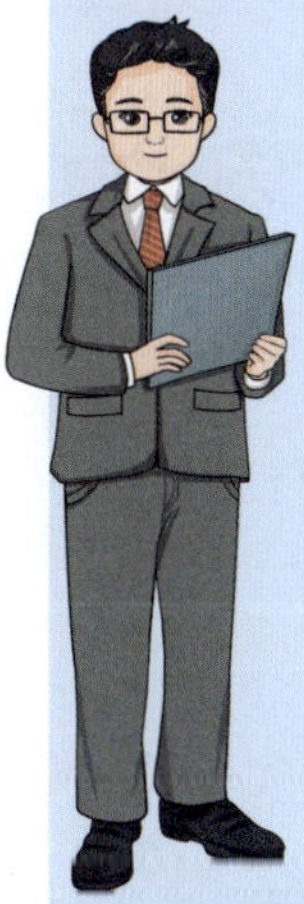

阴茎癌的预防应着重考虑以下几点。

（1）男性在婴幼和儿童时代行包皮环切处理包茎和包皮过长，改善个人卫生习惯，可以阻止绝大部分阴茎癌的发生，几乎能达到肿瘤一级预防（病因预防）的效果。有包皮过长的成年男性应特别注意个人卫生，洗澡时应翻开包皮，将包皮内板和龟头清洗干净，或做包皮环切。父母应教育男童养成的良好卫生习惯，无论有无包皮过长，即在每次洗澡时应将包皮完全翻开，将包皮内板和龟头清洗干净，应特别强调清洗后要将包皮翻回去，以免发生包皮嵌顿水肿。

（2）避免 HPV 感染。男性朋友要注意洁身自好，避免有多个性伴侣，同时注意佩戴好安全套。

（3）戒烟。

（尧　凯　张驰宸）

22. 阴茎癌患者有哪些**临床表现**

关键词

阴茎癌 临床表现

阴茎癌在本质上属于皮肤癌，理论上容易早期发现和早期诊断，并早期治疗，但遗憾的是临床上延误诊断和治疗的情况却并不少见。那么，阴茎癌患者会有哪些临床表现呢？

专家说

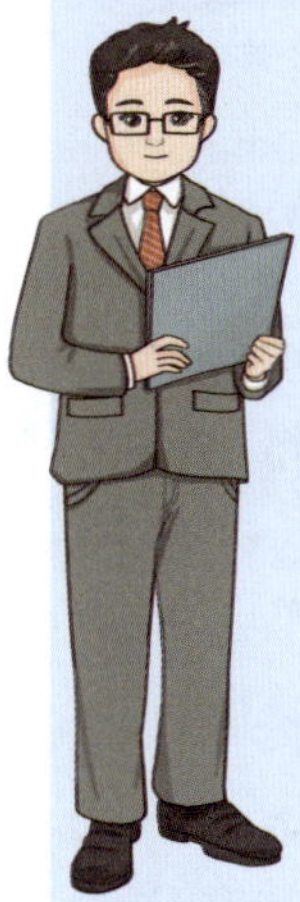

延误治疗的主要原因在于患者，可能由于存在不洁性行为的缘故而难于启齿，羞于与家人沟通和害怕去医院看病；或是因为有包茎，早期阴茎癌因肿块不明显加之又没有任何症状，容易被忽视，即使出现包皮口分泌物或流脓，还误以为是感染或性病。

阴茎癌患者起病之初无任何自觉临床症状或不适，因此在有包茎或包皮过长的患者容易忽视，直至包皮肿大，或肿瘤溃烂恶臭，或腹股沟淋巴结肿大，才引起注意和去医院就诊的情况在临床上很普遍。没有包茎的患者，早期阴茎癌可表现为阴茎头、包皮内板或冠状沟部位的丘疹、红斑、白斑、疣、溃疡样改变，或呈菜花样（或乳头状）小肿块。随着病情发展，形成明显的肿块，累及龟头和阴茎体部，甚至整个阴茎被肿瘤破坏而完全消失。令人奇怪的是，阴茎癌即使局部已发展至相当晚的阶段，患者一般也没有疼痛感，也很少出现排尿困难。晚期阴茎癌原发病灶可呈污秽不堪的外观，巨大的腹股沟淋巴结转移病灶可穿破局部皮肤，溃烂感染，奇臭无比。

（尧　凯　张驰宸）

关键词

阴茎癌　治疗方式　手术

23. 阴茎癌患者一定要进行**手术**吗

如果患上阴茎癌，治疗的方式包括哪些呢，是否一定需要进行手术治疗呢？

专家说

阴茎癌的治疗方法主要为外科治疗，是目前主要的治疗手段，同样还包括使用激光或冷冻治疗等。

阴茎癌的治疗包括阴茎肿瘤的处理和腹股沟处淋巴结及盆腔淋巴结转移灶的处理。治疗方法包括局部治疗和全身治疗。

局部治疗手段有手术切除、激光蚀除、放疗和冷冻等，根据肿瘤的大小、部位、活检确定的肿瘤分

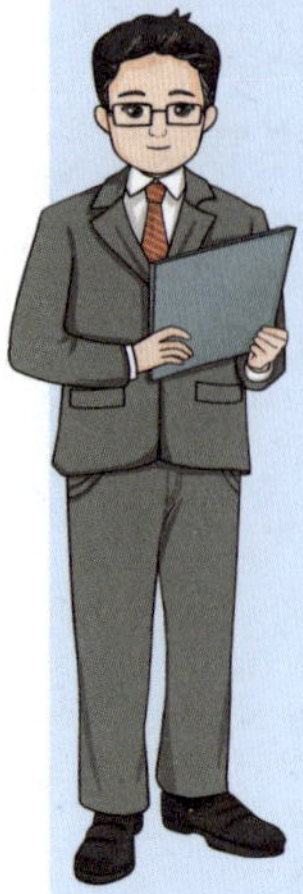

化程度、临床判定的肿瘤浸润深度、患者的年龄和对性生活的要求以及患者的经济因素等综合考虑，慎重选择外科治疗方法，力求做到个体化治疗，兼顾肿瘤控制和生存质量两个方面，追求最佳临床效果。对于肿瘤大于4cm，或病理分级Ⅲ级，或侵及阴茎头尿道，或侵犯阴茎海绵体的情况，应采用局部治疗联合全身治疗。全身治疗有化疗、分子靶向药物治疗和免疫治疗等，其中全身化疗对阴茎癌有一定的作用，现在多采用联合用药方案，常用的方案有甲氨蝶呤联合博来霉素和顺铂方案，和VBM［长春新碱（vincristine）+ 博来霉素（bleomycin）+ 甲氨蝶呤（methotrexate）］方案。

（尧　凯　张驰宸）

24. 阴茎癌可以被**治愈**吗

阴茎癌患者的治疗效果主要取决于确诊时疾病进展的阶段以及治疗的方法。那么，阴茎癌患者的治疗效果如何呢？

专家说

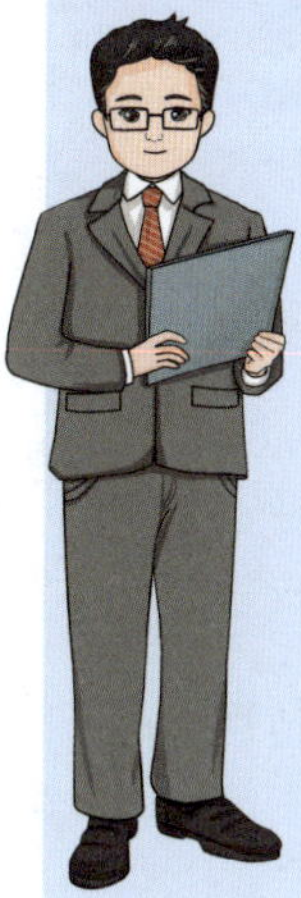

目前，阴茎癌患者的治疗效果主要取决于发现的早晚以及术者手术是否规范等因素。早期阴茎癌患者的 5 年生存率在 80% 以上，但若在诊断时已出现腹股沟淋巴结或盆腔区域淋巴结转移，患者总体预后较差，5 年生存率约为 50%。此外，腹股沟淋巴结转移状态和外科处理正确与否会直接关系到患者的预后或远期生存，因此应将腹股沟淋巴结（及盆腔淋巴结）的处理作为阴茎癌治疗的重要组成部分。

（1）**早期阴茎癌：**若肿瘤局限于阴茎局部，未发生淋巴结及其他部位转移，通过手术切除病变组织（如包皮环切术、阴茎皮肤切除术、阴茎部分切除术等），患者 5 年生存率在 80% 以上，70%~80% 的患者可被治愈。

（2）**中晚期阴茎癌：**若肿瘤侵犯范围扩大或出现腹股沟淋巴结转移，治愈难度增加，但通过综合治疗（如手术、放疗、化疗联合）仍可控制病情、延长生存期。

（3）**晚期阴茎癌：**若癌细胞已发生远处转移，预后较差，患者 5 年生存率仅为 15% 左右，但积极治疗仍可改善患者的生活质量、延长生存期。

（尧　凯　张驰宸）

关键词

阴茎癌　治疗效果

肿瘤防治系列

25. 阴茎癌患者如何进行**术后康复**

关键词

阴茎癌 康复

阴茎癌患者的术后康复有哪些需要注意的地方呢?

专家说

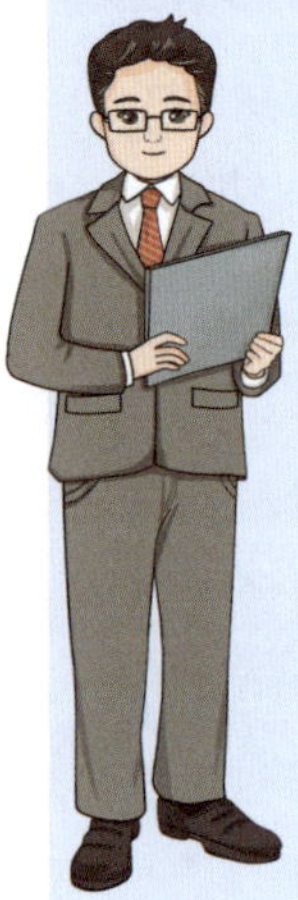

阴茎癌 / 腹股沟淋巴结清扫术康复是一个细致入微的过程，需要患者、家属和医疗团队紧密合作，共同努力。

（1）阴茎癌的康复最为重要的是保持会阴区域及伤口干燥，每日温水清洗会阴 1~2 次，勤换内裤。观察有无渗出、红肿或其他异常，2~3 天后就可去除敷料。待痂皮自行脱落后即可用温水清洗。此外，需要注意观察患者排尿时尿线粗细情况，注意有无尿道外口狭窄。腹股沟淋巴结清扫术后容易出现下肢淋巴水肿，避免久坐，出现轻微淋巴水肿时多平躺并将下肢抬高、穿弹力袜，严重时及时返院就诊。

（2）饮食方面应饮食规律，少食多餐，以营养丰富、易消化饮食为主。清淡饮食，多食高蛋白、高维生素、低脂低盐饮食，避免辛辣刺激等食物。

（3）术后 1 个月可恢复工作，术后 3 个月内，避免长时间行走或者站立，一般 60 分钟以内休息几分钟为好。可适当参加体育活动，做到劳逸结合；避免阅读、观看不健康的书籍及影视，以免影响伤口的愈合。此外，应保持心情愉悦。

（4）依据患者治疗方案的不同，遵医嘱定期随访。

（尧　凯　张驰宸）

关键词

阴茎癌　日常生活

26. 阴茎癌患者可以**正常生活**吗

阴茎癌的患者可以正常生活吗，生活质量如何呢？

专家说

阴茎癌患者是否可以正常生活，主要取决于肿瘤的分期和治疗方式。虽然阴茎癌的诊断和相应的治疗可能对性生活和日常活动有一定影响，但通过现代医疗手段和术后康复，患者可以过上接近正常人的生活。重要的是要遵循医生的建议，并进行定期的随访检查，以确保良好的健康状况和生活质量。

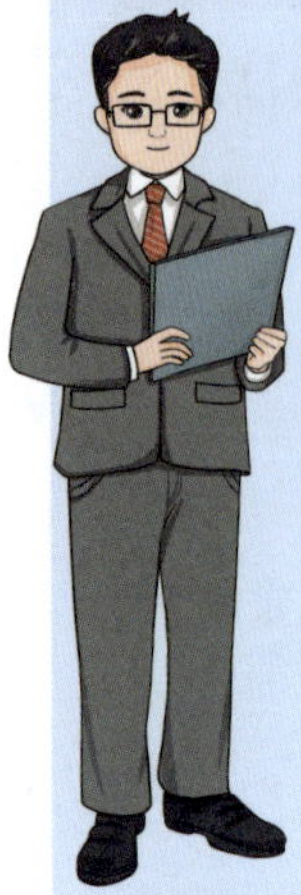

若肿瘤处于早期，接受包皮环切术、阴茎部分切除术，保留了部分阴茎功能且术后恢复良好的患者，通常可以维持一定程度的性生活和正常生活。部分病情稳定的患者后续可通过阴茎延长术恢复部分功能。

若因病情严重需进行阴茎全切的患者，性功能将受到影响，但可通过辅助生殖技术（如精子冷冻）保留生育能力。术后需适应排尿方式改变（如尿道造口），生活需一定时间调整，但通过心理支持和康复训练，仍可逐步回归正常生活。

此外，保持健康的生活习惯（如戒烟、健康饮食和适量运动），以及保持乐观的心态同样是恢复正常生活的保障。

（尧　凯　张驰宸）

27. 阴茎癌会**传染**家人吗

我们知道有一些疾病是有传染性的，那么如果患上阴茎癌会传染家人吗？

专家说

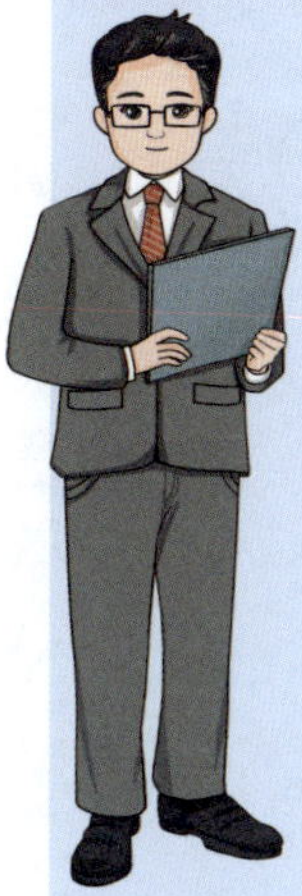

患阴茎癌是不会传染给家人的。首先，癌症的本质是细胞发生基因突变，导致细胞异常增殖和分化，形成恶性肿瘤。这种改变处于个人体内，并不像细菌、病毒等具备传染性。

传染病是由病原体如细菌、病毒、寄生虫等引起的。其传播需要满足 3 个基本条件：传染源、传播途径和易感人群。而阴茎癌并不具备上述传染病的特征，即不会在日常生活中通过唾液、与家人的接触、共同饮食生活等相互传播。

此外，值得注意的一点是，阴茎癌也不会通过性生活传染给伴侣。但引发阴茎癌的一些因素可能具有传染性，30% 左右的阴茎癌患者会存在 HPV 的感染，而 HPV 病毒可以通过性接触等途径在人与人之间传播。由于 HPV 感染是宫颈癌的重要发病因素，因此在丈夫患阴茎癌的情况下，妻子患宫颈癌的概率可能会有所提高。

（尧　凯　张驰宸）

关键词

阴茎癌　传染性

第二章

男性高发肿瘤

膀胱癌

1. 膀胱癌的高危因素有哪些

关键词：膀胱癌　高危因素　吸烟

膀胱癌虽然不是最常见的癌症，但它的危险性不容小觑。你知道吗？很多因素都可能增加得膀胱癌的风险。了解这些“雷区”，能帮助我们更好地预防，也能在早期发现问题。接下来让我们看看，哪些是膀胱癌的高危信号吧！

专家说

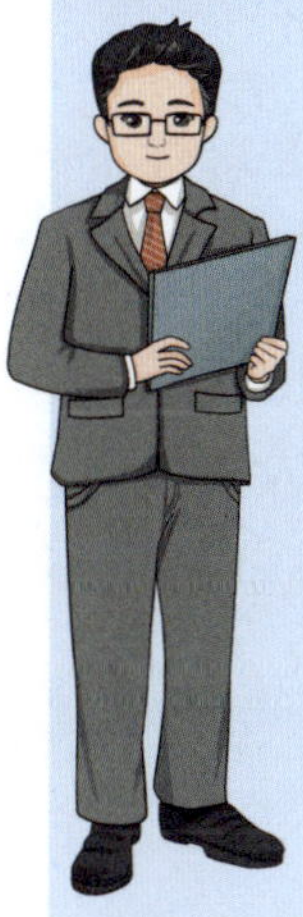

膀胱癌的发生与多种因素密切相关，主要高危因素包括以下几种。

（1）吸烟： 吸烟是膀胱癌最重要的诱因之一，约50% 的膀胱癌患者与吸烟有关。烟草中的有害化学物质（如芳香胺），会通过肺部吸入并通过血液传输至肾脏，最终通过尿液进入膀胱。这些有害物质在膀胱内积聚，会刺激膀胱黏膜，增加膀胱癌发生的风险。长期吸烟者罹患膀胱癌的风险比非吸烟者高出3~4 倍。

（2）职业暴露： 长期接触化学品，尤其是染料、橡胶、皮革、纺织和石油化工产品等，明显增加了膀胱癌的风险。

（3）憋尿： 长期有憋尿习惯的人群，膀胱癌的发病率高于一般人群。憋尿可能导致膀胱内的有害物质在膀胱内积聚，增加癌变的概率。

（4）**年龄**：膀胱癌好发于 50 岁以上人群，男性的患病率是女性的 3~4 倍。随着年龄增长，膀胱癌的发生率逐渐增高。

（5）**遗传因素和家族史**：膀胱癌的发生可能与遗传因素有关。若家族中有人曾患膀胱癌，其他家庭成员的患病风险会相对较高。

（6）**某些药物和治疗史**：长期使用某些药物（如环磷酰胺或异环磷酰胺等抗肿瘤药物），或曾接受过盆腔区域放射治疗的患者，膀胱癌的发生风险也较高。

（7）**慢性膀胱感染**：长期反复出现膀胱感染，尤其是由血吸虫引起的膀胱感染，也会增加膀胱癌的发生风险。

综上所述，膀胱癌的高危人群主要集中在大于50岁的人群，男性的患病率高于女性。吸烟和长期接触化学品是膀胱癌的主要诱因。此外，憋尿、年龄在 50 岁以上、相关家族史及有某些药物和治疗历史等也是已知的高危因素。膀胱癌的典型症状包括：间歇全程无痛性肉眼血尿、排尿困难、尿急和尿频等，一旦出现类似症状应尽早就医检查。

健康加油站

关于膀胱癌的那些事

膀胱癌是一种恶性肿瘤，源于膀胱的黏膜层，通常表现为血尿和排尿问题。它是泌尿系统中常见的癌症之一，尤其是在年龄较大的男性群体中。膀胱癌的早期症状包括间歇全程无痛肉眼血尿，约 80% 以上的膀胱癌患者在早期就会出现。除了血尿，膀胱癌患者还可能会经历排尿困难、尿频、尿急等问题，这些症状与膀胱受到肿瘤侵犯所导致的膀胱功能障碍有关。

（杨飞亚　邢念增）

关键词
膀胱癌　性生活　术后康复

2. 膀胱癌与**性生活**有哪些关系

膀胱癌与性生活的关系，通常是患者在面对这一疾病时经常关注的问题之一。

专家说

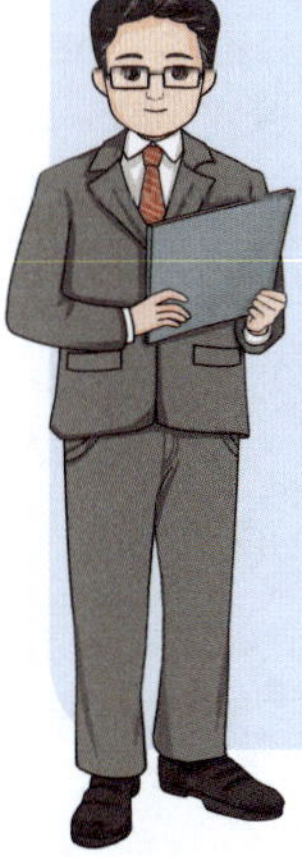

膀胱癌作为一种常见的泌尿系统恶性肿瘤，其治疗和康复过程对患者的身体状况和生活质量有显著影响，而性生活也在其中扮演着重要角色。

对膀胱癌患者而言，是否能够恢复性生活与病情的严重程度以及治疗方式密切相关。如果患者接受的是膀胱部分切除手术，在恢复期内，性生活一般不会受到太大的影响；但对于进行全膀胱切除术的患者，性生活的恢复需要特别小心。全膀胱切除术后，患者的尿流会发生改变，需要通过尿道或造口排尿，这会使其恢复性生活的难度较大。在这种情况下，患者可能需要一段时间来适应新的排尿方式，并在医生的指导下，逐步恢复性生活。

此外，膀胱癌患者常常担心性生活是否会导致癌细胞的扩散。事实上，医学研究表明，性生活本身并不会加剧膀胱癌的扩散。癌细胞的扩散与癌症的治疗效果、疾病的分期以及个体免疫状况密切相关，而与性生活的频繁与否并无直接关联。治疗期间，患者通常会接受手术、放疗和化疗等综合治疗措施，目的在于清除肿瘤细胞，防止癌细胞扩散。治疗效果好且病情得到控制的患者，其癌细胞转移的风险较低。因此，患者不需要担心性生活会导致癌细胞扩散。

还有一个患者十分关心的问题，膀胱癌是否会通过性生活传播给伴侣呢？

膀胱癌是一种由体内细胞突变引起的癌症，癌症的发生与遗传、环境因素等多重因素有关，但它并不是传染性疾病。癌症本身并不具备传染性，因此，膀胱癌患者的性生活不会将癌症传播给伴侣。对于癌症患者来说，最重要的是保持良好的治疗计划和心理状态，并遵从医生的指导进行治疗。

在治疗期间，夫妻双方应建立起良好的沟通和信任。男性患者有时可能会因为病痛或心理压力不愿意与伴侣分享自己的担忧和恐惧，担心会增加配偶的负担。然而，患者应认识到，适当的沟通能够帮助缓解心理压力，增强夫妻间的信任与支持。此时，配偶的理解和支持对患者恢复心理状态和身体健康至关重要。良好的伴侣支持有助于改善患者的生活质量和心理状态。

综上所述，膀胱癌患者在术后恢复良好的情况下，是可以恢复性生活的，关键在于身体状况的改善与合理的性生活安排。患者应避免过于频繁或剧烈的性生活，尤其是在术后初期，避免给膀胱带来过度的压力。性生活本身并不会引起癌细胞扩散，也不会通过性行为传播给配偶。重要的是，患者应与伴侣保持良好的沟通，互相支持，共同面对治疗过程中的困难，最终战胜疾病，恢复正常的生活。

（杨飞亚　邢念增）

3. 如何**早期发现**膀胱癌

关键词
膀胱癌　检查方法　血尿

你知道哪些症状可能是膀胱癌的警示信号吗？膀胱癌的早期检查方法又有哪些吗？让我们一起来看看吧！

专家说

膀胱癌是全球常见的恶性肿瘤之一，其早期发现对提高治愈率和生存率至关重要。膀胱癌的发生通常与生活习惯、职业暴露等因素相关，了解其早期症状及检查方法是早期诊断的关键。

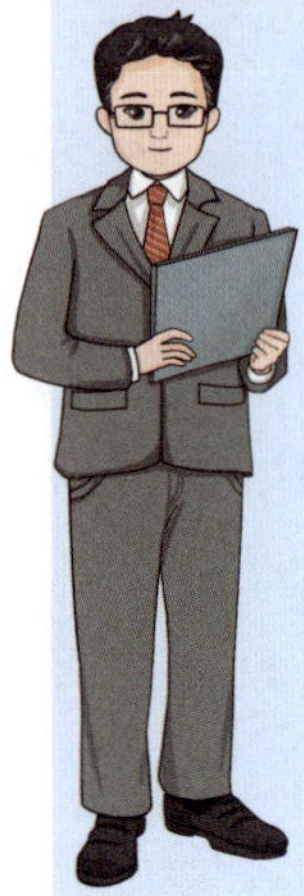

膀胱癌的早期症状通常比较隐匿，但一些常见症状仍可以帮助早期识别。最典型的症状是间歇全程无痛肉眼血尿，70%~90% 的膀胱癌患者在早期就会出现这一症状。除了血尿，患者可能还会出现膀胱刺激症状，如尿频、尿急、尿痛等。这些症状通常并不特异，但如果长期存在且难以解释时，就应该引起警惕。

膀胱癌的早期检查方法有如下几种。

（1）**尿细胞学检查：**尿液中肿瘤细胞的检测是常规筛查手段之一，虽然灵敏度较低，但仍然可以作为初步筛查工具。

（2）**尿液分子标志物检测：**近年来，尿液中某些分子标志物的检测 [如尿核基质蛋白 22（NMP22）、荧光原位杂交（FISH）技术等] 在膀胱癌的早期筛查中取得了显著进展。与传统的尿液细胞学相比，这些分子标志物能更准确地识别肿瘤，并对早期癌症有较好的敏感性。

（3）**影像学检查：**包括超声检查、CT、MRI 等。

（4）**膀胱镜检查：**膀胱镜检查是膀胱癌确诊的金标准。通过膀胱镜，医生能够直接观察膀胱内部的肿瘤形态、数量及分布情况，也可以通过活检获取病理样本，帮助确定癌症的分期和类型。

膀胱癌的早期发现依赖于对高危人群的筛查和早期症状的警觉。最常见的早期症状是间歇全程无痛肉眼血尿，而尿液标志物检测和膀胱镜检查是确诊的重要手段。吸烟和职业暴露是主要的高危因素。因此，定期筛查对高危人群尤为重要，可以有效提高膀胱癌的早期诊断率和治愈率。

健康加油站

膀胱癌的筛查现状

近年来的研究表明，通过尿液标志物检测（如NMP22）及血尿试纸等手段，能够较早地发现膀胱癌。尤其是50岁以上、有吸烟史或有职业暴露史的人群，定期进行筛查有助于早期发现膀胱癌，从而降低因未及时治疗而导致的死亡率。

一些大型研究也表明，膀胱癌的早期筛查可以显著改善患者的生存率，尤其是对于那些不具备明显症状的早期膀胱癌患者。此外，膀胱癌的发生与多种危险因素密切相关，了解这些高危因素有助于识别高风险人群，从而在早期采取相应的筛查措施。

（杨飞亚　邢念增）

4. 膀胱癌患者的**复发率**高吗

关键词

膀胱癌 复发 分级

哪些因素决定了膀胱癌的复发风险？复发的概率又到底有多高呢？

专家说

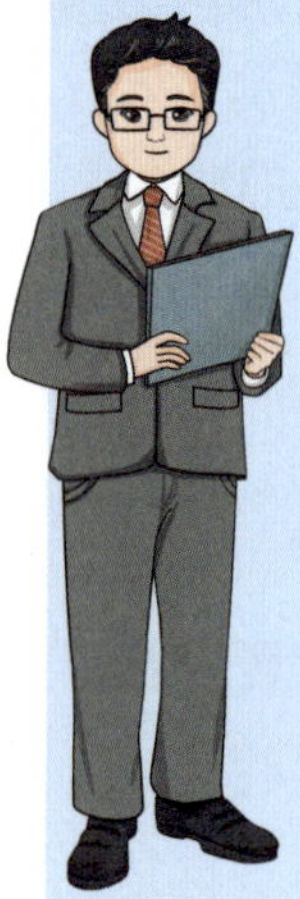

膀胱癌复发的风险与肿瘤的级别、深度、数量等因素密切相关。复发率的评估标准如下。

（1）低风险患者：单个小肿瘤、低级别、非浸润性、首次发生的患者。这种类型的膀胱癌复发率较低，治疗效果较好。

（2）中风险患者：这类患者通常存在多个肿瘤，肿瘤较大或肿瘤是复发性、浸润性或高级别的，复发率较高，需要定期复查和必要的进一步治疗。

（3）高风险患者：患者同时具备多个高危因素（如多个肿瘤、高级别、浸润性及复发性等），这些患者的膀胱癌复发率显著增加，并且有更大的转移风险。

（4）极高风险患者：患者通常是多次复发、高级别且浸润性的肿瘤，甚至已经出现转移的情况，复发风险极高，需要进行更复杂的治疗。

膀胱癌患者手术后的 5 年是膀胱癌复发的高风险期，复发率与膀胱癌的类型和生长方式紧密相关。早期发现并及时治疗是减少膀胱癌复发的关键。

健康加油站

如何判断膀胱癌严重程度

判断膀胱癌的严重程度，通常通过病理检查。手术切除后的膀胱癌组织会进行病理检查，其中关键的两项指标是肿瘤级别和肿瘤生长层级与病理的结合。

（1）肿瘤级别

高级别肿瘤：恶性程度高，肿瘤细胞与正常细胞差异较大，生长速度快，且较容易发生转移。

低级别肿瘤：恶性程度较低，肿瘤细胞形态与正常细胞相似，生长速度相对较慢，通常不容易转移，预后较好。

（2）生长层级与病理的结合

早期膀胱癌：肿瘤仅局限在膀胱的黏膜层（最内层），通常不具备浸润性，生长缓慢，治愈率高。

中期膀胱癌：肿瘤深入到膀胱的平滑肌层（第二层），如果未被及时治疗，癌症可能会进一步扩展。

晚期膀胱癌：肿瘤穿透膀胱的外层（浆膜层），甚至可能扩展到邻近的脏器或出现淋巴结转移，治疗难度增大，预后差。

举个例子，如果病理报告上写着“高级别浸润性尿路上皮癌，侵犯黏膜固有层”，就意味着肿瘤不仅属于恶性程度高的高级别，且已经开始深入膀胱的黏膜固有层，是一种较为严重且危险的病情。

（杨飞亚　邢念增）

关键词：膀胱结石　膀胱癌　膀胱炎症

5. 膀胱结石患者易患膀胱癌吗

门诊中经常有就诊者会问：“之前去体检的时候，大夫说我有膀胱结石，我会不会得膀胱癌呀？”

专家说

膀胱结石是膀胱内形成的坚硬矿物质沉积物，常见的原因有尿液浓缩、排尿不完全等。膀胱结石本身并不会直接转化为膀胱癌，但它与膀胱癌的关系较为复杂。长期存在膀胱结石的患者容易出现以下几种情况，进而会增加罹患膀胱癌的风险。

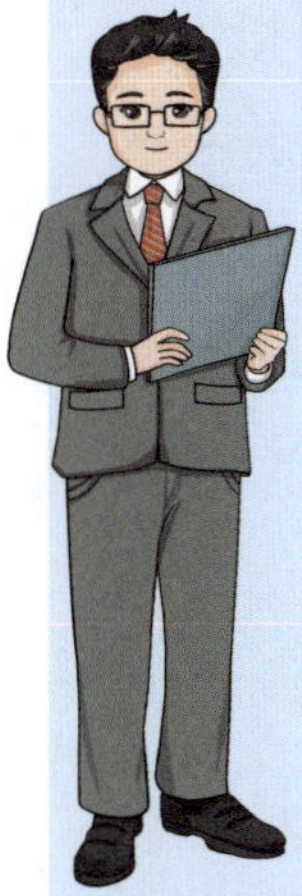

（1）慢性炎症刺激：膀胱结石的存在可能导致患者膀胱壁的持续性机械性刺激，从而引起慢性炎症反应。长期的炎症反应可能导致黏膜鳞状上皮化生，增加癌变的风险。

（2）尿液滞留：膀胱结石可能影响患者尿液的正常排出，导致尿液滞留，进而增加感染的风险。长期的感染可能诱发膀胱上皮细胞的异常增生。

（3）尿道梗阻：膀胱结石导致的尿道梗阻，会增加患者膀胱压力，影响膀胱的正常功能，并可能对膀胱壁造成损伤，进而增加膀胱癌的风险。

虽然膀胱结石本身与膀胱癌的关系并不绝对，但在以下几种情况下可能增加患癌的风险。

（1）高龄和性别：男性和高龄患者更容易出现膀胱癌，膀胱结石伴随这些因素时，癌变的风险进一步增加。

（2）既往病史：有膀胱结石病史的患者，如果同时存在慢性尿路感染、吸烟史或家族癌症史等其他风险因素，患膀胱癌的概率将大幅度上升。

（3）结石类型：某些类型的膀胱结石，如草酸钙结石或感染性结石，可能会更加刺激膀胱壁，增加癌变的风险。

膀胱结石虽然并非膀胱癌的直接诱因，但它可能通过慢性刺激、尿液滞留等机制，间接增加患癌的风险。对于有膀胱结石的患者，尤其是那些合并其他风险因素的患者，需要定期监测膀胱健康，早期发现任何异常症状。通过及时治疗膀胱结石和进行定期检查，能够有效降低癌变风险。如果你有膀胱结石史，记得多多关注膀胱的健康哦！

（杨飞亚　邢念增）

6. 确诊膀胱癌后该**如何应对**

确诊膀胱癌不要怕，应对有“法宝”！

专家说

治疗方式与注意事项

确诊膀胱癌后，医生会根据患者的具体情况制定治疗方案。作为患者，了解不同治疗方式的要点并积极配合至关重要。

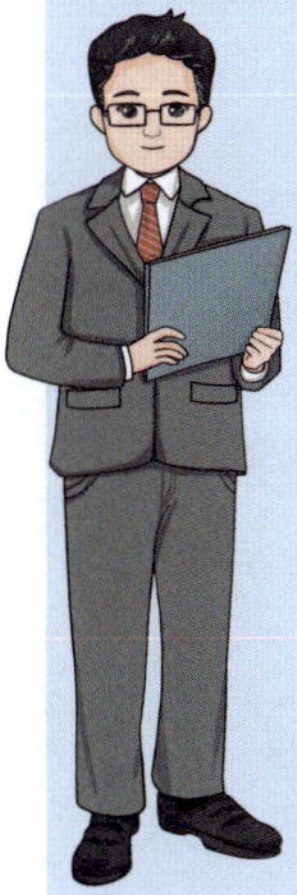

（1）手术治疗：包括经尿道膀胱肿瘤电切术、膀胱部分切除术、根治性膀胱切除术等。术后患者可能出现疼痛、出血、感染及尿失禁等，应及时向医护人员反馈，同时注意营养支持以促进伤口愈合。

（2）化疗：药物抗击癌细胞，包括膀胱灌注化疗、全身化疗。应定期进行治疗，密切注意并记录副作用。

（3）放疗：高能射线对抗癌细胞，包括外照射放疗、内照射放疗。如发现副作用等，应及时告知医生；治疗期间多喝水，并避免憋尿。

（4）免疫治疗：激活身体的抗癌力量，包括使用卡介苗（Bacillus Calmette-Guérin，BCG）、免疫检查点抑制剂等。注意事项类似膀胱关注化疗，但应警惕免疫相关不良反应，如皮疹、肝炎等。

（5）靶向治疗：精准打击癌细胞，包括单克隆抗体药物和激酶抑制剂等靶向药物。可以特异性地作用于癌细胞表面的分子或内在的信号通路，精准打击肿瘤，阻止其生长和扩散。应注意了解特定靶向药的常见副作用，定期检测身体。

（6）中医治疗：通过中药等辅助治疗，帮助患者提高生活质量，缓解疼痛等症状。应注意中医是辅助手段，不能替代标准治疗，并明确中药及中医治疗手段与西药可能的相互作用。

治疗后的管理与预防复发

膀胱癌的治疗过程并不止步于手术或药物治疗，治疗后的管理和随访措施也非常重要。

（1）定期随访和检查：包括膀胱镜检查、影像学检查（如CT、MRI 等），以及尿液细胞学检查等。建议定期进行随访，特别是在术后初期，以便尽早处理潜在问题。

（2）养成健康生活习惯：包括戒烟、饮食调节、多喝水、避免憋尿等。

（3）寻求心理支持：积极寻求心理支持、保持乐观的心态，有助于提高患者的生活质量和免疫力。

总之，患者在确诊后很重要的便是与医生充分沟通并积极配合治疗。要严格遵循医嘱、密切关注并管理副作用、保持良好沟通及坚持健康生活方式等，并做好长期随访管理的准备。患者的主动参与和积极配合对治疗效果和康复至关重要！

（杨飞亚　邢念增）

健康云课堂

从“绝望”到“希望”：四大“抗癌新武器”让晚期膀胱癌不再可怕

7. 如何**预防**膀胱癌

关键词
膀胱癌 预防 生活方式

膀胱癌是泌尿系统常见的恶性肿瘤之一，但却并非无法预防。通过了解膀胱癌的危险因素，改善生活方式，并定期进行健康检查，许多膀胱癌是可以通过预防而早期发现的。那么，我们可以采取哪些措施来降低患膀胱癌的风险呢？

专家说

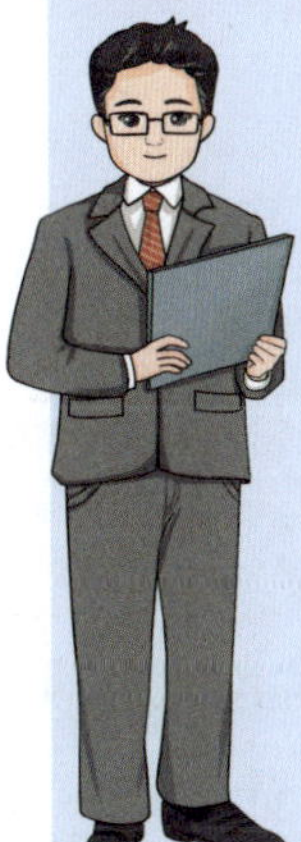

了解膀胱癌的危险因素

膀胱癌通常起源于膀胱壁的黏膜层，虽然其早期症状较不明显，但有些常见的警示信号（如尿频、尿急、尿痛及血尿等），可能是其潜在迹象。如果出现这些症状，一定要及时就医，尽早排查，防止错过最佳治疗时机。

调整生活方式，预防膀胱癌

（1）戒烟： 如果你是吸烟者，那么严格戒烟（包括二手烟）就是最有效的预防措施。长期吸烟会显著增加患膀胱癌的概率，戒烟后，患膀胱癌的风险会逐渐降低。

（2）改善饮食习惯： 健康的饮食对预防膀胱癌至关重要。建议多吃新鲜蔬果，尤其是深色蔬菜和水果，避免高脂肪、高盐、高糖食品。减少红肉摄入，避免饮用高砷水源，同时减少咖啡和人造甜味剂的摄入。

（3）**保持适量运动**：定期运动可以增强身体免疫力，提高抵抗疾病的能力，减少癌症发生的风险。

（4）**进行有效职业防护**：从事与有害化学物质接触的工作者，应当采取有效的防护措施，减少暴露于有害化学物质的时间和强度。

定期筛查，早期发现

定期体检和早期筛查对于预防膀胱癌至关重要。许多膀胱癌患者在早期并没有明显症状，因此定期进行泌尿系统检查，尤其是尿常规和膀胱镜检查，可以帮助发现潜在问题。

提升健康意识

了解膀胱癌的危险因素，关注身体健康，进行定期检查，不仅有助于个人健康，也能提高大众对膀胱癌的认识。健康生活方式的普及将有助于降低膀胱癌的发病率，提升社会整体健康水平。

预防膀胱癌并不复杂，从戒烟、改善饮食、保持运动到定期体检，每一项小小的改变都能显著降低膀胱癌的风险。让我们从生活的点滴做起，关注身体变化，做到早预防、早筛查、早治疗，减少膀胱癌带来的健康威胁。保持良好的生活习惯，定期检查身体，预防膀胱癌从现在开始！

（杨飞亚　邢念增）

8. 膀胱癌患者有需要忌口的吗

患上膀胱癌后，饮食上需要注意什么？有哪些食物应该避免食用，又有哪些食物有助于患者身体恢复呢？

关键词

膀胱癌 饮食 忌口

专家说

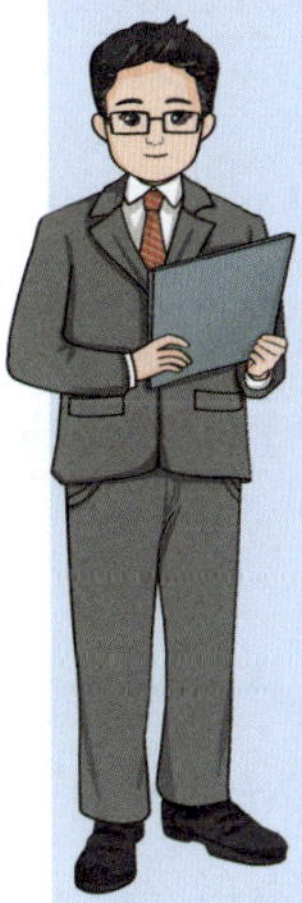

膀胱癌患者在治疗过程中，除了需要配合医生的治疗外，合理的饮食调整同样至关重要。除摄入有益的食物外，避免某些食物对于避免病情加重、促进康复也很重要。以下是膀胱癌患者的饮食禁忌。

（1）含酒精食物：酒精摄入过多会刺激膀胱，增加膀胱癌患者的尿路不适，尤其是在治疗过程中，酒精可能与药物发生相互作用，影响药效。此外，酒精也是膀胱癌的一个已知致癌因素，过量饮酒会损害膀胱的黏膜屏障，增加癌变风险。

（2）辛辣食物：辣椒、花椒、姜及蒜等辛辣食物会刺激膀胱，导致尿频、尿急等症状，增加膀胱的负担。长期食用辛辣食物可能加重病情，引发炎症反应。建议选择清淡口味的饮食，以减轻膀胱的刺激。

（3）**高脂肪食物**：油炸食品、动物内脏、肥肉等高脂肪食物含有大量的饱和脂肪和胆固醇，可能导致体重增加、血脂升高，影响健康。研究表明，高脂肪饮食与多种类型的癌症相关，其中就包括膀胱癌。建议选择低脂、富含营养的食物，如鱼类、瘦肉、豆类等。

（4）**腌制食物**：腌制食品（如腌菜、腊肉等）中含有亚硝酸盐或硝酸盐，这些物质在人体内可能转化为亚硝胺类致癌物。长期摄入腌制食品可能会增加膀胱癌的发病风险。建议选择新鲜、天然的食材，以减少致癌物的摄入。

（5）**烧制食物**：烧烤过程中会产生苯并芘等致癌物质，对膀胱癌患者具有潜在危害。长期食用烧烤食品可能增加癌症复发的风险。

（6）**含高咖啡因的食物和饮品**：咖啡、浓茶、可乐等饮品中含有大量咖啡因，会刺激膀胱，引发尿急、尿痛等不适症状，影响病情的恢复。建议选择无咖啡因的饮料如温水或天然果汁。

保持清淡、均衡的饮食，增加蔬菜水果的摄入，是健康饮食的基础。戒烟、戒酒，避免摄入不利于膀胱健康的食物，有助于减轻膀胱的负担，促进治疗效果，帮助患者早日康复。

健康加油站

膀胱癌患者的饮食小贴士

（1）保持充足的水分摄入：膀胱癌患者应保持每天2 000~2 500mL的水分摄入，有助于冲洗膀胱，减少有害物质的停留时间。

（2）保证饮食多样化：除去禁忌食物外，膀胱癌患者的饮食应尽量多样化，确保营养均衡，帮助身体恢复。

（杨飞亚　邢念增）

二

肾癌

9. 哪些男性需要**定期**进行**肾癌筛查**

关键词

肾癌　筛查

肾癌在不同性别之间的发病率并不相同，男性与女性的患者数比例约为 2∶1。肾癌患者的早期症状往往不明显，但如果能够通过筛查发现早期肿瘤不仅能拯救生命，还能降低手术难度和治疗总费用。那么，哪些男性应定期进行肾癌筛查呢？

专家说

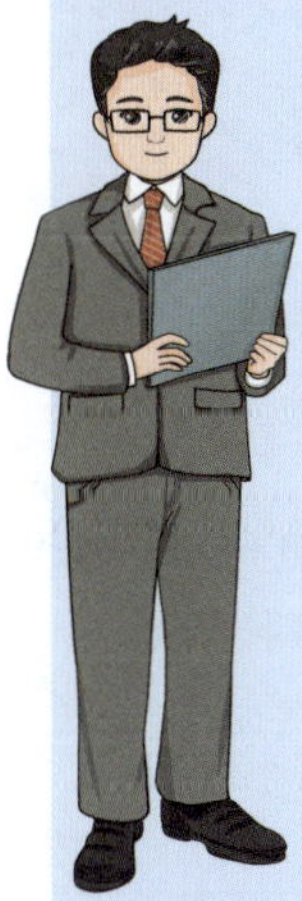

应定期进行肾癌筛查的男性主要分为以下几类。

（1）年龄超过 40 岁的男性：虽然肾癌可以发生在任何年龄段，但是随着年龄的增长，肾癌的发病风险逐渐增加，特别是 50~70 岁年龄段的男性更容易发病。

（2）有肾癌家族史的男性：家族史是肾癌的重要危险因素之一。如果直系亲属（如父母、兄弟姐妹）或近亲属有肾癌病史，意味着遗传因素可能增加发病风险。部分遗传性疾病，如冯·希佩尔 - 林道病与肾癌的发生密切相关。

（3）有慢性肾病史的男性：慢性肾病患者的肾脏结构和功能已经受到损害，癌症风险较高，特别是患有多囊肾病或其他影响肾脏功能的遗传性疾病的患者。针对这些人群，建议定期接受腹部影像学检查以监测肾脏健康状况。

（4）**出现肾癌相关症状的男性：**虽然肾癌患者在早期可能没有典型症状，但以下情况可能提示肾脏健康问题，需要进一步检查。①无痛性血尿，尿液中带血是肾癌的典型症状之一；②腰部或侧腹部疼痛，肾脏位置的隐隐作痛可能是警示信号；③不明原因的体重下降或疲劳；④触及腹部肿块。

（5）**有不良生活习惯和慢性疾病的男性：**例如长期吸烟、饮酒、肥胖及患有高血压或糖尿病等慢性疾病等，可能造成肾脏的损伤和诱发细胞异常增生，增加肾癌发病概率。

（6）**长期接触某些化学物质或放射线的男性：**如从事金属加工、印刷、电池制造的男性可能经常接触到铅、镉等有毒物质，这些化学品会对肾脏造成慢性损伤，增加患癌风险。这类人群需要进行定期体检，包括肾功能检查和影像学评估。

健康术语

冯·希佩尔-林道病

是 *VHL* 抑癌基因突变所导致的遗传病。患者最常见的临床表现是多器官出现肿瘤病灶，如肾细胞癌或肾囊肿、中枢神经系统血管母细胞瘤、视网膜血管母细胞瘤等。

（崔心刚　董克勤）

10. 体检发现“肾占位”一定是肾癌吗

关键词

肾占位 影像检查

随着体检的普及，越来越多的患者会在腹部检查时发现“肾占位”的存在。那么，我们该如何看待“肾占位”？和肾癌有关吗？

专家说

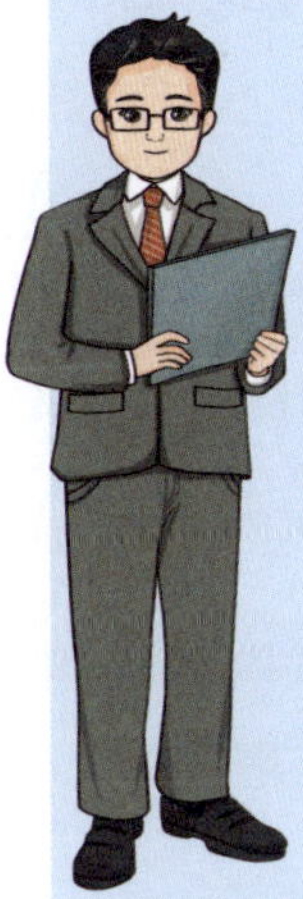

“肾占位”是医学影像检查中常见的描述，它是一种影像学现象而不是疾病诊断。80% 以上的肾脏囊性病变为良性，对于小而稳定的良性病灶，可以每 6~12 个月复查 1 次影像检查。存在以下特征时需要引起高度的警惕，应前往泌尿外科或肾脏专科，进行详细评估：①病灶直径较大（>4cm）；②实心病灶增强扫描时有强化；③边界不清、与周围组织没有分界线；④影像检查提示血供丰富或存在坏死区。

除了恶性肿瘤以外还有以下常见的肾脏病变会导致“肾占位”。

（1）肾囊：是最常见的良性肾占位，尤其在中老年人中高发。单纯性肾囊肿可以理解为肾脏上的水泡，通常不需要治疗。但复杂肾囊肿（内部有分隔、钙化或实性成分）需要进一步评估，排除恶性肿瘤的可能。

（2）血管平滑肌脂肪瘤：俗称“错构瘤”。是一种常见的肾脏良性肿瘤，恶变风险极低。稳定的错构瘤患者可以进行随访观察。但是如果肿瘤很大就会存在较高的出血风险，需要进行手术切除。

（3）感染性病变：例如肾脓肿，在严重的肾脏感染被控制后可能会遗留类似肿瘤的球形脓腔。这些患者早先往往有过典型的感染表现。

健康加油站

确诊肾占位的性质可以进行哪些临床检查

通常为了明确肾占位类型，主要采用以下几种方法。

（1）超声检查：其突出的优势为无创、快捷、经济，但是诊断准确性较差并且缺乏可供后期对比的影像资料。

（2）CT 检查：CT 图像相比之下更加清晰。特别是 CT 增强扫描，可以显示病灶的血流是否丰富，被认为是诊断肾占位性质的影像学“金标准”。

（3）磁共振成像（MRI）：对于软组织性质的判断效果较好，尤其适合评估复杂囊性病变。对于 CT 增强扫描难以判断性质的肾占位疾病，通常可以加做 MRI 作为辅助诊断。

（4）正电子发射计算机体层成像（PET/CT）：属于核医学检测，可以通过一次检查明确全身的疾病状态，明确肿瘤代谢活性及是否存在转移，但存在费用和辐射较高的问题。

（崔心刚　董克勤）

关键词

肾癌　手术治疗

11. 所有肾癌患者都需要进行**手术治疗**吗

患者被诊断为肾癌后，出于肿瘤预后、手术创伤等多方面考虑往往对于是否手术存在较多的顾虑。那么，是否所有肾癌患者都应通过手术治疗？

专家说

肾癌是一种个体差异较强的疾病，其治疗策略需要根据病情的分期、肿瘤的大小和位置、患者的整体健康状况，以及个人意愿来决定。虽然手术是肾癌患者的主要治疗方式，但并非所有肾癌患者都需要进行手术。

手术治疗通常适用于以下几种情况。

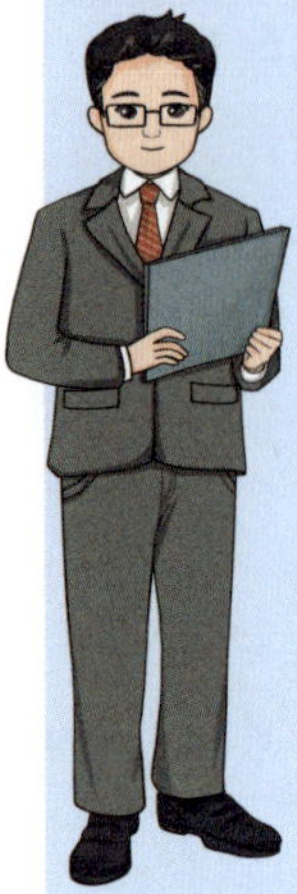

（1）**局限性肾癌：**肿瘤局限于肾脏内，尚未进入周围组织或远处器官。手术是早期肾癌的治愈性治疗方式，5 年生存率可达 90% 以上。

（2）**局部进展性肾癌：**肿瘤已侵入邻近组织（如肾静脉、脂肪囊），但尚未发生远处转移。手术结合术后辅助治疗（如靶向治疗或免疫治疗）可以延长生存期，减少复发风险。

（3）**单一转移病灶：**肾癌伴有单一远处转移病灶（如肺或骨）患者，通过手术切除原发病灶和转移病灶（如果技术上可行），可能延长生存期。

存在以下情况的患者可能不适合直接进行手术治疗。

（1）早期肿瘤但年龄过高或伴严重合并症的患者，老年患者或伴有严重心肺疾病、慢性肾功能衰竭的患者，手术风险可能过高。根据最新研究，对于小肿瘤，尤其是生长缓慢的肿瘤，可以定期监测肿瘤进展情况而非立即手术。还可以考虑针对病灶进行局部消融治疗，如射频消融或冷冻消融，通过局部施加物理能量的方式，破坏绝大部分肿瘤组织，控制病情进展。

（2）晚期或转移性肾癌，此类患者肿瘤已经扩散到远处器官。手术通常不能彻底清除癌细胞，对延长患者总生存时间影响有限。可以选择的治疗方法主要包括：①靶向治疗，如受体酪氨酸激酶抑制剂，对血管生成相关的肾癌有效；②免疫治疗，如程序性死亡受体 1（PD-1）或 PD-L1 抑制剂，激活患者自身免疫系统攻击癌细胞；③新辅助治疗，即晚期患者术前使用一段时间药物治疗后，可能出现肿瘤及转移灶的显著缩小，将原本难以切除的肿瘤变为可手术状态。

（3）难以手术的肿瘤类型，某些特殊病理类型的肾癌（如肾髓质癌或集合管癌）通常具有高度侵袭性，容易扩散转移，早期全身性治疗可能比手术更为重要。

（崔心刚　董克勤）

12. 机器人辅助腹腔镜手术是机器人在做手术吗

关键词

微创手术　机器人辅助腹腔镜手术

目前，肾癌的主要手术治疗方法包括开放手术、腹腔镜手术及机器人辅助腹腔镜手术。许多患者对于“机器人”手术是什么并不了解，是机器人在做手术吗？

专家说

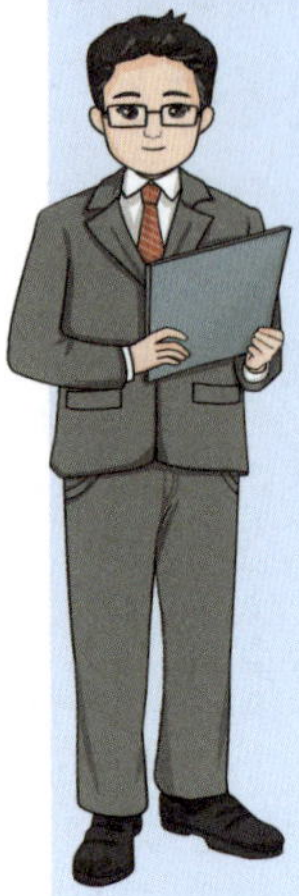

机器人辅助腹腔镜手术是一种先进的微创外科手术方式，指医生借助手术机器人系统（如达芬奇机器人操作系统）进行操作。这并不意味着由机器人完全自动化进行手术，而是医生通过操控系统精确执行手术操作。

机器人辅助腹腔镜手术的工作原理：外科医生坐在操作台前，通过控制杆和脚踏板操作机器人。机器人系统的机械臂模拟医生的手部动作，可完成更精细的切割、缝合和分离。高清三维影像系统可以提供放大 10 倍以上的高清 3D 影像，帮助医生更清晰地观察手术区域。由医生全程操控，机器人不会自主决策或行动。系统能够过滤掉人手的抖动，提升操作的稳定性和精确性。

机器人辅助腹腔镜手术的优势包括以下几点。

（1）更好的视觉效果：机器人系统提供的高清三维视野，帮助医生更清晰地辨别组织结构，降低误操作的风险。

（2）高精确性：机器人可以在极小的空间内完成复杂操作，尤其适用于肿瘤位置靠近肾门或大血管的病例。

（3）微创切口：手术通过几个小孔完成（通常为 3~5 个长度在 1cm 左右的切口），与传统开放手术相比创伤更小，出血更少。

（4）更少的术后疼痛：微创方式减少了对腹壁和周围组织的损伤，患者术后疼痛更轻。

（5）恢复更快：与传统开放手术相比，住院时间更短，患者更快恢复日常活动。

（6）保留肾功能：在部分肾切除中，借助机器人操作系统能够精确切除肿瘤，同时最大程度保留健康的肾组织，减少对肾功能的损害。

机器人辅助腹腔镜手术与传统手术比较

比较项目	机器人辅助腹腔镜手术	传统手术
切口大小	小（长 1cm 左右多个切口）	大（长 10~20cm 切口）
术后恢复	快（通常 3~5 天出院）	慢（通常 7~10 天出院）
手术精度	高（适合复杂的肿瘤）	相对较低
手术时间	需要装机时间，手术操作快	高难度手术操作时间长
手术费用	较高	较低

综上所述，机器人辅助腹腔镜手术是一种先进的微创手术方式，由医生操控机器人系统完成高精度的手术操作。这种手术方式的主要优势在于创伤小、恢复快、手术精度高，但费用相对较高。患者在决定是否选择机器人辅助腹腔镜手术时，应与医生充分沟通，结合自身病情和经济情况综合考虑，选择最适合的治疗方式。

（崔心刚　董克勤）

13. 肾癌手术是否会切除**整个肾脏**

关键词

根治性肾切除术　肾部分切除术　肾功能

肾脏是人体的重要器官，大多数患者对于肾癌手术的主要顾虑就是能否保留肾脏的功能。随着医学技术的进步，“全肾切除”已不再是肾癌手术的代名词，医生越来越注重在保证肿瘤治疗效果的同时，最大限度地保留患者的肾功能。

专家说

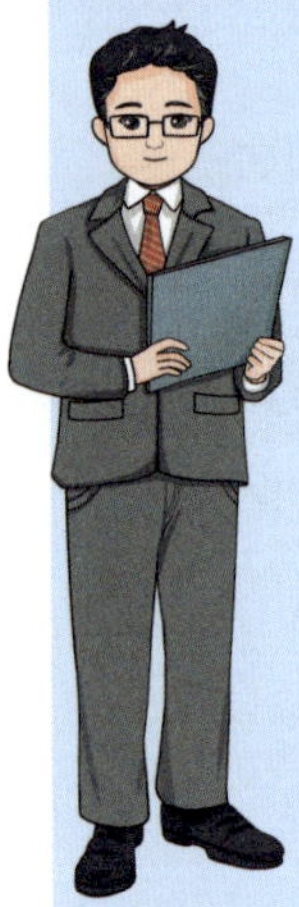

目前，肾癌手术主要包括以下几种。

（1）**根治性肾切除术**：指完整切除患侧肾脏及肾周筋膜，根据患者具体情况可能还需要进行肾脏周围淋巴结清扫。通常适用于肿瘤占据大部分肾脏（直径超过 7cm，临床 T_2 期及以上）或肿瘤位置不佳（肿瘤位于肾脏内部被肾脏完全包裹，靠近重要血管）。这类患者手术通常难以保留足够多的正常肾组织，强行采取部分切除术将极大地增加出血及肿瘤破裂等并发症的风险。同时如果肾脏肿瘤出现明显的局部进展与周围组织分界不清或患者之前已进行过肿瘤切除后复发。此时保留肾脏可能难以达到充分切除肿瘤的目的，一般会优先考虑根治性肾切除术。

（2）**肾部分切除术**：指仅切除肿瘤及其周围少量正常组织，保留尽可能多的健康肾组织。通常适用于肿瘤直径小于 7cm（临床 T_1 期），特别是直径小于 4cm 的肿瘤（T_{1a} 期）。肿瘤位置靠肾脏边缘且大部分位于肾脏表面，可以保留足够多正常肾组织的患者也应考虑部分切除术。值得注意的是，对于慢性肾病患者或独肾患者（先天性单肾、对侧肾已切除或功能丧失），根治性切除肾脏可能导致患者出现尿毒症被迫依赖血液透析生活，对于这部分患者也会尽可能尝试进行肾部分切除术。

虽然肾部分切除术可以很大程度上保护患者的肾脏功能，但是也对手术医生的技巧及熟练提出了更高的要求。肾脏是全身血供最为丰富的器官之一，切除肿瘤时往往需要暂时阻断肾脏的血流。如果肿瘤高度复杂、切除时间过长，会造成肾脏的长时间缺血，导致术后肾脏萎缩。同时如果肿瘤切除不完整也会增加复发及转移的可能。

（崔心刚　董克勤）

14. 肾癌患者术后是否需要进行**放疗、化疗**

在传统概念中，癌症与放疗、化疗通常密不可分。进行放疗、化疗后患者头发脱落、形容枯槁的刻板印象早已深入人心，令患者避之不及。那么，肾癌患者术后需要进行放疗、化疗吗？

关键词 肾癌术后 放疗 化疗

专家说

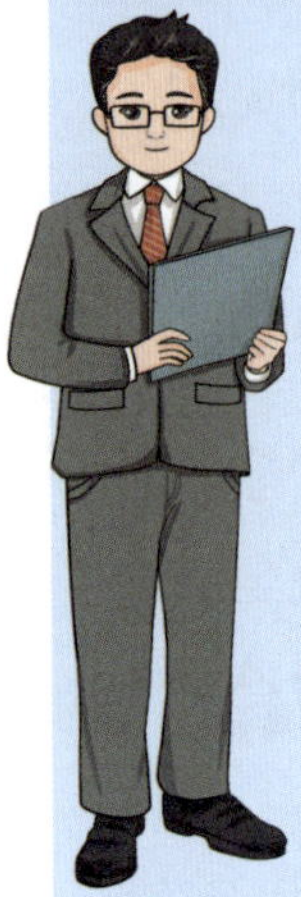

首先，并非所有肾癌患者术后都需要接受进一步治疗，早期患者通常仅需要定期随访观察，对于潜在的转移及复发做到早发现早治疗，即可有效地保证患者长期生存。而针对高风险（如肿瘤分期 T_3 或 T_4、淋巴结阳性、肿瘤切缘不清等）患者，则应该积极进行术后治疗，以应对难以避免的残留肿瘤病灶。

其次，肾癌与其他恶性肿瘤存在较大的差异，除了集合管亚型和髓质亚型的肾癌患者使用化疗可能有效外，大多数肾肿瘤对于放疗及化疗并不敏感。目前最常使用的肾癌全身治疗方式为靶向治疗，主要通过抑制控制肾肿瘤生长的关键因子达到治疗效果，对全身其他脏器的影响较小。目前，常用的靶向治疗药物主要包括以下几种。

（1）酪氨酸激酶抑制剂： 常见药物包括舒尼替尼、培唑帕尼、阿昔替尼等，主要通过抑制血管内皮生长因子受体，减少肿瘤血管生成，达到“饿死”肿瘤的目的。酪氨酸激酶抑制剂是目前临床肾癌治疗的一线用药，可以说是所有肾癌治疗的基础方案与核心力量。

（2）哺乳动物雷帕霉素靶蛋白（mammalian target of rapamycin，mTOR）抑制剂： 常见药物为依维莫司，主要通过抑制肿瘤细胞繁殖和代谢途径，阻止肿瘤快速生长。特别适合于 *TSC1* 和 *TSC2* 基因存在突变的患者。

近年来科学家研究发现，除靶向治疗外，增强免疫系统的抗肿瘤能力也是对抗晚期肿瘤的有效手段，相关药物在肾癌治疗中取得了良好的前期应用成果。免疫治疗主要通过激活患者自身免疫系统，促进免疫细胞识别并攻击肿瘤细胞达到抗肿瘤效果。常用药物包括 PD-1 抑制剂、PD-L1 抑制剂等。

目前，针对肾癌治疗的研究日新月异，例如双免疫靶点联合治疗等疗法，均取得了良好的效果。随着医学研究的不断进步，新的靶向药物和免疫疗法不断涌现。患者和医生应密切关注最新的临床试验结果和药物审批情况，以便及时调整治疗方案。

关键词
药物治疗 不良反应

15. 如何应对**肾癌治疗**过程中出现的**不良反应**

虽然随着靶向治疗及免疫治疗在肾癌治疗中的应用，已经极大程度地降低了抗肿瘤治疗对患者造成的不良反应，但是在接受治疗的过程中仍不可避免导致患者出现一些不适症状。面对不良反应，患者应该如何应对呢?

专家说

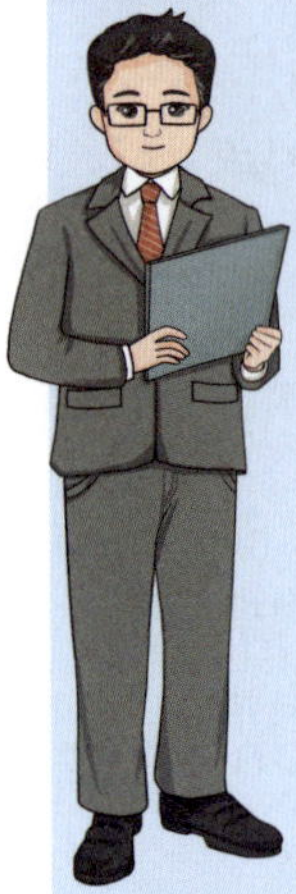

肾癌治疗过程中，不同患者的用药效果及副作用各不相同，总的来说用药初期往往不良反应较多。值得注意的是，当出现药物不良反应时一定不能私自减少用药剂量，很多患者因为私自调整药物剂量导致肿瘤出现复发转移，最终后悔莫及。此时应该咨询医生调整用药方案。目前，可供选择的肾癌治疗方案有很多，出现严重药物不良反应的患者通过更换治疗方案后，大多数可以得到有效缓解。

靶向治疗是肾癌术后或晚期肾癌治疗的重要方法，常见不良反应主要包括以下几种。

（1）**高血压**：血压有时需要一种以上的抗高血压药物进行控制，应注意定期监测血压。

（2）**手足综合征**：手掌和脚底皮肤出现红肿、疼痛或脱皮，应当涂抹保湿霜并避免摩擦，严重情况可咨询医生调整用药方案。

（3）**胃肠道症状**：如恶心、呕吐、腹泻或食欲减退，建议少食多餐，避免油腻食物，请医生开具止吐药或抗腹泻药。

（4）**乏力**：长期服药可能导致体力下降，应该适量锻炼，保证充足睡眠，改善疲劳状态。

（5）甲状腺功能异常：靶向治疗可能影响甲状腺激素水平，患者应该定期检查甲状腺功能，必要时补充甲状腺激素。

免疫治疗通过激活患者自身免疫系统攻击肿瘤，同时也可能引发免疫相关不良反应，主要包括以下几种。

（1）皮肤反应：皮疹、瘙痒是较为常见的免疫治疗不良反应，此时可以使用温和的护肤品，瘙痒严重时可使用抗组胺药。

（2）肝功能异常：出现转氨酶等指标升高甚至肝炎，建议定期抽血检查肝功能，必要时调整用药方案或使用激素治疗。

（3）肺炎：免疫系统过度活跃可能引起肺部炎症。出现咳嗽、气短时应立即就医。

（4）内分泌紊乱：如甲状腺炎或垂体炎，导致甲状腺功能减退或其他激素异常。患者需要定期检查内分泌功能，补充缺乏的激素。

（5）胃肠炎：腹泻或结肠炎可能影响患者生活质量。可以使用医生开具的抗腹泻药物。

（崔心刚　董克勤）

16. 肾癌手术后患者在日常生活中有哪些需要注意

关键词

术后复查　日常健康管理

肾癌患者术后门诊随访时，患者经常会询问日常生活中是否需要忌口等注意事项。那么，肾癌患者术后有哪些事项需要着重关注呢？

专家说

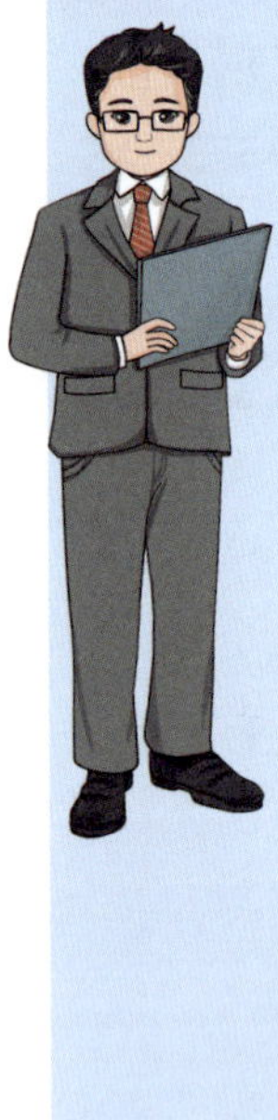

肾癌患者术后最重要的就是要养成定期复查的习惯，这是确保术后健康的重要基础。恶性肿瘤无论分期早晚，均存在复发和转移的可能，即使是很小的肾脏肿瘤完整切除后也不可以掉以轻心。因为除了肉眼可见的肿瘤外，还可能有微小的肿瘤细胞，术前已经迁移到别处伺机待发，最终形成新的病灶。一般建议患者术后 1 个月随访观察手术恢复情况，并根据肿瘤的临床特点及术后的病理报告制订详细的随访计划。术后 5 年内，特别是术后前 2 年需要严格进行影像学随访，早发现、早治疗永远是性价比最高的选择。

除此之外，由于肾脏手术或多或少会对患者肾脏功能造成一定的影响，因此患者术后应调整自身的生活习惯，尽可能减轻肾脏的负担。主要包括以下几点。

（1）低盐、低脂饮食，以预防控制高血压和心血管疾病。必要时服用抗高血压药，避免长期高血压对肾脏造成的慢性损伤。

（2）控制蛋白质的摄入，尽可能摄入肉类等优质蛋白质。减少豆制品的摄入占比，因为人体消化吸收植物蛋白的能力弱于动物蛋白。

（3）尽量避免食用含酒精、咖啡因及辛辣食品，这些食物可能对肾脏健康不利。

（4）吸烟是肾癌的重要风险因素，术后戒烟可显著降低复发可能性。

（5）高血糖及高尿酸的患者应针对性减少糖类及产尿酸食物的摄入，减少对于肾脏的慢性损伤，必要时使用药物加以控制。

（6）保持健康体重。肥胖会增加肾脏负担，控制体重有助于预防肾脏萎缩。

（7）避免使用肾毒性药物。非甾体抗炎药和一些抗生素可能对肾脏有毒性，应在医生指导下使用。部分中药也具有肾脏毒性，需要格外小心。

此外，术后的不确定性可能引发患者出现焦虑或抑郁情绪，患者应关注术后自身的心理健康，多与家人、朋友或心理医生沟通，及时缓解紧张、焦虑情绪。积极参与兴趣爱好活动，可以帮助患者从癌症治疗的压力中解脱出来。还可以与其他患病经历相似的患者交流，以获得心理支持和治疗建议。

（崔心刚　董克勤）

三

鼻咽癌

17. 鼻咽癌的**高发人群**有哪些

关键词：发病因素 高发人群

鼻咽癌作为一种好发于男性的恶性肿瘤，具有显著的地理和人种倾向。

专家说

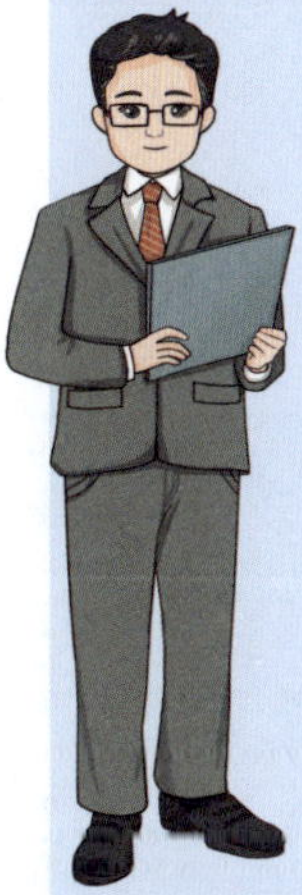

鼻咽癌的高发人群根据其发病因素定义。鼻咽癌的发病因素非常复杂，涉及多种因素的相互作用。那么，鼻咽癌的发病因素是什么呢？

（1）EB 病毒感染：EB 病毒感染是鼻咽癌最重要的危险因素之一。鼻咽癌患者中 EB 病毒抗体的阳性率及滴度较正常人和其他肿瘤患者显著增高。

（2）遗传因素：我国鼻咽癌高发地区主要集中在华南地区广东、广西、福建等省份。鼻咽癌患者的一级亲属（包括父母、子女）及父母的兄弟姐妹的发病风险也会明显增加。流行病学结果表明遗传因素在鼻咽癌的发生发展中扮演着重要角色。但遗传易感性只代表发病率的增高，不代表规律发病，与我们常说的遗传病是完全不同的两个概念。

（3）外源性因素

环境空气污染：空气中的油烟、甲醛、农药等有害物质、水中的重金属污染等都可能对鼻咽部黏膜造成损害，从而诱发鼻咽癌。

饮食结构因素：咸鱼等腌制食品亚硝胺盐含量较高食物的摄入是鼻咽癌的危险因素。相反，多食用新鲜水果和蔬菜可降低患鼻咽癌 30%~50% 的风险。

不良生活习惯：长期吸烟是鼻咽癌的一个危险因素，每天吸烟的量和吸烟的年限与鼻咽癌的发病呈正相关依赖关系。

微量元素暴露：流行病学调查发现，鼻咽癌高发区的米、饮水和人群头发中镍的含量显著高于低发区；微量元素锌、铬的摄入量和鼻咽癌的发病风险呈正相关。

健康加油站

鼻咽癌高发人群自检表

高发因素	是否出现
1. 长期居住在我国鼻咽癌发生的高发地区	
2. 男性、年龄超过 40 岁	
3. 携带或感染 EB 病毒，即 EB 病毒阳性	
4. 经常食用腌制食品	
5. 有吸烟、饮酒等不良生活习惯	
6. 生活或工作中，长时间接触油烟、化学毒物	
7. 有鼻咽癌家族史	
8. 反复出现鼻部不适、耳部，如鼻塞、涕血、耳鸣及头痛等	

如果您出现表中一半及以上的情况，应警惕鼻咽癌的发生，及时就诊并定期检查。

（金　晶　陈秋燕）

18. 鼻咽癌的**早期症状**有哪些

关键词：鼻咽癌 早期症状

研究表明，早期鼻咽癌患者的总体疗效较好，5 年生存率达 90%，而中晚期鼻咽癌患者的 5 年生存率远远低于早期鼻咽癌患者。因此，如果能在早期发现鼻咽癌的症状，早诊、早治，就能逆转局势，尽可能提高患者生存率。

专家说

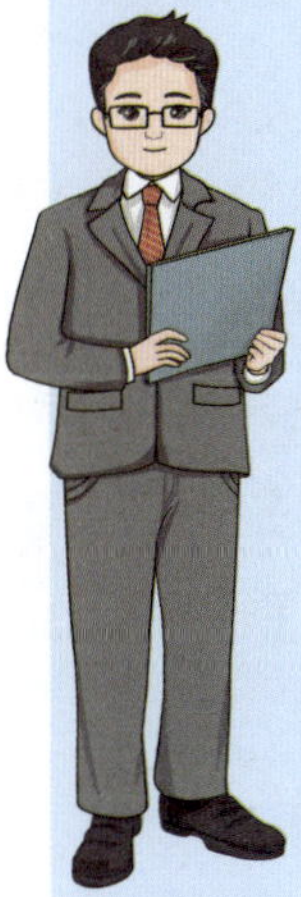

鼻咽癌患者的早期症状是由于肿瘤侵犯毗邻组织和器官出现的相应症状和体征，主要包括以下几种。

（1）涕血：即涕中带血，尤其是清晨用力回吸时，痰、鼻腔或者鼻咽的分泌物出现带血现象（回吸性涕血），这种情况常被人们误以为是“热气”，从而被忽视并耽误治疗。

（2）鼻塞：因肿瘤堵塞后鼻孔、鼻腔后出现的症状。由于鼻塞与鼻炎、鼻窦炎、鼻息肉、鼻中隔偏曲、鼻腔鼻窦肿瘤及腺样体肥大等均相关，因此常常被忽视。当出现鼻塞，尤其是持续鼻塞时需要格外关注。

（3）耳鸣及听力下降：鼻咽部与耳部是通过咽鼓管相通，鼻咽部疾病可导致耳部异常。当鼻咽肿瘤浸润或压迫到咽鼓管时，可出现耳堵塞感、耳鸣甚至听力下降。耳鸣的原因可能包括耳部问题、鼻部问题和神经性问题，因此需要鉴别急性、慢性中耳炎，急性或慢性鼻炎，咽鼓管功能障碍，鼻咽部占位性病变如鼻咽癌以及神经功能障碍等。

（4）颈部淋巴结肿大：鼻咽癌常伴有单侧或双颈淋巴结肿大，以上颈部为主。根据淋巴结的部位、大小、硬度、边界、活动度及有无压痛等综合考虑，需要鉴别颈部淋巴结炎、颈部淋巴结结核、鼻咽癌、恶性淋巴瘤及颈部其他淋巴结转移癌等。若突然发现上颈部无痛淋巴结则需格外注意。

（5）其他症状：当肿瘤侵犯脑神经时，可能出现头痛、面麻、复视、眼球活动受限、饮水呛咳及伸舌偏歪等症状，常被误以为神经内科疾病而忽视。当肿瘤向下侵犯口咽时，可能会引起吞咽困难，常会被误认为口咽部疾病（如扁桃体肿大等）而被忽视。

当出现上述症状时，如何进行鼻咽癌的筛检以更早确诊呢？首先，最重要的是前往当地医院就医。其次，在医生的指导下完成以下检查：①鼻咽镜检查，通过该检查可明确鼻咽部是否存在肿物，若必要时，需要鼻咽镜下行肿物活检，明确病理性质；② EB 病毒抗体检测以及 EB 病毒脱氧核糖核酸（DNA）定量检测，鼻咽癌发生与 EB 病毒相关，因此 EB 病毒抗体用于鼻咽癌筛查，是早期发现鼻咽癌的重要手段。当抗体滴度大于 1：40 时则更需要及时关注。EB 病毒 DNA 定量检测则反映肿瘤负荷，是评估治疗疗效以及预后的重要指标。

（刘思奇　陈秋燕）

19. 不同分期的鼻咽癌患者有哪些症状

关键词

TNM 分期 症状

鼻咽癌发生于鼻腔后方的鼻咽部，鼻咽肿瘤可向周围器官侵袭，导致鼻部、耳部、颈部及脑神经等以头颈部为主的相关症状。

专家说

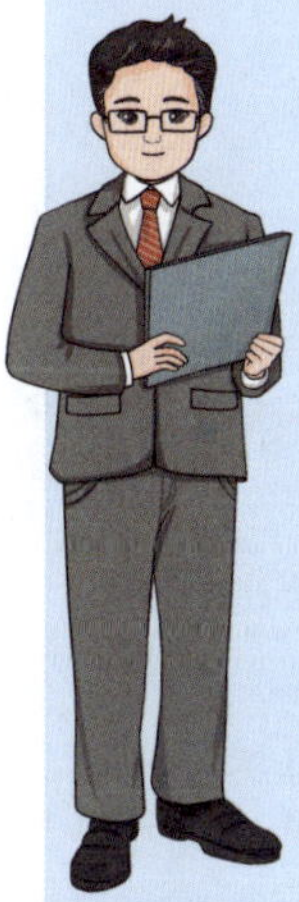

鼻咽癌的症状往往由于缺乏特异性而容易被忽视，部分患者发现时已是中晚期。那么，不同分期的鼻咽癌患者有哪些症状呢?

临床医生会通过患者检查明确 TNM 分期来对鼻咽癌的病情严重程度划分，T 代表肿瘤原发灶的情况，N 代表区域淋巴结的受累情况，M 代表远处转移的情况。患者也可根据症状情况来进行初步划分。

（1）早期鼻咽癌：肿瘤通常局限于鼻咽部，尚未侵袭至颈部淋巴结或远处器官，因此往往无任何症状，或者仅有鼻涕带血、耳鸣等不适。这个时期症状缺乏特异性，常容易被忽视。目前，此时期大多数鼻咽癌是通过体检 EB 病毒抗体检测、鼻咽镜检查等筛查手段发现的。

（2）局部晚期鼻咽癌：肿瘤可能扩散到周围鼻腔、耳部、颈部淋巴结及周围肌肉等区域，导致出现鼻塞、听力下降、剧烈头痛、张口困难及颈部淋巴结肿大等症状。肿瘤也可能向上向外侵犯到颅底骨质，压迫脑神经，出现面部麻木、视物重影、眼球转动异常、眼皮下垂及伸舌偏歪等症状。

（3）晚期鼻咽癌：肿瘤已经扩散到身体远处其他脏器，常见转移部位包括骨骼、肺部及肝脏等。除上述症状外，可能出现与转移病灶的相关症状，如出现骨转移时，会有局部固定性疼痛和压痛。

健康加油站

鼻咽癌的检查项目及检查目的

检查项目	检查目的
体格检查	颈部淋巴结的触诊、神经查体
EB病毒抗体及DNA定量检测	抗体是早期发现鼻咽癌的重要手段 DNA检测可反映鼻咽癌的肿瘤负荷，数值越高，肿瘤负荷越大。需要在治疗期间以及治疗后随访时动态检测
间接鼻咽镜或电子鼻咽镜检查	若鼻咽镜检查发现鼻咽肿物，需要进行活检以明确是否诊断为鼻咽癌
鼻咽部和颈部的磁共振成像（MRI）检查	确定患者T、N分期。MRI对软组织的分辨率比CT高，可确定肿瘤的部位、范围及对邻近结构的侵犯情况，尤其对咽旁组织、肌肉脂肪组织、骨质病变、脑组织等的显像效果好
正电子发射计算机体层成像（PET/CT）检查	确定M分期。PET/CT是为明确是否存在远处转移，其优点是较为精准，敏感性较高，缺点是价格较为昂贵，对于经济条件不佳的患者，也可以选择使用胸腹部CT以及全身骨扫描来判断

（刘思奇　陈秋燕）

20. 鼻咽癌的**治疗方法**有哪些

如果您不幸被诊断出患有鼻咽癌，请不要焦虑和恐慌，尽快前往专业肿瘤科或放疗科就诊。随着治疗手段的进步，目前鼻咽癌患者的总体疗效已取得显著提升，5 年生存率已从 20 世纪 70 年代的 45% 左右提高到现在的 80% 左右。

关键词

放射治疗　化学治疗　综合治疗

专家说

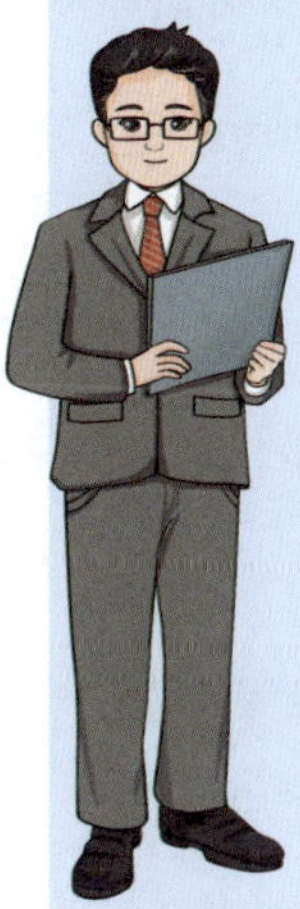

在鼻咽癌的治疗“武器库”中，主要“武器”包括放射治疗（简称“放疗”）、化学治疗（简称“化疗”）、手术治疗，以及近年新兴的靶向治疗和免疫治疗。通常，医生会根据您的肿瘤分期、病理类型、个人身体情况等方面综合考虑，从武器库中挑出一种，或选择几种“武器”，通过一套“组合拳”精确打击鼻咽癌。

（1）放射治疗：鼻咽癌的首选治疗方式，通过放射线破坏肿瘤细胞的 DNA 以杀伤肿瘤。目前的调强适形放射治疗（intensity-modu-lated radiation therapy，IMRT）能够实现对肿瘤的精确照射，同时最大程度地保护正常组织。放疗一般每周 5 次，整个疗程通常持续 6~7 周。

（2）化学治疗：是鼻咽癌的重要辅助治疗手段，多在放疗前和放疗中使用，也可以单独应用于复发转移性鼻咽癌患者。化学治疗通过多种机制杀伤肿瘤，常规使用的化疗药物包括以顺铂为主的铂类、吉西他滨、紫杉醇类药物、卡培他滨及 5- 氟尿嘧啶等。

（3）手术治疗：由于鼻咽癌的生长部位特殊，手术治疗应用较少。

（4）靶向治疗：靶向治疗主要通过对肿瘤上“突出”的靶点进行抑制，精确对肿瘤进行杀伤。目前在鼻咽癌患者中，主要用于辅助放疗、化疗，或应用于复发转移、无法耐受放化疗的患者。

（5）免疫治疗：是近年来发展迅速的一种治疗手段，通过“调动”机体自身的免疫力来对抗肿瘤，在鼻咽癌治疗中的地位显著提高。免疫治疗可以和化疗、放疗联用，应用于复发转移的鼻咽癌患者；近些年的最新研究也证实，对于局部晚期高危鼻咽癌患者，联用免疫治疗显著提高治疗疗效。

如是早期患者，可只通过放疗或放疗结合化疗进行治疗。如是局部晚期患者，通过放疗结合化疗的方式进行综合治疗，视具体情况可进一步联用靶向治疗或免疫治疗。如果晚期出现复发转移，可通过化疗或联合免疫、靶向治疗来治疗，视具体情况决定是否再次放疗或手术。

综上所述，目前鼻咽癌患者的治愈率很高，如果确诊，请保持平和的心态，寻求专业的机构和医生进行规范的诊治极其重要。

（金　晶　陈秋燕）

21. 如何应对**鼻咽癌治疗**过程中出现的**不良反应**

关键词

不良反应　放化疗

尽管放疗、化疗能显著控制肿瘤，但也可能引发一系列不良反应。了解和应对不良反应至关重要。

专家说

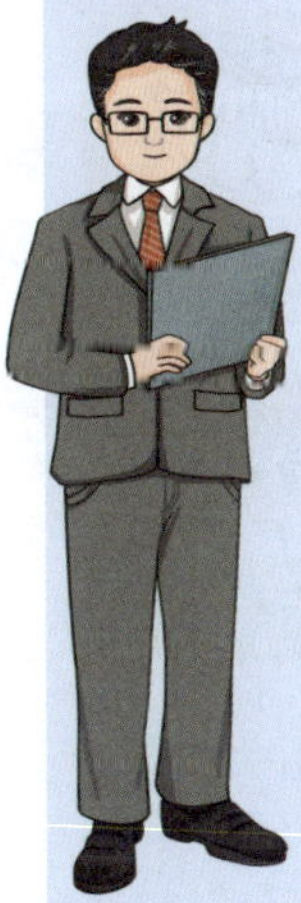

治疗期间常见的不良反应可分为：放疗相关不良反应和化疗相关不良反应。

常见放疗相关不良反应

（1）放射性皮炎：表现为皮肤出现红、痒、脱皮反应，严重者可出现水泡、溃烂，通常在放疗第 4 周前后出现。应对措施包括：①穿低领衣服，减少皮肤摩擦；②保持皮肤清洁，用温水轻轻擦拭，不宜用肥皂、粗毛巾，不能涂驱风油、碘酒、红汞等含金属铅药膏或护肤霜、化妆品等；③避免皮肤受到冷或热的刺激，禁止热敷；④避免让阳光直接照射皮肤；⑤使用放射皮肤保护剂；⑥不能抓挠。

（2）放射性口腔黏膜炎：表现为放疗期间口腔内疼痛、溃疡、出血及感染等。应对措施包括：①注意口腔清洁，包括每天用巴氏刷牙法，餐后勤漱口；②每日雾化，使用促进修复的药物（如金因肽等），必要时抗炎治疗，症状严重时，应及时返院就诊。该反应会随着时间的延长而逐渐修复好转，一般在放疗结束后 1~2 周好转。

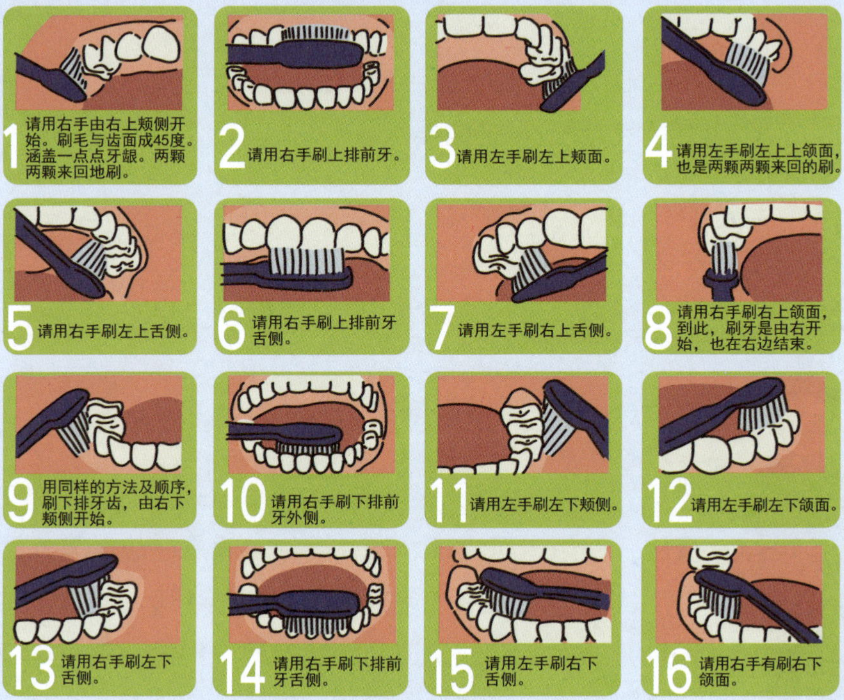

巴氏刷牙法（使用软毛牙刷、含氟牙膏）

常见化疗相关不良反应

（1）恶心、呕吐：顺铂化疗药物常导致化疗期间的食欲缺乏、反酸、恶心呕吐等不良反应。若出现上述反应，应对措施包括：①按医生要求，使用止吐药；②在床边备新鲜柠檬，柠檬的清香味可稍减轻恶心、呕吐。也可使用生姜或把姜片敷在肚脐上。一旦发生呕吐，应在呕吐完后立即用温水漱口，并喝小半杯水（避免胃液刺激、损伤患者的黏膜）。

（2）腹胀与便秘：可吃香蕉、火龙果、蔬菜及粗纤维食物，亦可使用通便药物（如乳果糖、开塞露等）。

（3）腹泻：若出现腹泻，应对措施包括：①若一天内超过 5 次排水样便，请及时到医院就诊；②轻度腹泻时，可进食低渣食物（如白粥、白面包、营养粉等），减少水果摄入；③急性、严重的腹泻时，应严格禁食，配合医生治疗。

（4）骨髓抑制：化疗药物可抑制骨髓的造血功能，导致白细胞、红细胞及血小板的数量减少。会导致患者贫血、免疫力下降，以及容易感染、出血等。应对措施包括：①按医生要求验血，及时发现血常规异常；②白细胞（WBC）数量减少时，应找医生处理，注意个人卫生，应避免去人群集中的地方，外出时戴口罩，谨防感染；③血小板降低时，应避免剧烈运动和磕碰，卧床休息；用软毛牙刷刷牙，避免牙龈出血；避免进食粗糙、坚硬的食物，若发现出血需要及时告知医护人员；④红细胞降低时，应多吃些含铁较多的食物。

除此之外，还会出现肝肾损害（因多数药物经过肝脏代谢，肾脏排泄）及过敏反应（皮肤出现皮疹发红瘙痒、胸闷、血压下降等），这些情况均需要在医生帮助下处理。

（林洁仪　陈秋燕）

22. 鼻咽癌患者在治疗过程中应该如何**吃得更好**

关键词：合理膳食 营养

有些鼻咽癌患者认为，通过少吃可以“饿死”肿瘤。这是一个非常大的误区！相反，鼻咽癌患者要“吃好”才能杀死“肿瘤”。那么，患者应该如何“吃好”呢？

专家说

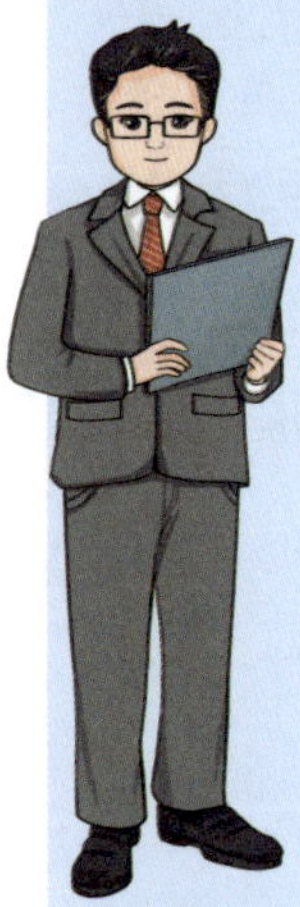

治疗中要合理膳食，保持营养均衡。①谷类是身体提供能量的头号选手，要做到餐餐有谷类，包括大米、糙米等，每日摄入 200~300g；②豆类及奶类是放化疗中的重要营养来源，每日可摄入 1 把豆类，1 杯牛奶；③适量吃鱼、禽、蛋及瘦肉，每日可吃 1~2 个鸡蛋，每周吃 2~3 次鱼、虾；④多吃深色蔬果（深绿色等），其富含 β- 胡萝卜素，是每日必需摄入的。同时，在治疗中出现的毒副反应也可以通过吃来预防减缓。

（1）便秘：①多吃香蕉、火龙果、蔬菜及粗纤维食物，早起饮用蜂蜜水；②晨起或饭后 30 分钟后，并拢四指，绕脐部从右到左轻柔按摩腹部；③使用通便药物，如乳果糖、开塞露等。

（2）食欲缺乏：①选用温补、营养丰富且易于消化的食物，如煲汤时适量加入黄芪、红枣、陈皮等补益气血、健脾和胃之品，山楂、砂仁、山药等可促进食欲；②使用促食欲药物消化酶、复方甲地孕酮等；③恶心、呕吐时，需要少食多餐，采取半流质饮食，可使用止吐药治疗呕吐。

（3）口腔黏膜炎：①可选用甘凉清淡的食物，如雪梨、胡萝卜、猴头菇等，煲汤时适当加入麦冬、西洋参等；②口服或含漱金银花水。

（4）骨髓抑制：①食用高蛋白质的食物，如牛肉、鸡肉、鱼肉及花生等；②纠正贫血，可食用富含铁的食物，如动物肝脏，动物血，大枣；纠正血小板减少，可饮用花生衣水；③可食用菇类，黑木耳、灵芝、红枣等，以恢复造血。

健康加油站

关于“吃好”有哪些误区

（1）喜欢吃营养品，越贵越好：常见的营养品，大部分没有医学证据表明可提高治疗疗效。营养品应该作为我们均衡饮食后的辅助。若有需求，还需要接受营养科及肿瘤科医生指导。

（2）盲目忌口：治疗中需要禁忌的是烟、酒、霉变食物、烧烤（火烧、炭烧）/腌制和煎炸的动物性食物。然而完全不吃油、盐或“牛肉”是错误的做法。重在强调选择合理的食物及烹饪方式。

（3）盲目认为营养都在汤里：汤中多为脂肪，蛋白质很低，大部分营养素仍留在肉中。因此，建议将汤和肉一起食用，以充分利用食物的营养。

（金　晶　陈秋燕）

关键词

放疗　并发症

23. 鼻咽癌患者在结束放疗后会出现哪些并发症

放疗是鼻咽癌的主要治疗方式，但放疗是一把“双刃剑”，在治疗结束后可能出现哪些并发症，对于这些并发症有哪些注意事项呢？

专家说

（1）放射性龋齿：放疗后容易诱发放射性龋齿而出现牙质疏松、牙齿发黑或断裂、牙痛、口臭等。因此，日常应勤漱口，使用软毛牙刷，注意口腔卫生。同时，建议患者在放疗后3年内尽量避免拔牙或种植义齿，以免出现感染。

（2）放射性面颌部、颈部皮下水肿：患者放疗后1~2个月常出现头颈部肿胀，可伴有轻度声音嘶哑或

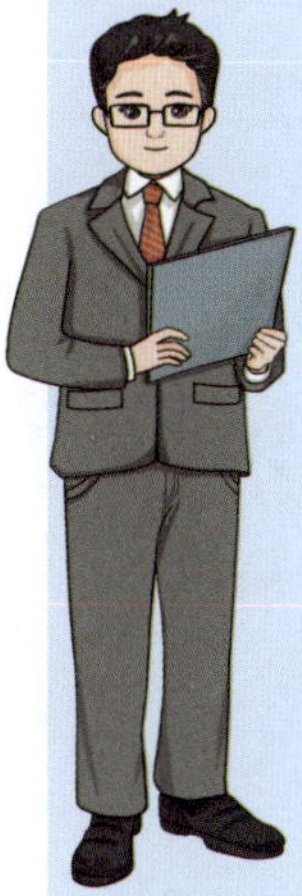

呼吸困难，一般在放疗结束后半年左右可逐渐消退。水肿严重者可使用减轻水肿的药物，并注意防止感冒和感染。

（3）放射性皮肤损伤：放疗后，患者可能会出现皮肤瘢痕，严重者呈红白相间的花斑样，甚至溃疡坏死。因此应注意保持局部皮肤干燥清洁，勿暴晒、防冻伤。避免粗糙衣物摩擦，建议选择柔软和宽松的衣物。可选用皮肤科医生建议的护肤药物来缓解皮肤的不适，一旦皮肤溃破，应予局部清洁、抗炎或外敷，必要时行植皮治疗。

（4）头颈部软组织纤维化：放疗后数年，患者可出现颈部僵硬、颈部活动受限及吞咽困难。因此，适当进行头前屈、后仰及头部旋转运动，锻炼颈部肌肉。

（5）张口困难：放疗后，尤其是曾反复发生头颈部炎症或接受二程放疗的患者，常出现张口困难或疼痛，严重者可出现进食困难，建议对颞颌关节进行按摩，进行张口训练。

（6）放射性中耳炎：部分患者在放疗后可出现中耳积液和听力下降，可分别通过穿刺抽取积液和佩戴助听器进行相应处理，注意预防感冒，保持耳周清洁，不要随意掏挖耳道。

（7）鼻腔粘连、鼻咽坏死：患者可使用生理盐水冲洗鼻腔，减少分泌物及干痂。注意加强营养，摄取高蛋白质的食物，具有基础疾病如糖尿病的患者还应根据相应疾病的饮食要求进行合理调整，可咨询营养科医生制订合理的膳食方案。还应定期复查鼻咽镜，从而早期发现、积极干预。若出现鼻咽坏死，可在医生指导下及时进行高压氧治疗。

（8）放射性脑损伤：对治疗前肿瘤较大或已累及脑组织的患者，放疗结束后出现脑损伤的可能性大，可在放疗后 2~3 年出现。因此，应定期复查，争取早期发现，为积极干预、治疗提供机会。

（林洁仪　陈秋燕）

关键词

手术　放疗　化疗

24. 鼻咽癌患者的治疗为何以放疗、化疗为主

很多人认为，不论出现何种肿瘤，只要通过手术将肿瘤全部切除，将“脏东西”从体内取出，就可“万事大吉”。真的是这样吗？随着医学的进步，这个观点已被证实是错误的。鼻咽癌就不是一种以手术为主来治疗的肿瘤。

专家说

为什么鼻咽癌的治疗主要通过放疗、化疗而非手术呢

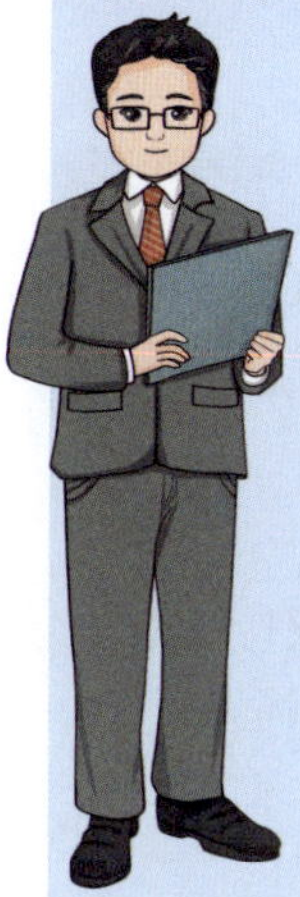

（1）鼻咽的解剖位置特殊：①位置深且空间狭小，鼻咽腔位于头颅深处，周围空间有限，手术操作极为困难，容易损伤周围的重要结构；②邻近重要结构，鼻咽腔周围有许多重要的血管（如颈内动脉）、神经（如三叉神经、视神经）等，这些结构在手术过程中极易受损，一旦损伤，修复极难，常导致严重的并发症。

（2）鼻咽癌的生物发展规律特殊：①早期淋巴转移，鼻咽癌具有早期沿着淋巴引流区转移的特点，而淋巴管广泛分布在肿瘤周围区域。这意味着即使原发肿瘤很小，也可能已经发生了淋巴结转移；②区域性发病，鼻咽癌的转移通常局限于特定的淋巴区域，较少出现跳跃转移或全身广泛转移。这些肿瘤发展的规律特点使得采用区域性治疗方法（如放疗）更加适合。

（3）放化疗的效果好且副作用小：①绝大多数鼻咽癌患者对放射线和化疗药物较敏感，这意味着放化疗可以比较有效地杀死或抑制肿瘤细胞；②随着放疗技术的不断进步（如调强适形放射治疗等），放疗的不良反应发生率也在持续下降，现代放疗技术能够更精确地定位肿瘤、更好地保护周围正常组织，减少放射性损伤；③目前，根据患者的分期个体化制订治疗方案，早期患者采用单纯放疗，中晚期患者采用放疗和化疗联合的综合治疗。随着调强放疗等精确放疗技术

的应用以及综合治疗的进展，鼻咽癌患者可以获得较高的治愈率。初治非转移性鼻咽癌患者的5年局部控制率已超过90%，生存率也可达到80%以上。

（4）手术也并非完全无用武之地：根据国际NCCN指南以及国内CSCO指南推荐，以下几类患者可选择手术。①早期复发性鼻咽癌；②晚期范围局限的复发性鼻咽癌；③区域淋巴结复发；④放疗后鼻咽颅底坏死。

因此，综合考虑鼻咽癌的解剖位置、生物学特性和放疗、化疗的疗效，初治鼻咽癌通常以放疗、化疗为主。医生会根据患者的具体情况，制订最适合的治疗方案。

（林洁仪　陈秋燕）

四

肺癌

25. 肺癌的“坏朋友”有哪些

关键词

危险因素 预防

肺癌并不是无缘无故找上门的，它身边总跟着一些“坏朋友”（危险因素），我们只有先认清它们，才能更好地远离风险，保护我们的肺。

专家说

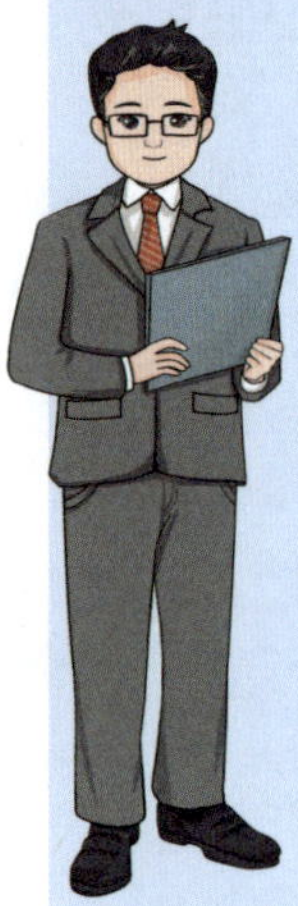

肺癌的发生与多种因素密切相关，这些“坏朋友”会增加罹患肺癌的风险，包括不良生活习惯、环境污染、职业暴露和遗传因素等。了解这些风险有助于更好地预防肺癌。

（1）吸烟：吸烟是导致肺癌的首要原因。香烟中含有 70 多种致癌物质（如苯并芘、亚硝胺等），这些物质会直接破坏肺部细胞 DNA，诱发癌变。二手烟同样危险，长期暴露于二手烟环境中，肺癌风险可增加 20%~30%。对于不吸烟者尤其是儿童，二手烟暴露尤为有害。

（2）空气污染

室外空气污染：细颗粒物（PM2.5）会进入肺部深处，长期吸入可能引发慢性炎症并增加癌变风险。

室内空气污染：长期接触煤烟、油烟（尤其在通风不良的厨房环境中），以及家装材料中释放的甲醛和苯等有害物质，也会增加患癌风险。

（3）职业暴露

石棉：建筑材料中的石棉纤维是公认的致癌物，长期吸入可导致肺癌或间皮瘤。

氡气：一种天然的具有放射性的气体，常见于地下矿井或地基，长期暴露会增加肺癌风险。

其他化学物质：如铬、镍、砷等工业毒物，特别是在矿业、冶金业或化工行业工作的人，风险更高。

（4）不良生活方式

不健康饮食：高脂肪、高盐饮食会降低身体抗癌能力，而新鲜蔬菜、水果的摄入不足可能使肺部细胞在面对外界损害时更脆弱。

缺乏运动：久坐不动会降低肺功能和免疫系统活力，增加患癌风险。

过量饮酒：虽然与肺癌的直接关系较弱，但饮酒会削弱身体对致癌物的代谢能力。

（5）慢性肺病：慢性阻塞性肺疾病（chronic obstructive pulmonary disease，COPD）、肺结核等慢性肺病可导致肺组织长期受损和炎症反应，为癌变提供温床。

（6）遗传因素：家族中有肺癌病史的人群，患病风险会显著增加。研究表明，某些基因突变（如 *EGFR* 基因）会导致肺癌易感性增加。虽然遗传本身无法改变，但通过健康生活方式和定期筛查可以降低风险。

（7）生活环境：居住在工业污染严重的地区或长期吸入汽车尾气，会显著增加肺癌风险。长期使用未经处理的煤或木柴作为燃料的人，肺癌风险也会更高。

肺癌的“坏朋友”多种多样，主动远离这些“坏朋友”，是保护肺部健康、预防肺癌的重要一步！

（郭　威）

26. 怎样用健康的生活方式“挡”住肺癌

其实想远离肺癌，并不难，只要坚持健康的生活方式，做好几件“小事”，就能大大降低患癌风险。

专家说

健康生活方式是预防肺癌的重要手段，通过改变行为和环境暴露，可显著降低肺癌风险。以下是一些有效的策略。

（1）戒烟并避免二手烟：吸烟是肺癌的首要诱因，无论是主动吸烟还是吸入二手烟都会增加患癌风险。

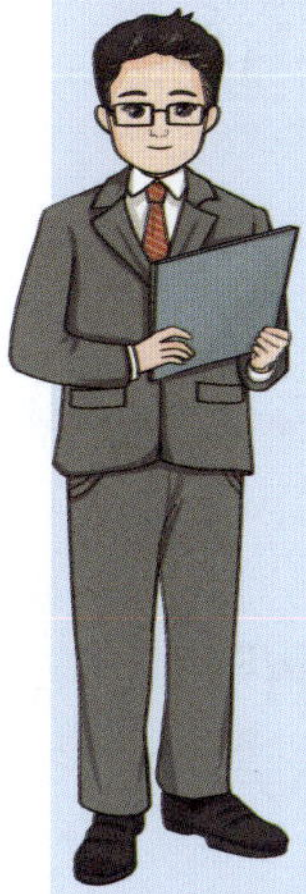

戒烟不仅能显著降低风险，还可改善心肺功能。对于二手烟暴露，应尽量远离吸烟场所，并在家庭和工作场所倡导无烟环境。

（2）保持室内外空气清新： 良好的空气质量是保护肺部健康的重要保障。避免长期暴露于空气污染物（如雾霾、尾气），在室内使用空气净化器。烹饪时应注意通风，减少油烟暴露，尤其是在使用高温煎炸的情况下。

（3）保持健康饮食： 饮食中的抗氧化剂和植物化学物质，有助于降低癌症风险。建议日常多摄入富含维生素 C、维生素 E 和胡萝卜素的食物，如柑橘类水果、绿叶蔬菜、胡萝卜等。同时，还应减少摄入腌制、熏制和过度加工食品，这些食物可能含有致癌物质。

（4）适度运动： 运动可通过改善肺功能、增强免疫力和控制体重来降低肺癌风险。建议每周至少进行 150 分钟中等强度运动，如快走、慢跑或骑自行车。选择自己喜欢的活动可提高长期坚持的可能性。

（5）保持健康体重： 肥胖与多种癌症的发生相关，通过健康饮食和规律运动维持适宜的体重，可以有效降低包括肺癌在内的多种癌症风险。

（6）减少职业和环境暴露： 如果从事高风险职业（如矿工、建筑工人），需要遵守职业健康规范，佩戴合适的防护装备，减少接触石棉、氡气等致癌物。家庭装修时，应选择环保材料，避免甲醛等挥发性有机化合物的危害。

（7）保持良好心理状态：长期压力可能会削弱免疫系统的功能，从而间接增加癌症风险。通过心理调适，如深呼吸、冥想或培养兴趣爱好，保持积极的心态，能够改善整体健康水平。

（8）定期体检：高危人群（如吸烟者、家族有肺癌病史者）应每年进行低剂量计算机体层摄影（低剂量 CT）筛查。早期发现、早期干预是预防疾病进一步发展的重要手段。

（9）注意肺部健康信号：关注身体发出的信号，如持续咳嗽、痰中带血、胸痛等症状。如发现异常，应及时就医，避免延误诊断。

肺癌的发生受多种因素影响，但通过科学的生活方式管理可以显著降低患病风险。坚持戒烟、健康饮食、规律运动、远离污染和保持心理健康，为肺部健康筑起坚实的屏障。肺癌并不可怕，健康的生活方式是我们最好的防御武器！

（郭　威）

27. 何时是检查肺癌的最佳时机

关键词

高危人群　肺癌筛查

很多人觉得自己没有出现不舒服就不用检查是否患上肺癌，其实这可能错过了最好的机会。到底何时进行检查最好呢？

专家说

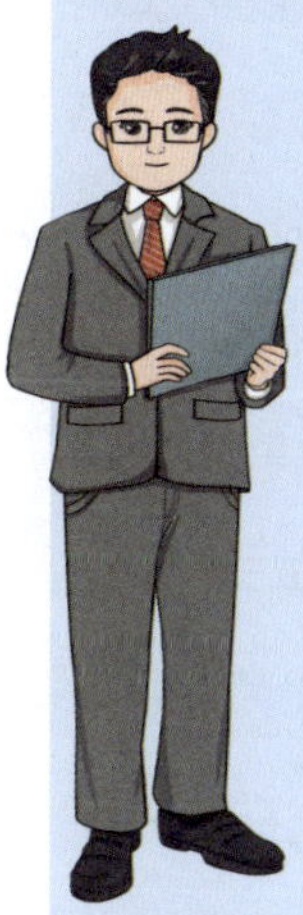

肺癌的早期发现对患者的治疗效果和生存率至关重要。最佳检查时机取决于个人的风险因素和症状表现。以下会从不同角度解析肺癌检查的适宜时机。

无症状高危人群的筛查时机

高危人群是肺癌筛查的重点对象，最佳筛查时间是出现症状之前。

（1）高危人群定义：①年龄在 50 岁以上；②吸烟史超过 20 包年（即每日吸 1 包持续 20 年或每日 2 包持续 10 年）；③长期接触职业致癌物质（如石棉、氡气等）；④有肺癌家族史。

（2）推荐筛查方式：每年进行低剂量计算机体层摄影（low-dose computed tomography，LDCT）筛查，这是目前国际公认的早期肺癌筛查手段，能发现 1cm 以下的微小病灶，进而显著降低肺癌死亡率。

有症状人群的检查时机

若出现以下肺癌早期症状，应立即就医检查。①持续咳嗽超过两周，特别是吸烟者；②痰中带血；③不明原因的胸痛、气短或声音嘶哑；④体重快速下降且无明显原因；⑤反复肺部感染或久治不愈的肺炎。这些症状并非肺癌特异性，但它们可能是疾病的“警报”，需要通过影像学检查和必要的辅助检查排除恶性病变。

特殊人群的筛查时机

（1）肺部慢性疾病患者：如患有慢性阻塞性肺疾病或有肺结核病史者，由于肺组织长期受损，肺癌风险会显著增加。建议自 50 岁起每年进行 1 次低剂量螺旋 CT 检查，或遵医嘱提前开始筛查。

（2）既往癌症患者：尤其是曾罹患胸部肿瘤（如肺癌、食管癌、乳腺癌等）并已治疗的患者，存在复发或继发肺癌的风险。建议按照个体化的随访方案，每 6 个月至 1 年进行肺部影像学检查，具体频率应由主治医生根据患者病史和风险评估确定。

（3）职业暴露高风险人群：如长期接触石棉、硅尘、铀尘及煤烟等有害物质的矿工、建筑工人、冶炼工人等。建议在累计暴露 10 年以上或年满 45 岁后开始进行筛查，每年进行 1 次低剂量螺旋 CT 检查。

肺癌检查的最佳时机在于高危人群定期筛查，以及有症状时及时就医。通过合理的筛查计划，可以大幅提高肺癌的早期诊断率，改善治疗效果。主动管理健康，才能有效防患于未然！

（郭　威）

28. 肺癌早期会有哪些“小信号”

关键词

早期症状 异常信号

肺癌早期表现出的一些“小毛病”，常被我们当成小问题而忽略，可这些“小毛病”背后可能藏着“大隐患”。

专家说

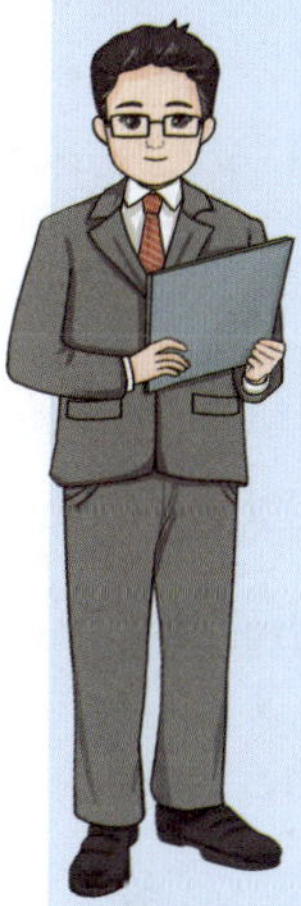

肺癌早期常表现为一些轻微但非特异性的“小信号”，这些症状容易被忽视或与其他疾病混淆。了解这些信号对于早期发现和及时干预肺癌至关重要。

（1）持续咳嗽：咳嗽是肺癌常见的早期表现之一，尤其是吸烟者和有慢性肺部疾病的高危人群。与普通咳嗽不同的是，肺癌引起的咳嗽通常持续时间较长，甚至在使用止咳药物后也无法缓解。如果咳嗽性质发生变化（如由干咳变为痰多、伴血丝痰），就需要引起重视。

（2）痰中带血：痰中带血或偶尔出现血丝是肺癌的重要警示信号之一，尤其在排除其他感染性疾病（如肺结核、支气管炎）后，更需要警惕。早期肺癌患者可能仅表现为轻微血痰，并无明显胸痛或其他症状。

（3）胸痛或不适：肺癌患者早期胸痛症状通常较轻，呈间歇性或隐隐作痛，且位置不固定。随着病灶扩展至胸膜或周围组织，疼痛可能逐渐加重。如果胸痛同时伴随咳嗽、气短等症状，需要尽快就医。

（4）声音嘶哑：声音嘶哑可能是肿瘤压迫喉返神经所致。尽管许多良性疾病（如感冒、声带炎）也会引起声音嘶哑，但如果症状持续超过两周且未改善，应进行检查以排除肺癌可能。

（5）呼吸困难或气促：肺癌肿块可能导致支气管部分阻塞，引起呼吸困难或气促。此类症状在早期可能不明显，但如果平地行走或轻微活动后就出现气促，需要高度重视。

（6）反复肺部感染：肺癌病灶位于气道时，可引起气道阻塞，导致局部通气不良，增加肺炎或支气管炎的风险。如果反复出现同一部位的感染或久治不愈，应警惕肺癌的可能。

（7）不明原因的体重下降：肺癌早期可能引起新陈代谢异常，导致患者体重快速下降。短期内（如数月内）体重无明显原因下降超过 5%，应排查恶性肿瘤的可能性。

（8）疲劳与乏力：癌症引起的慢性炎症和代谢改变，可能导致患者感到异常疲劳或乏力。这种疲劳往往无法通过休息缓解，应引起注意。

（9）其他不典型症状

肩部或背部疼痛：肿瘤位于肺顶部时可能压迫神经，引起患者肩背部不适。

吞咽困难：肿瘤压迫食管时可能引起吞咽困难。

杵状指（手指 / 足趾末端肥大）：长期低氧可能导致指甲变宽、变厚，这也是一种肺癌相关表现。

（10）高危人群更需要警惕：有吸烟史、肺癌家族史或长期接触职业致癌物质的人群，若出现上述“小信号”，风险更高。定期进行低剂量计算机体层摄影（低剂量 CT ）检查，可提高早期发现率。

肺癌患者早期症状通常不典型，但任何身体的异常信号都不应忽视。尤其是高危人群，应对这些“小信号”保持敏感，做到早发现、早诊断、早治疗，从而提高治愈率和生存质量。

（郭　威）

29. 肺癌筛查时有哪些常见的误区

你知道吗？肺癌筛查中很多所谓的常识其实都是错的，这些误区可能会害你错过最佳治疗时期。

关键词 肺癌筛查 误区

专家说

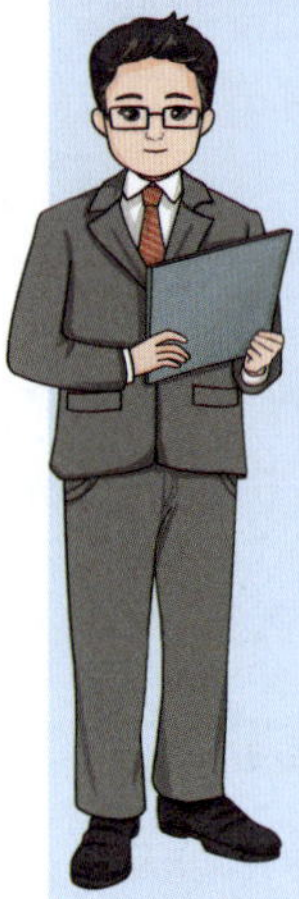

肺癌筛查是早期发现和降低死亡率的重要手段，但在实际过程中，公众对筛查的认知存在许多误区。这些误区可能导致筛查效果下降，甚至延误诊治。以下是肺癌筛查中常见的误区及科学解读。

误区一：没有症状就不需要筛查

许多人认为，只有在出现咳嗽、痰中带血或胸痛等症状时才需要进行筛查。然而，肺癌早期往往无明显症状，当出现典型症状时，可能已进入中晚期。

科学解读：高危人群（如年龄在 50 岁及以上、有吸烟史、家族史或长期接触职业致癌物）即使无症状，也应每年进行低剂量计算机体层摄影（LDCT）筛查，这是发现早期肺癌的关键。

误区二：胸片检查就足够

部分人误以为胸片可以替代 CT 进行肺癌筛查。

科学解读：研究表明，胸片对早期肺癌的发现率远低于 LDCT，因为胸片难以显示 1cm 以下的小病灶或隐藏在骨骼后方的病变。因此，胸片并不适合用于肺癌筛查。

误区三：筛查一次就够了

一些高危人群认为，只要筛查结果正常，就不需要再进行后续检查。

科学解读：肺癌的发生是一个长期过程，筛查的意义在于持续监测病变的发生和发展。对于高危人群，建议每年进行一次LDCT检查，以提高发现率。

误区四：筛查有辐射，会伤害身体

许多人担心LDCT的辐射会对健康造成损害，因此拒绝筛查。

科学解读：LDCT的辐射剂量仅为常规CT的1/10~1/5，远低于致癌剂量范围。对于高危人群来说，其获益远远大于辐射风险。

误区五：发现小结节就是肺癌

筛查中常有患者误将肺部小结节与肺癌等同，产生不必要的恐慌。

科学解读：大多数肺结节是良性的，如炎症性或瘢痕性结节。仅有一小部分结节（3%~5%）可能为恶性。医生会根据结节大小、形态、密度和增长情况决定随访或进一步检查。

误区六：没有吸烟史的人不需要筛查

很多人认为，只有吸烟者才需要筛查肺癌。

科学解读：虽然吸烟是肺癌的重要风险因素，但非吸烟者也可能患肺癌，尤其是长期暴露于二手烟、空气污染或职业致癌物的人群。因此，这类人群若符合其他高危条件，也应进行筛查。

误区七：筛查后发现问题等于得了肺癌

筛查发现肺部异常，部分患者会立即联想到自己已确诊为肺癌，从而感到焦虑、恐惧。

科学解读：筛查的目标是尽早发现病变，但确诊需经过进一步检查，如 CT 增强扫描、支气管镜检查或病理活检。因此，筛查发现异常并不等于患癌，应冷静对待并按医嘱进行后续检查。

误区八：年轻人不需要关注肺癌筛查

许多人认为肺癌是属于老年人的疾病，因而年轻人不需要进行筛查。

科学解读：虽然肺癌的发病率随着年龄增长而上升，但年轻人患癌的风险也不容忽视，尤其是有家族史或长期暴露于高风险环境的人。对于有明确高危因素的年轻人，筛查同样重要。

误区九：筛查无法降低肺癌死亡率

部分人对筛查效果存疑，认为即使早期发现病变，自己也可能无法彻底治愈。

科学解读：低剂量计算机体层摄影筛查已被证实可将肺癌患者死亡率降低 20%~30%，因为早期发现的肺癌患者 5 年生存率可高达 80%~90%。

了解肺癌筛查的误区有助于正确参与筛查和后续管理。定期科学筛查不仅能发现早期病变，还能帮助医生制订精准治疗方案，为患者健康保驾护航。

健康加油站

正确认识筛查的重要性

肺癌筛查的核心目标是通过低剂量计算机体层摄影发现早期病变，减少晚期肺癌的发生，提高患者生存率。公众须理性看待筛查结果，与医生保持沟通，制订科学的筛查和随访计划。

（郭　威）

关键词

筛查　随访

30. 如何配合医生“搞定”肺癌筛查和随访

肺癌筛查可不是做完一次检查就完事了，要如何配合医生，才能把筛查和随访做得更有效呢？

专家说

肺癌筛查和随访是预防和管理肺癌的重要环节，与医生的密切合作至关重要。从初次筛查到长期随访，患者与医生之间需要建立信任、积极沟通，共同制订科学的筛查与管理计划。以下是实现这一目标的关键步骤。

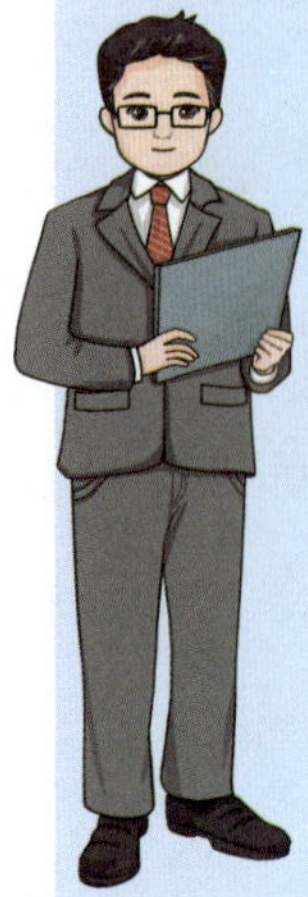

（1）明确筛查的必要性：肺癌筛查的核心目标是发现早期病变，降低患者死亡率，尤其是高危人群（如吸烟者、长期接触职业致癌物者、有肺癌家族史者）。

（2）和医生讲述个人情况：在就诊时，主动与医生讨论个人病史、生活习惯和家族史，了解自己是否属于高危人群。

（3）选择合适的筛查工具：目前推荐的筛查手段是低剂量计算机体层摄影，其对早期肺癌的发现率显著高于传统胸片。

（4）理解筛查结果：筛查后，医生会提供详细的结果解读，常见结果包括以下几种。

正常：没有发现异常，不代表“永久健康”，高危人群仍需要按计划复查。

良性病变：如炎症性结节或纤维化，不需要特殊处理，只需要定期随访。

可疑病变：需要进一步检查，如 CT 增强扫描、支气管镜检查或组织活检。

明确病变：确诊肺癌后，医生会根据病情制订治疗计划，通常涉及多学科诊疗（multi-disciplinary team，MDT）合作。

患者需要避免过度焦虑，多与医生讨论，理解下一步的必要性。

（5）遵照个性化随访计划：随访是筛查的重要延续，高危人群和筛查发现肺部结节的患者需要根据医生建议制订随访频率。

良性结节：通常 3 个月、6 个月或每年复查 1 次，以观察结节变化。

高危结节：可能需要更频繁的复查或进一步检查，以明确病灶的性质。

确诊病例：术后或治疗后患者需按计划定期复查，包括影像学检查和血液检查，监测复发或转移风险。

（6）与医生建立良好沟通：积极与医生沟通，提出疑问并记录建议。以下几点可以帮助患者更好地参与管理。

提前准备问题：在就诊前列出疑问，方便与医生高效交流。

了解筛查和治疗选择：询问每项检查的目的和风险，了解替代方案。

跟进检查和复查结果：定期回访，确保所有检查和治疗按计划进行。

（7）配合医生制订健康管理策略：肺癌筛查不仅仅是检查，更是一次健康管理机会。医生会建议患者在随访期间采取以下措施。

戒烟：减少主要致癌因素。

改善生活方式：包括饮食健康、规律运动和保持心理健康。

注意症状变化：如咳嗽加重、痰中带血或胸痛等，需要及时告知医生。

（8）避免常见误区：在筛查和随访中，患者常有一些错误认知。

结果正常就不复查：高危人群须定期筛查，以防肺癌可能在后期出现。

随访是医生的事：患者应主动了解随访计划并积极配合。

自己能判断风险：医生的专业判断比患者的主观感觉更可靠。

（9）借助多学科诊疗管理：肺癌筛查和随访涉及多个领域，包括影像科、呼吸科、肿瘤科和胸外科。通过多学科诊疗协作，患者可获得更全面的诊疗建议和个性化随访计划。

肺癌筛查和随访是一个长期的健康管理过程，需要患者和医生共同努力。通过明确筛查必要性、理解结果、遵照随访计划，以及积极与医生沟通，可以提高肺癌早期发现率，改善预后结果。科学管理、主动参与，是“搞定”肺癌筛查和随访的关键！

（郭　威）

31. 肺癌患者在**康复**过程中，应养成哪些**生活习惯**

关键词：康复 生活习惯

接受治疗后，很多肺癌患者最关心的问题就是怎样才能恢复得更快、更好。

专家说

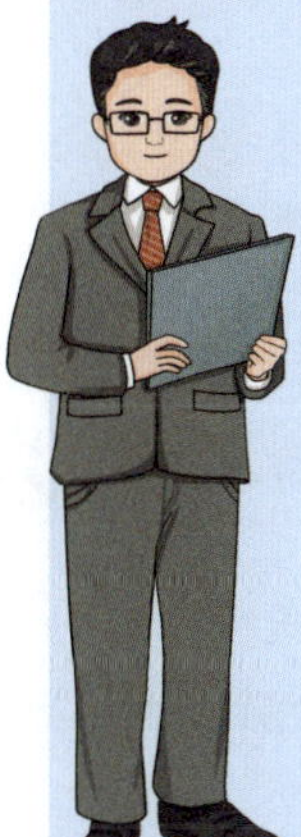

肺癌患者的康复是一个长期的过程，包括身体恢复、心理调适和生活方式的全面改善。良好的生活习惯在康复中扮演着关键角色，可以提高患者的生活质量，降低复发风险，帮助患者更好地重回正常生活。以下是肺癌患者在康复过程中应养成的生活习惯。

均衡饮食，促进身体恢复

（1）**高蛋白饮食：**肺癌治疗后，患者通常需要修复受损组织。蛋白质是细胞修复的重要组成部分，建议多吃瘦肉、鱼类、鸡蛋及豆类等高蛋白食物。

（2）**多吃蔬果：**富含维生素和抗氧化剂的食物（如绿叶蔬菜、柑橘类水果、浆果）有助于增强免疫力。

（3）**少油少盐：**避免高脂、高盐饮食，以减轻身体负担。

（4）少食多餐：对于食欲不佳或容易疲劳的患者，建议少量多餐，以满足营养需求。

坚持适度运动，增强体能

（1）恢复体力：适当的运动可以改善患者的心肺功能，缓解治疗后可能出现的疲劳和虚弱。

（2）推荐运动类型：步行、瑜伽、太极等低强度运动适合大部分康复期患者。随着患者身体恢复，可以逐渐增加运动强度，如快走或游泳。

（3）运动频率：每周 3~5 次，每次 30 分钟左右，具体方案需要根据患者体能状况由医生或康复师指导。

戒烟戒酒，保护肺部健康

（1）戒烟：无论是治疗前还是治疗后，吸烟都会对肺部造成损伤，并增加癌症复发的风险。患者在康复过程中，戒烟是最基本且必要的生活习惯。

（2）戒酒：酒精可能会干扰身体的恢复，建议患者减少甚至完全避免饮酒。

规律作息，避免过度劳累

（1）保证睡眠质量：治疗后，患者常感疲劳，优质睡眠是恢复体力的重要途径。建议每天保持 7~9 小时的睡眠，睡前避免使用电子设备。

（2）避免熬夜：规律作息有助于患者免疫系统的修复和增强。

保持心理健康，调节情绪

（1）应对焦虑和抑郁：肺癌患者常会经历情绪波动，适当的心理疏导和支持至关重要。可以通过冥想、深呼吸等放松练习缓解压力，必要时寻求心理医生的帮助。

（2）与家人朋友沟通：建立良好的支持系统，与家人、朋友交流心情，避免孤独感。

定期复查，积极配合随访

（1）按时复诊：治疗后，患者需要根据医生建议进行定期复查，以监测身体恢复情况并及时发现潜在问题。

（2）记录健康状况：患者应将日常症状和身体变化记录下来，在复诊时向医生详细描述，有助于精准评估。

预防感染，增强免疫力

（1）注意卫生：保持手部清洁，避免接触感染源，尤其是在人群密集的地方。

（2）接种疫苗：医生可能会建议患者接种流感疫苗或肺炎疫苗，以降低感染风险。

（3）提高免疫力：通过健康饮食、适度运动和规律作息，增强身体对疾病的抵抗能力。

了解肺癌知识，主动参与康复管理

（1）学习疾病知识：了解肺癌及其治疗相关的信息，有助于患者更好地配合治疗和康复。

（2）与医生保持沟通：及时报告身体的不适和变化，获取专业建议。

肺癌患者的康复是一个综合管理的过程，生活习惯的改善在其中占据重要地位。健康饮食、适度运动、戒烟戒酒、规律作息及心理调适，都能显著提高患者的康复质量。通过与医生密切合作，主动参与康复管理，患者可以实现身体与心理的全面恢复，提升生活质量，迈向健康的未来。

（郭　威）

32. 如何应对术后或治疗后常见的**不良反应**

手术或治疗后患者难免会出现一些不适症状，不用害怕，只要提前了解这些不良反应并掌握应对方法，就能缓解一些不适感。

专家说

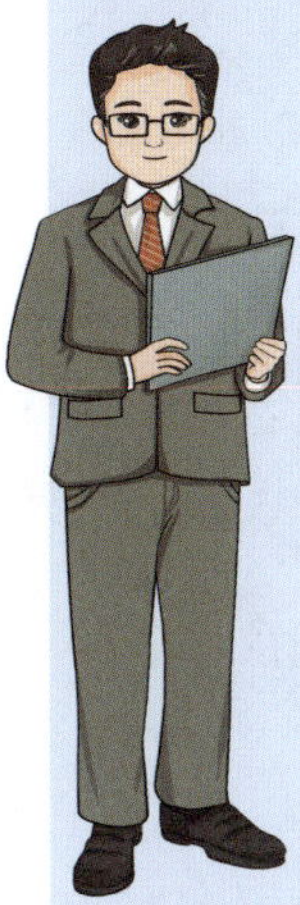

肺癌的手术、化疗、放疗和靶向治疗等手段可以有效控制患者病情，但也会引起一些不良反应。正确认识这些不良反应并采取科学的应对措施，不仅能减轻患者的不适症状，还能提高康复质量。以下是常见的不良反应及应对方法。

（1）疲劳：治疗后，患者可能感到精力不足、乏力，特别是在放疗和化疗期间。应对措施包括以下几方面。

合理休息：保证充足睡眠，每天午间小憩 30 分钟至 1 小时。

适度运动：轻松的活动如散步或瑜伽可以改善体力和情绪。

饮食支持：摄入富含蛋白质和复合碳水化合物的食物，补充能量。

调整作息：建立规律的日常生活，避免过度劳累。

（2）恶心和呕吐：化疗常导致恶心呕吐，放疗也可能引发类似反应。应对措施包括以下几方面。

药物控制：在医生指导下使用止吐药（如昂丹司琼）。

饮食调整：少量多餐，选择易消化的食物（如米粥、汤面）；避免食用辛辣、油腻和刺激性食品。

关键词

治疗　不良反应　生活质量

心理调节：通过深呼吸或冥想缓解恶心感；必要时应咨询医生是否需要更换化疗药物或调整剂量。

（3）食欲减退：治疗过程中，患者可能因胃肠不适、口腔溃疡或药物不良反应出现食欲减退。应对措施包括以下几方面。

调整饮食结构：选择高热量、高蛋白的小份餐食，如奶昔、果仁、蒸蛋等。

改善口感：尝试加入酸味或口感清爽的调味料，增加食物的吸引力。

饮用营养补充品：根据医生建议，适量补充营养饮料或蛋白粉。

（4）疼痛：手术后或晚期患者可能经历胸部疼痛或骨骼疼痛。应对措施包括以下几方面。

药物管理：按医嘱服用镇痛药，轻度疼痛可用对乙酰氨基酚或布洛芬，严重者需要使用阿片类药物。

非药物疗法：热敷、按摩或理疗，可以缓解局部疼痛。

心理支持：放松练习或与心理医生交流，可减轻因疼痛引发的焦虑。

（5）呼吸困难：当患者肺功能受损或治疗后出现的肺部炎症，可能出现气短或呼吸困难。应对措施包括以下几方面。

呼吸锻炼：进行深呼吸练习或吹气球训练，有助于改善肺功能。

环境管理：保持室内空气清新，避免接触烟雾和刺激性气体。

吸氧治疗：严重气短者可在医生建议下使用便携式氧气机。

（6）免疫力下降和感染风险增加：化疗或放疗后，白细胞减少会使患者更易感染。应对措施包括以下几方面。

注意卫生：勤洗手，避免去人群密集场所。

饮食安全：选择熟食，避免生食或不干净的食物。

及时接种疫苗：如流感疫苗或肺炎疫苗，减少感染风险。

药物支持：必要时使用升白细胞药物，如粒细胞刺激因子。

（7）皮肤问题：放疗可能引起患者局部皮肤干燥，出现红斑或瘙痒。应对措施包括以下几方面。

护理皮肤：使用温和的保湿剂，避免使用刺激性化妆品。

防晒保护：外出时涂抹防晒霜，避免强烈阳光照射。

穿着舒适：选择宽松的棉质衣物，减少摩擦刺激。

（8）心理压力：治疗过程中，患者可能感到焦虑、抑郁或恐惧。应对措施包括以下几方面。

心理疏导：寻求心理医生或康复团队的帮助。

支持系统：与家人、朋友或病友沟通，获得情感支持。

兴趣活动：培养爱好或参与轻松的活动转移注意力。

术后或治疗后的不良反应是肺癌患者在康复过程中的挑战，但通过科学的应对措施和与医生的紧密配合，大多数不良反应可以得到有效缓解。患者应主动了解自身状况，及时反馈问题，与医疗团队合作制订个性化的康复方案，从而提高生活质量并加速恢复。

（郭 威）

33. 肺癌患者康复期间如何进行**心理调适**

生病后心情不好很正常，患者只要用对方法，心理状态完全可以调整回来，让康复更顺利。

专家说

肺癌的诊断和治疗过程不仅对身体造成影响，也会对患者心理带来巨大冲击。在康复期间，许多患者可能经历焦虑、抑郁、恐惧和孤独感等情绪问题。科学的心理调适对提高康复效果和生活质量至关重要。以下是心理调适的关键方法。

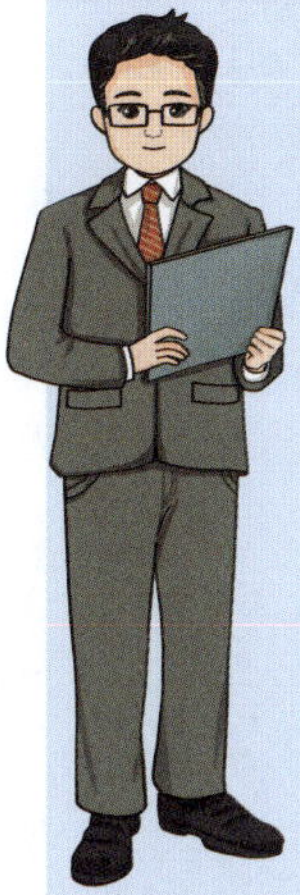

（1）正视情绪反应：理解情绪反应是正常的心理反应，不必为负面情绪感到自责。与心理医生或支持团队沟通有助于更好地管理这些情绪。

（2）寻求专业心理支持

心理咨询：专业心理医生可以通过认知行为疗法（cognitive behavioral therapy，CBT）帮助患者调整不良情绪，改善对疾病的态度。

支持性团体：可加入病友群或康复支持组织，与其他肺癌患者交流经验，获得理解与共鸣。

药物治疗：在严重抑郁或焦虑情况下，医生可能建议短期使用抗抑郁药或抗焦虑药。

（3）与家人和朋友保持沟通

表达感受：坦率地向家人和朋友分享自己的情绪和需求，让他们了解如何提供帮助。

接受支持：避免将自己封闭起来，主动接受家人和朋友的关心和帮助，重建社会联系。

共同参与活动：参与轻松的家庭活动或与朋友见面，有助于恢复日常生活的乐趣。

（4）培养积极的生活态度

设定现实目标：制订可行的小目标，如坚持完成每日散步或准备一顿健康的餐食，逐步重拾信心。

关注当下：避免过度担忧未来，学会专注于眼前的生活，例如通过冥想、深呼吸或正念练习来放松心情。

庆祝小成就：无论是体力的恢复还是情绪的改善，都值得庆祝，让自己感受到康复的进步。

（5）寻找兴趣爱好，转移注意力

学习新技能：尝试绘画、种植、手工艺等活动，有助于减轻焦虑并丰富生活。

参与适合的活动：如瑜伽、太极、慢跑等，既能改善体力，又有助于缓解心理压力。

与自然接触：多到户外活动，如公园散步、观赏自然景观，能够提升情绪。

（6）接受疾病，不放弃希望

正向思考：尽量将疾病视为生命中的一个挑战，而不是无法跨越的障碍。

学习疾病知识：了解肺癌的治疗与康复过程，掌握更多信息能减少对未知的恐惧。

参与决策：主动参与治疗和康复方案的制订，提高对康复的掌控感和信心。

（7）避免陷入常见心理误区

过于自责：疾病的发生往往是多因素共同作用的结果，患者不应过分责备自己。

回避问题：否认疾病或逃避治疗可能会延误康复，正视问题是第一步。

孤立自己：避免因羞于表达而远离支持系统，家人和朋友的关怀对康复十分重要。

（8）重建对生活的信心：康复期间，可以通过以下方法逐渐恢复对生活的热情和信心。①回顾自己战胜治疗困难的经历，增强自我肯定；②通过小的成功体验，增强对未来的希望；③将注意力放在可以控制的事物上，例如健康的生活方式和规律的作息。

肺癌患者在康复期间的心理调适是身体康复的重要组成部分。通过正视情绪、寻求支持、培养积极态度、发展兴趣爱好和避免心理误区，患者可以更好地应对心理挑战。与医生、心理专家和家人的紧密合作，将为康复之路提供有力支撑，使患者更有信心地迎接未来的生活。

（郭　威）

34. 在肺癌患者康复过程中家属如何给予支持

家庭成员患肺癌，作为家属的你，在患者康复中发挥的作用可能要比你想象的重要得多。

关键词

情感支持 协调管理 心理关怀

专家说

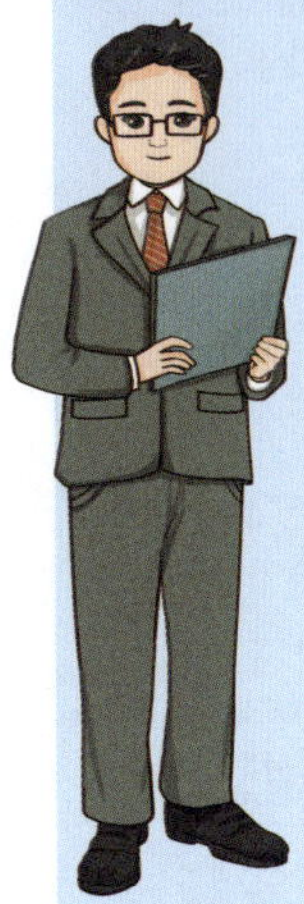

家属在肺癌患者的康复过程中扮演着不可或缺的角色。他们不仅是患者最重要的情感支柱，还能通过日常生活和心理支持，帮助患者更好地恢复身心健康。以下是家属可以提供患者支持的关键方法。

（1）提供情感支持

倾听患者心声：耐心倾听患者的感受，理解他们的焦虑、恐惧或悲伤，让患者知道他们并不孤单。

表达关怀：用语言和行动表达爱与关怀，例如通过鼓励的话语、温暖的拥抱，或陪伴他们完成小目标。

耐心面对患者的情绪波动：治疗期间患者可能情绪不稳定，家属应以包容的态度应对，不轻易责备或反驳。

（2）协助管理日常生活

保证患者健康饮食：帮助患者准备富含营养的餐食，根据医生建议设计平衡膳食，确保蛋白质、维生素和抗氧化剂的摄入。

鼓励患者适度运动：与患者一起进行适合的锻炼活动，如散步或瑜伽，有助于促进身体恢复。

维持患者规律作息：帮助患者建立健康的作息时间表，避免过度劳累或熬夜。

（3）支持心理健康

鼓励患者表达情绪：鼓励患者说出内心的想法，而不是把情绪压抑在心里。

转移患者注意力：与患者一起参加他们感兴趣的活动，如看电影、听音乐或学习新技能，以分散注意力。

识别患者心理问题：如果发现患者有严重的抑郁或焦虑症状，应及时寻求专业心理医生的帮助。

（4）参与治疗与康复计划

陪同就医：陪伴患者进行复查或随访，记录医生的建议，并协助患者执行治疗计划。

关注治疗副作用：及时关注患者的身体变化，如疼痛、疲劳或食欲减退，并将这些信息反馈给医生，确保及时处理。

学习疾病相关知识：了解肺癌相关的知识，包括治疗方式、康复注意事项和可能的心理反应，帮助患者做出科学决策。

（5）帮助构建支持网络

引导患者加入支持群体：鼓励患者参与病友群或康复组织，与其他患者交流经验，减少孤独感。

协调社会资源：帮助患者联系医疗、心理支持和社区康复资源，为他们提供更多的帮助。

（6）避免施加压力

不过度“控制”患者：给患者一定的自主空间，不要因为担心而对患者的生活进行过度干预。

避免患者强行乐观：不要强迫患者表现积极，而是根据他们的实际情绪需求，提供适当的支持。

（7）关注自身健康

保持身心健康：家属长期处于高压状态，同时可能影响自己的身体和心理健康。通过适度运动、充足睡眠和健康饮食来照顾好自己，才能更好地支持患者。

寻求支持：家属也可以向心理咨询师倾诉压力，学习如何更好地应对患者康复期间的挑战。

（8）营造积极的家庭氛围

保持家庭的稳定性：尽量维持家庭的日常活动和正常氛围，让患者感受到家的温暖与安全感。

共同设立目标：和患者一起制订小目标，例如恢复某项活动或计划短途旅行，用实际行动增强信心。

庆祝进步：即使是微小的康复进步，也可以和患者一起庆祝，以增强他们的自信和希望。

家属在肺癌患者康复过程中起着桥梁和支撑的作用。通过提供情感支持、协助日常管理、关注心理健康、参与治疗计划，以及保持自身健康，家属能够帮助患者更积极地面对康复挑战。家属与患者的携手合作，不仅能提高康复效果，还能使整个家庭更紧密地团结在一起，共同迎接健康的未来。

（郭　威）

五

肝癌

35. 为什么肝癌患者中男性**远多于**女性

关键词
发病率 激素水平 黄曲霉素

肝癌是我国高发的恶性肿瘤，通过临床统计发现，男性的患病率远远高于女性，这到底是什么原因呢？

专家说

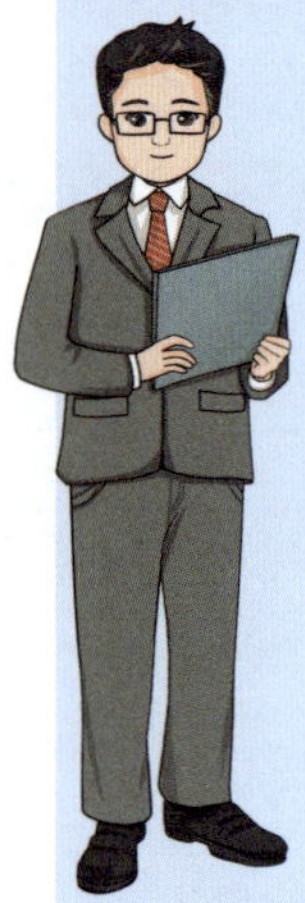

肝癌的发生与多种因素相关。以我国为例，根据相关统计数据，男性肝癌的发病率为女性的 2~4 倍。

首先，生物学差异对肝癌的发生有着显著影响。男性与女性在解剖结构、生理功能和激素水平上存在明显区别。雄激素如睾酮可能对肝细胞不利，而女性的雌激素则具有一定的保护作用。近期研究还表明，女性体内脂联素水平较高，能够有效阻止肝细胞癌变。

其次，与男性较高的饮酒率、吸烟率，以及暴露在其他致癌因素中的概率较高有关。比如，男性由于社交应酬等原因，饮酒量较大，长期大量饮酒会严重损害肝脏功能，增加肝癌的风险。同时，吸烟也是肝癌的重要风险因素，男性吸烟率远高于女性，这也是导致男性肝癌发病率较高的原因之一。

然而，这并不意味着肝癌只会在男性中遗传或发病。肝癌的遗传倾向主要与家族性肝病、肝癌家族史等相关。曾经有一个家族，祖辈中有多人患有肝癌，其中既有男性也有女性。到了父辈这一代，男性和女性同样面临着较高的发病风险。家族中有肝癌患者，无论男女，其他成员的发病风险都会增加。肝炎病毒感染，尤其是乙型肝炎病毒和丙型肝炎病毒感染，是肝癌发生的重要诱因。这些病毒的传播途径包括垂直传播，并不因性别而有所区别。

此外，病毒感染的差异也是重要原因之一。慢性乙型肝炎和丙型肝炎病毒（简称“丙肝病毒”）感染是肝癌的主要危险因素，男性感染这些病毒的概率高于女性，且病情往往更为严重。最后，医疗保健和筛查方面的差异也影响了发病率。男性的健康意识相对较弱，不如女性愿意接受常规检查，因此可能错过早期诊断和治疗的机会。综上所述，男性患肝癌人数多于女性的原因是多方面的。预防的关键在于提高健康意识，改善生活方式，定期体检。男性尤其需要戒烟限酒、健康饮食、避免职业暴露，并及时治疗病毒感染。这样才能有效降低肝癌的发病率和死亡率。

健康术语

垂直传播

指在围生期病原体通过胎盘、产道或哺乳由亲代传给子代的方式。

医者仁心

吴孟超是中国肝胆外科之父，中国科学院院士。吴老生前对患者关怀备至，冬天查房时，他总是先把手搓热了才开始给患者检查。做完检查之后，总会顺手为患者拉好衣服、掖好被角，并会把鞋子放在患者最方便穿脱的位置。医术高超的他，切除肝脏肿瘤的手术费、治疗费等却远低于全国平均水平。他总会想方设法减轻患者的经济负担，千方百计为患者“省钱”。每次手术缝合，他都是用手用线。他说：“我们要多用脑和手为患者服务，器械用一次，‘咔嚓’一声1 000多块，我吴孟超用手缝线，分文不要。”

（谢　峰　黄　恩）

36. 哪些男性需要定期进行肝癌筛查

在肝癌患者中，男性比例远高于女性，正因如此，搞清楚哪些男性需要格外留意，定期进行肝癌筛查，就成了守护健康的关键一步。具体来说，哪些男性需要定期进行肝癌筛查呢？

专家说

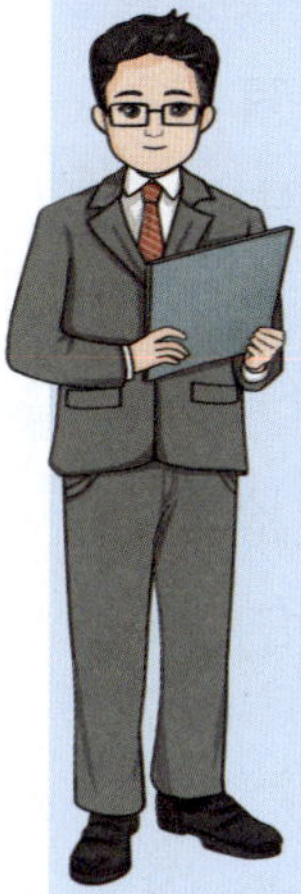

以下几类男性群体尤其需要进行肝癌筛查。

（1）**肝硬化患者：**肝硬化意味着肝脏长期受损，这类患者肝癌发病风险较高，应每 6 个月筛查 1 次。长期酗酒和慢性病毒性肝炎也是导致肝硬化的常见因素，因此，有这些病史的男性也应重视筛查。

（2）**感染乙型肝炎病毒或丙型肝炎病毒的男性：**乙型肝炎病毒或丙型肝炎病毒感染，如未得到有效控制，可能逐渐发展为肝硬化乃至肝癌，这类男性建议每年至少进行两次肝癌筛查。

（3）**长期大量饮酒的男性：**长期大量饮酒的男性同样面临较高风险。酒精会损害肝细胞，增加肝癌发生概率。这类人群应减少饮酒并定期进行肝脏检查。

（4）**存在其他高危因素的男性：**包括长期接触化学致癌物、生活在污染地区、长期吸烟、摄入过多亚硝酸盐食物或食用发霉食物的人群，也需要每年至少进行 1 次肝癌筛查。

筛查方法包括血清甲胎蛋白检测和肝脏超声检查，有助于早期发现癌变。高危人群应提高警惕，定期进行筛查，以便早发现、早治疗，提高治愈率。

关键词

肝癌筛查　甲胎蛋白　超声检查

健康加油站

关于甲胎蛋白的那些事

甲胎蛋白是一种糖蛋白，主要由胎儿肝细胞及卵黄囊合成。甲胎蛋白在胎儿血液循环中具有较高的浓度，出生后则开始下降，故在成人血清中含量极低。甲胎蛋白具有很多重要的生理功能，包括运输功能、作为生长调节因子的双向调节功能、免疫抑制、T 细胞诱导凋亡等。血中甲胎蛋白浓度检测对诊断肝细胞癌及滋养细胞恶性肿瘤等有重要的临床价值。

（谢 峰 黄 恩）

37. 食用霉变食物与肝癌有关系吗

前面我们提到，长期食用发霉食物的男性需要定期做肝癌筛查。这就让人忍不住想问，平常生活中偶尔吃到一些发霉的东西，真的会因此和肝癌扯上关系吗？

专家说

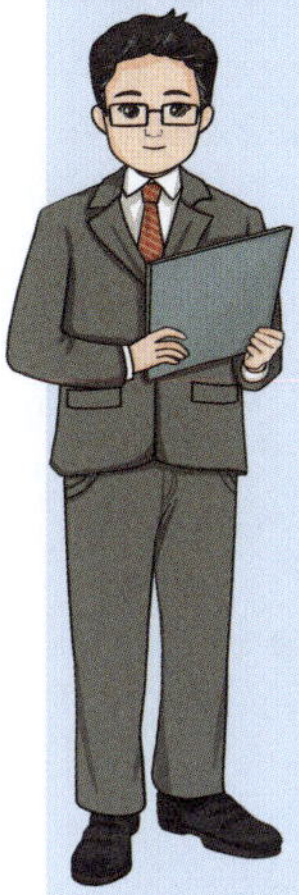

在我国部分乡村地区，肝癌的发生可能与当地居民的某些生活习惯密切相关。比如，一些居民为了节省开支，习惯将局部发霉的食物切除霉变部分后，继续食用剩余看似完好的部分。殊不知，这一习惯很可能是导致肝癌发生的重要诱因。

事实上，霉变食品，尤其是淀粉含量高的食物（如米饭、馒头、豆类和坚果等），一旦发霉便容易滋生黄曲霉素。黄曲霉素是目前发现的最强生物致癌物之一，其毒性相当于砒霜的 68 倍。当人体长期摄入被黄曲霉素污染的食物后，这些毒素会在体内积累，逐渐损害肝脏细胞，最终可能诱发肝癌。

日常生活中，我们一定要警惕霉变食品的危害。首先，要避免大量囤积食物，尽量在食物保质期内食用完毕。其次，储存食物时应选择密闭、干燥的容器，并置于阴凉处。一旦发现食物霉变，最好立即全部丢弃，切不可心存侥幸，仅切除霉变部分后继续食用。因为发霉的水果中，黄曲霉素早已扩散，即便去掉腐烂部分，也不能保证剩余部分的安全。

除了食用霉变、腌熏、油炸食物外，长期饮酒也是引发肝癌的重要因素。腌熏食品（如腌熏鱼肉等）含有亚硝酸盐和防腐剂等化学物质，长期食用不仅损伤肝脏，还可能导致胃癌、食管癌等恶性肿瘤。高温油炸食品则含有丙烯酰胺、多环芳烃等致癌物质，长期摄入同样会加大肝癌的发生风险。酒精的主要成分乙醇在代谢过程中会产生大量炎性物质和氧化物，对肝脏造成不可逆转的损伤，最终可能导致肝癌。

关键词

黄曲霉素　亚硝酸盐　防腐剂

综上所述，食用霉变食品与肝癌之间确实存在密切关联。为了保障自身健康，我们必须高度重视饮食安全，远离霉变食品，养成健康的饮食习惯。

（谢 峰 黄 恩）

关键词

介入治疗 靶向治疗 局部消融术

38. 肝癌患者都要进行手术治疗吗

肝癌的治疗并非仅有手术一条路径。对于不同病情的患者，治疗方案需因人而异。早期肝癌手术切除可能是优选，但对于晚期、身体不耐受或存在转移的患者，靶向治疗、免疫治疗、介入治疗等手段同样扮演着重要角色。

专家说

肝癌患者是否需要进行手术治疗，这取决于多个因素，包括肿瘤的大小、位置、是否扩散，以及患者的整体健康状况等。手术治疗通常是肝癌治疗的首选方法，特别是对于早期肝癌。然而，对于中晚期肝癌或身体状况不适合手术的患者，可能还需要考虑其他治疗方法，如介入治疗、微创治疗、靶向治疗及中医、中药治疗等。

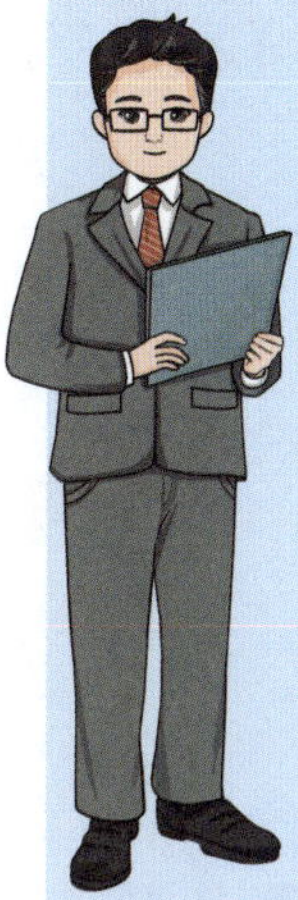

（1）手术治疗：手术切除是肝癌治疗的首选方法，适用于患者一般情况较好，无心、肺等重要脏器功能病变，肝功能代偿良好，肝外无广泛转移性肿瘤。对于因瘤体较大无法行一期手术治疗的肝癌，可经肝动脉插管化疗或肝动脉栓塞等方法，使肿瘤缩小后再行二期手术治疗。对于肝硬化严重不能切除的小肝癌，如单个肿瘤大小在 2~5cm 或多个肿瘤之和小于 3cm 者，可行肝移植，患者也有望获得长期生存。

（2）介入治疗：经肝动脉灌注化疗药物是目前治疗肝癌的重要方法，适用于不能手术切除的中晚期肝癌患者。主要应用对象为不能切除的中晚期肝癌，而肝功能正常者。

（3）化学治疗：肝癌细胞对传统的细胞毒化疗药物不敏感。无论是单药还是联合化疗，有效率少有超过 20% 者。目前，细胞毒性药物主要用于局部灌注化疗。

（4）靶向治疗：近年来，靶向药物用于肝癌治疗的报道颇多，其中多靶点信号转导抑制剂索拉非尼是第一个经过大规模临床试验证明可提高肝癌患者总生存率的药物。

（5）局部消融术：以射频或微波消融及无水酒精注射最常见，适用于直径不到 5cm 的单发病灶或直径不到 3cm 且结节数不到 3 个的多发病灶伴肝硬化而不能手术治疗的患者。

（6）放射治疗：适用于晚期患者缓解症状或延缓病情进展。

总之，肝癌患者并不一定都要开刀，医生会根据患者的病情进行评估，制订个体化的治疗方案。

（谢　峰　黄　恩）

关键词：靶向治疗　免疫治疗　联合治疗

39. 靶向治疗、免疫治疗对肝癌有联合效应吗

在肝癌治疗领域，靶向治疗与免疫治疗的联合应用正展现出协同潜力，为提升肝癌治疗响应率、延长患者生存期带来了新的希望。

专家说

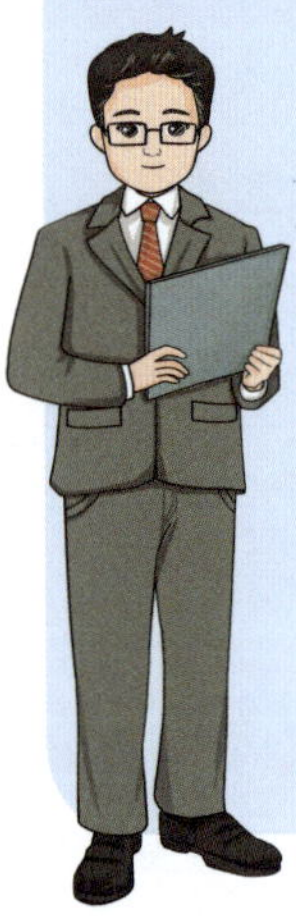

肝癌，作为全球常见的恶性肿瘤之一，因其高发病率和高死亡率，一直是医学界关注的焦点。传统的治疗手段（如手术、放疗和化疗）虽有一定疗效，但往往伴随着较大的副作用。近年来，随着分子生物学和基因技术的飞速发展，靶向治疗逐渐成为肝癌治疗的新方向，为患者带来了新的希望。所谓靶向治疗，简单来说，就是像“精确制导导弹”一样，针对肿瘤特定的基因或蛋白质进行精准打击。与传统治疗手段相比，靶向治疗具有副作用小、疗效显著的特点。肝癌

的靶向治疗主要基于肿瘤细胞的特定基因突变或异常信号通路，通过设计特定的药物来阻断这些通路，从而抑制肿瘤生长。目前，肝癌靶向治疗中最常见的药物类型是酪氨酸激酶抑制剂。这类药物通过抑制肿瘤细胞表面的酪氨酸激酶受体，阻断其信号传导，从而抑制肿瘤细胞的增殖和转移。例如，索拉非尼和仑伐替尼是已被广泛用于临床的靶向药物。索拉非尼作为首个被批准用于肝癌治疗的靶向药物，能够显著延长晚期肝癌患者的生存期。仑伐替尼则在某些研究中显示出比索拉非尼更好的疗效，特别是在控制肿瘤生长方面。除了酪氨酸激酶抑制剂，还有一些新兴的靶向药物，如免疫检查点抑制剂。免疫疗法通过激活患者自身的免疫系统来对抗肿瘤，展示了广阔的应用前景。PD-1 抑制剂和细胞毒性 T 淋巴细胞相关抗原 4（CTLA-4）抑制剂等药物已在多种癌症中显示出显著疗效，并在肝癌的临床试验中取得了积极进展。这些药物通过解除肿瘤细胞对免疫系统的抑制，使患者的免疫细胞能够重新识别并杀死肿瘤细胞。尽管靶向治疗在肝癌治疗中取得了诸多突破，但仍面临一些挑战。例如，肿瘤的异质性和耐药性使得部分患者在接受靶向治疗后会出现病情进展。因此，未来的研究需要进一步探索如何联合使用多种靶向药物，或将靶向治疗与其他治疗方法（如免疫疗法、介入治疗等）结合，以提高疗效和克服耐药性。肝癌靶向免疫联合治疗能起到“1+1>2”的效果，为肝癌患者带来了新的希望。随着科学技术的不断进步，我们有理由相信，在不久的将来，更多高效、低毒的治疗方法将问世，为肝癌患者提供更加精准和个体化的治疗方案，助力他们走上康复之路。

（谢 峰 黄 恩）

40. 肝癌患者**手术后**，在日常生活中有哪些**注意事项**

关键词

饮食 休息 心理调适

肝癌患者做完手术后，康复不光要靠医生的治疗，日常生活中的科学照顾也特别重要。那具体来说，术后在生活上该注意些什么呢？

专家说

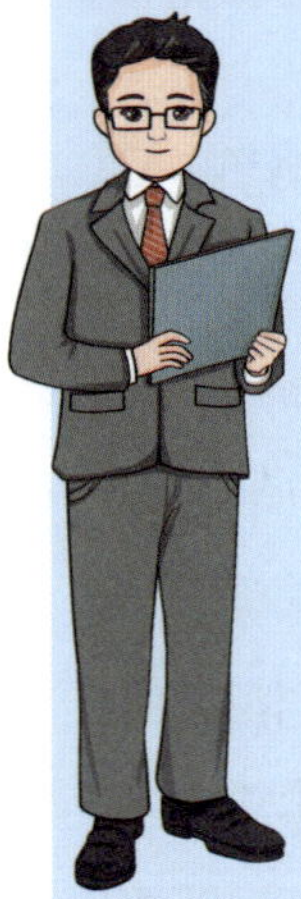

肝癌患者手术后，在日常生活中需要注意以下几个方面。

（1）饮食调理： 肝癌手术后，饮食应以高蛋白、高维生素、低脂肪、易消化的食物为主，如牛奶、鸡蛋、鱼类、豆制品及新鲜蔬菜、水果等。避免食用油炸、辛辣、生冷及有刺激性食物。同时还应少吃多餐，避免暴饮暴食，以免加重肝脏负担。

（2）休息与活动： 术后 3 个月内应注意卧床休息，以增加肝脏的血流量，减轻肝脏负担，有利于肝脏修复和肝功能恢复。之后可根据患者身体状况进行适当的活动，如散步、打太极拳等，以增强体质，提高免疫力。避免劳累和重体力劳动。

（3）**心理调适**：患者应保持积极乐观的心态，避免精神紧张和情绪激动，有助于身体的恢复。还可以通过听音乐、看电影等方式放松心情。

（4）**预防感染**：肝癌手术后，患者的免疫力较低，容易发生感染。因此，需要注意个人卫生，保持室内空气清新，避免去人群密集的地方。

（5）**定期复查**：肝癌手术后，患者需要定期复查肝功能、甲胎蛋白、超声检查及 CT 等，以便及时发现并处理可能的复发或转移。一般建议术后 2 年内每 2~3 个月复查 1 次，2~5 年每 3~4 个月复查 1 次，5 年以上每半年复查 1 次。

（6）**药物治疗**：肝癌手术后，患者仍需要进行药物辅助治疗，如抗感染药物、抗病毒药物等，以降低复发风险。药物应在专业医生的指导下，参考药品说明书使用。

（7）**生活习惯**：戒烟戒酒，保持良好的生活习惯，避免熬夜、过度劳累等。

谣言 真相

肝癌患者手术后不能吃鸡肉

肝癌患者手术后，可以适当地吃一些鸡肉，但是不要吃得太多，以免不利于消化。肝癌患者术后饮食的核心原则是高蛋白、易消化、适度热量，而鸡肉恰好符合这些需求。它富含易吸收的动物蛋白，能为肝细胞再生提供必需氨基酸，助力伤口愈合；去皮鸡肉（尤其鸡胸肉）脂肪含量远低于红肉，低脂特性可减轻肝脏负担；同时，鸡肉中含有的维生素 B_6（参与蛋白质代谢）、硒（抗氧化保护肝细胞）等营养物质，对术后免疫力重建有益。不过，食用时务必确保鸡肉彻底煮熟，防止寄生虫或细菌引发感染，且烹饪方式以清蒸、炖煮为宜，避免油炸、腌制。

之所以会有“肝癌术后不能吃鸡肉”的说法，主要源于以下误区：一是传统观念误解，部分地区认为鸡肉是“发物”，会影响伤口愈合或导致病情复发，但现代医学认为“发物”并无明确科学依据，术后患者反而需要蛋白质促进恢复；二是对饮食禁忌的过度解读，术后需避免高脂、高糖等食物，但鸡肉营养丰富，健康烹饪后适量食用有益；三是信息传播偏差，个别患者因过敏、消化极差等特殊情况不适合吃鸡肉，却被误传为普遍禁忌。

总之，肝癌术后饮食应以均衡营养、易消化为原则，鸡肉通常是推荐的优质蛋白来源之一，具体饮食方案可咨询专业医生或营养师。

（谢 峰 黄 恩）

六

胰腺癌

41. 为什么胰腺癌被称为消化道“癌王”

关键词

胰腺癌 发病率 死亡率

根据国家癌症中心 2024 年公布的最新数据显示，2022 年中国胰腺癌的发病人数达 118 672 例，死亡人数为 106 295 例，发病率和致死率接近于 100%，显示出胰腺癌的极高致命性。且近年来，胰腺癌的发病率和致死率呈现上升趋势。由于其病理机制复杂、早期症状隐匿、缺乏有效药物治疗，大多数患者确诊时已进入不可治愈的阶段，因此胰腺癌被冠以消化道“癌王”之称。

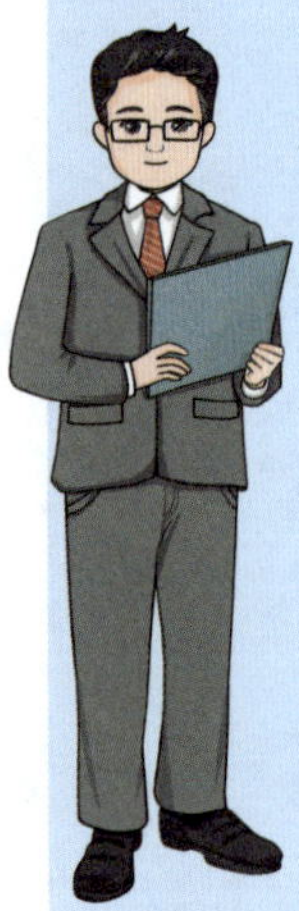

专家说

随着人口老龄化、饮食习惯改变以及生活压力的增加，胰腺癌在中国的发病率持续攀升。胰腺癌患者的总体 5 年生存率仅为 10% 左右，其主要原因在于确诊时仅有不到 20% 的患者可以进行根治性切除，大多数病例因血管侵犯或远处转移而失去根治性手术机会。尽管其他癌症的生存率随着治疗技术的进步而显著提高，胰腺癌的治疗效果却止步不前，已成为威胁公共健康的重要公共卫生问题。

胰腺癌预后不良的关键原因之一在于其起病隐匿且缺乏有效的早期筛查手段。患者通常在出现腹痛、背痛或皮肤黄染等症状后才就诊，而此时约 80% 的患者已进入局部进展期或晚期，失去了治愈的可能性。此外，当前的影像学技术尚难以发现并将其遏制在癌前病变阶段（如胰腺上皮内瘤变），多数患者确诊时已发展为侵袭性癌症，进一步限制了早期干预的机会。

此外，胰腺癌的治疗难度很大。胰腺兼具“坚强”与“脆弱”的双重特性，进一步增加了治疗难度。一方面，胰腺富含纤维组织且免疫细胞组分稀少，使胰腺癌对放疗、化疗、免疫治疗及靶向治疗均不敏感；另一方面，胰腺质地柔软且位置深在，毗邻重要大血管，导致手术操作极为复杂，术后并发症的发生率也较高。这些特性使胰腺癌的治疗难上加难，患者生存受到极大威胁。

尽管“癌王”胰腺癌的治疗面临诸多挑战，但随着对胰腺癌肿瘤微环境和分子生物学机制的深入研究，越来越多的精准化、个体化治疗方案有望进入临床，为患者带来更长的生存期和更好的生活质量。相信在不久的将来，胰腺癌患者的治疗前景将有所改善。

（田艳涛　王海阔）

42. 哪些**生活习惯**容易导致患**胰腺癌**

关键词：胰腺癌　生活习惯

有研究表明，在不同恶性肿瘤遗传风险的人群中，采用更健康的生活方式会减少罹患癌症的概率。其实胰腺癌的发生与许多可控的生活习惯密切相关。大量流行病学研究发现，吸烟、不良饮食习惯、肥胖、饮酒及缺乏运动等，都会显著增加患胰腺癌的风险。同时，长期接触某些有害化学物质也可能诱发胰腺癌。相比于不可控性的遗传风险，这些生活方式为预防胰腺癌提供了重要的干预空间。

专家说

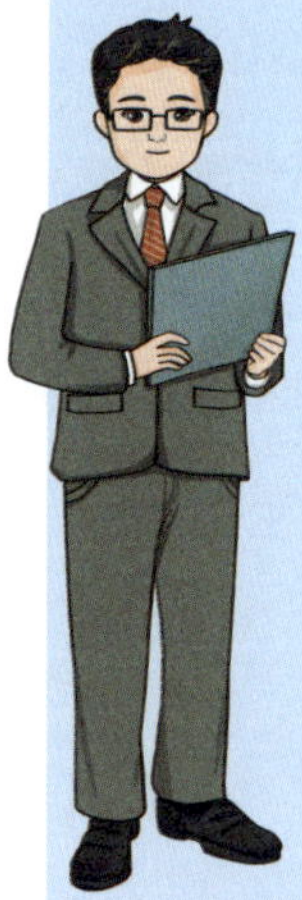

以下几种因素可增加胰腺癌患病风险。

（1）吸烟：吸烟是胰腺癌最重要的可控危险因素之一。烟草中的化学致癌物（如多环芳烃和亚硝胺）可导致 DNA 损伤，诱发癌变。研究显示，吸烟者罹患胰腺癌的风险比不吸烟者高出 2~3 倍，而且吸烟时间越长、量越大，风险越高。

（2）不健康的饮食习惯：高脂肪、高糖饮食可能通过增加胰岛素分泌和引发慢性炎症促进胰腺癌的发展。同时，缺乏水果和蔬菜的饮食模式也被证明与胰腺癌风险增加相关。相反，富含膳食纤维和抗氧化物质的饮食可能对胰腺具有一定的保护作用。

（3）饮酒：长期大量饮酒可能引发慢性胰腺炎，而慢性胰腺炎是胰腺癌的重要病因之一。权威杂志《柳叶刀》发表的研究表明饮酒不存在安全剂量，也就是说“小喝怡情”也有可能对健康造成不利影响，因此不饮酒、不酗酒无疑是降低胰腺癌风险的重要措施。

（4）肥胖：肥胖与胰腺癌的关系已经得到充分证实。体重指数（BMI）过高会导致胰岛素抵抗和慢性炎症，这些因素都可能增加胰腺癌的风险。特别是腹部肥胖，更被认为是胰腺癌的高危因素。

（5）心理压力大：虽然心理压力与胰腺癌的直接关系尚未被充分证实，但长期处于高压状态可能通过免疫失调和慢性炎症间接影响胰腺健康。

胰腺癌的发生是遗传、生活习惯和环境因素共同作用的结果。虽然基因背景不可改变，但我们可以通过改善生活方式来降低患病风险。例如，戒烟、保持健康饮食、控制体重、避免酗酒及增加运动量等，都能够显著减少胰腺癌的发生可能性。希望通过科学的认知和健康的生活方式，每个人都能远离胰腺癌的威胁。

（田艳涛　王海阔）

43. 胰腺癌的**早期信号**有哪些

关键词

胰腺癌　早期诊断　健康筛查

胰腺癌起病隐匿，往往早期时并没有明显表现，一旦出现症状往往是肿瘤增大和疾病进展的表现。

专家说

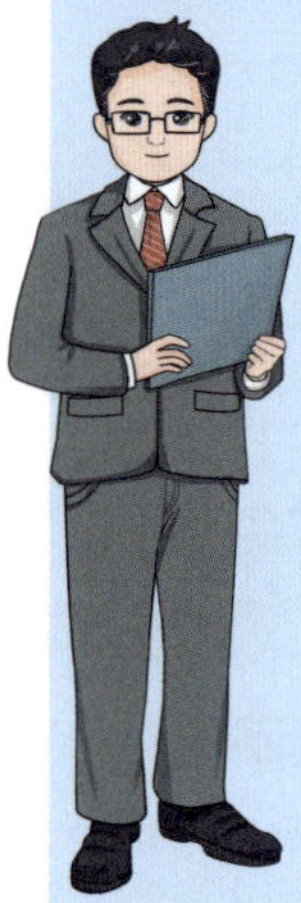

以下是一些可能提示胰腺癌的早期症状和信号。

（1）腹痛：多数胰腺癌患者仅表现为上腹部不适或隐痛、钝痛和胀痛等，易与胃肠和肝胆疾病的症状混淆。若还存在胰液出口梗阻，可能会引发胰腺炎，进食后可出现疼痛或不适加重。大家要知道的是，胃病患者吃胃药能基本控制，而胰腺癌患者的腹痛吃胃药基本无效。如果自行对症服药后症状没有缓解，请立即就医。

（2）不明原因的体重减轻：80%~90% 的胰腺癌患者在疾病初期即出现消瘦、乏力、体重减轻症状，这与食欲减退、焦虑和肿瘤消耗等有关。如果近期体重突然下降超过 10%，即使没有进行繁重的活动便存在持续性的疲倦感。这要引起您的注意，必要时要前往医院就医，完善相关检查。

（3）黄疸：假如病变发生在胰头，患者可能会出现黄疸的表现，即皮肤、眼睛发黄，医学上称为梗阻性黄疸。随着疾病进展，黄疸会逐渐加深，伴随有皮肤瘙痒、尿色如浓茶、粪便颜色如白陶土。

（4）消化功能异常：如果出现模糊不清、没有来源且迁延不愈的消化不良相关症状（如腹部胀气、腹部疼痛、排便习惯改变等），同时胃肠镜检查显示无明显异常，那就要考虑是否存在胰腺恶变了。

（5）新发糖尿病或血糖异常：糖尿病的诱因一般有长期偏甜饮食、肥胖合并血脂代谢异常、直系亲属糖尿病家族史等，但临床上很多胰腺癌患者都有过无诱因的糖尿病病史，也就是说新发糖尿病可能是胰腺病变的早期信号。因此，对于年龄超过 50 岁、无明显诱因出现糖尿病症状者，均要怀疑并排除胰腺病变。

由于胰腺癌的症状通常缺乏特异性且容易被忽视，定期体检、了解家族病史以及关注生活习惯是及早发现胰腺癌的关键。如果出现上述症状，尤其是多个症状同时存在时，应及时就医进行详细检查，包括影像学检查（如超声检查、CT 或 MRI）和血液检查［如肿瘤标志物糖类抗原 19-9（CA19-9）］。

（田艳涛　王海阔）

44. 胰腺癌会**遗传**吗

关键词 胰腺癌 遗传

在谈论恶性肿瘤时，我们常会提及“遗传”。那么，胰腺癌会遗传给下一代吗？

专家说

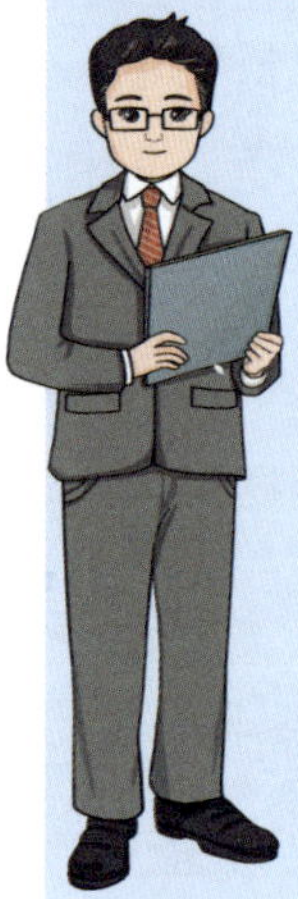

我们需要辩证地看待这个问题。

首先，我们需要明确“遗传性肿瘤”的概念。绝大多数（90%~95%）的肿瘤患者，其发病原因是基因“体系突变”，即仅在部分器官的细胞中发生基因异常，这些突变通常由后天因素（如环境、生活习惯）引发，不会遗传给后代。只有5%~10%的肿瘤由父母遗传的“胚系突变”导致。这些胚系突变从出生时便存在于所有细胞中，可以遗传给下一代，属于遗传性肿瘤。因此，胰腺癌并非都会遗传，只有少部分与遗传相关。

遗传性胰腺癌是指与特定遗传综合征相关的胰腺癌，这些综合征通常由特定基因突变（如 *BRCA1/2*、*MLH1*、*MSH2* 等）引起，突变可以在家族中代代相传，显著增加胰腺癌及其他癌症的风险。而家族性胰腺癌指一个家庭中有两个或更多的直系亲属（如父母、兄弟姐妹或子女）患有胰腺癌，但这些患者不符合遗传性癌症综合征的诊断标准。也就是说，家族性胰腺癌不一定是遗传性胰腺癌，但遗传性胰腺癌通常表现为家族聚集性。

胰腺癌与多种遗传综合征密切相关，这些综合征通常由特定基因突变引起，并以常染色体显性遗传方式为主。例如，黑斑息肉综合征是由 *STK11* 基因突变导致的，这类患者的胰腺癌发病风险是普通人的 132 倍，终生患病风险高达 11%~36%。遗传性胰腺炎则与 *PRSS1* 或 *SPINK1* 基因突变相关，这些基因异常导致患者长期慢性胰腺炎，胰腺癌发病风险提高 69 倍，终生患病风险在 7.2%~53.3%。此外，家族性非典型多发性黑色素瘤患者（*CDKN2A* 基因突变）以及林奇综合征患者（*MLH1*、*MSH2*、*MSH6* 基因突变）的胰腺癌发病风险也分别是普通人的 13.0~47.8 倍和 8.6 倍，终生患病风险可达到 19% 和 3.68%。

虽然并非所有胰腺癌都与遗传相关，但对于有家族聚集性或遗传风险的人群，科学的早期筛查和基因检测尤为重要。早发现、早诊断、早治疗是战胜胰腺癌的核心策略。科学认识胰腺癌的遗传性及其影响，将帮助我们更好地保护自己和家人的健康，为预防胰腺癌提供坚实的保障。

（田艳涛　王海阔）

45. 高危人群如何进行胰腺癌筛查

关键词

高危人群　健康筛查

胰腺癌虽然被称为“癌中之王”，但它并非不可防控，定期筛查、健康管理以及生活方式的调整是胰腺癌预防的关键，且特别适用于高危人群。

专家说

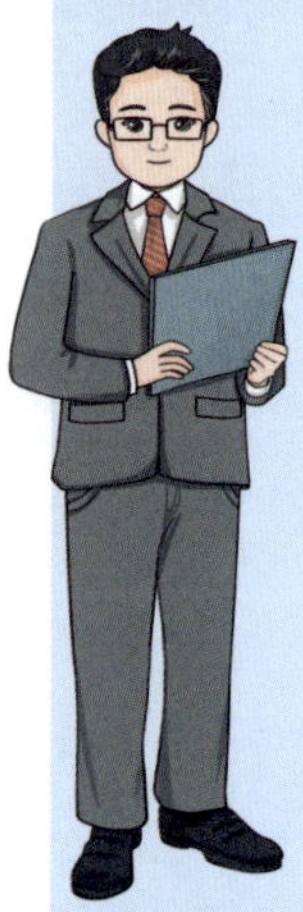

（1）**胰腺癌高危人群**：胰腺癌筛查尤其适用于高危人群，其通常包括有家族史的人，即家族中有两位或以上直系亲属患胰腺癌。慢性胰腺炎患者、新发糖尿病的中老年人群、长期吸烟饮酒者均需要提高警惕。这些人群由于遗传、代谢或环境因素，胰腺癌的发病风险显著高于普通人。

（2）**筛查的意义与目标**：胰腺癌的早期症状隐匿，多数患者确诊时已是晚期，因此筛查的主要意义在于发现早期胰腺癌或癌前病变。通过科学的筛查手段，能够在病变尚未扩散时进行干预，大大提高治疗的成功率和患者的生存期。筛查的目标是检测Ⅰ期胰腺癌（如 $T_1N_0M_0$）或胰腺导管上皮内肿瘤（pancreatic intraepithelial neoplasm，PanIN），从而实现早发现、早诊断、早治疗。

（3）胰腺癌的筛查方法：目前针对高危人群的筛查主要采用影像学检查、血液检查和基因检测等手段。磁共振成像（MRI）和超声内镜检查术（endoscopic ultrasonography，EUS）是筛查胰腺癌的重要工具，可以高分辨率地显示胰腺及其周围结构，发现微小病变。对于遗传性高危人群，基因检测能够提供个性化的风险评估，指导后续的筛查和干预。血液肿瘤标志物如CA19-9和癌胚抗原（carcinoembryonic antigen，CEA）虽灵敏度有限，但作为辅助工具能提供额外信息。此外，对于新发糖尿病患者，通过结合血糖监测和影像学检查，可有效筛查潜在的胰腺病变。

（4）筛查流程与频次：高危人群的筛查应在专业的医疗机构进行，并由多学科诊疗（MDT）评估筛查计划。对于有家族史的患者，建议从家族中最早确诊病例年龄前10年或40~45岁开始，每年进行1次影像学检查（如MRI或EUS）。若发现可疑病变，则需要进一步随访和检查，确保及时干预。筛查并非“一次性”行为，需要持续进行，以动态评估胰腺状态。

胰腺癌筛查对高危人群意义重大，是实现早期发现、早期治疗的关键途径。通过科学的筛查流程和健康管理，高危人群能够有效降低患病风险，为自己的健康筑起坚实的防线。

（田艳涛　王海阔）

46. “补药”真的能预防胰腺癌吗

关键词

预防　补药

在谈及癌症预防时，很多人会想到“补药”。无论是人参、冬虫夏草，还是各种中药膏方，都被认为有“补气养血、强身健体”的作用，有些人甚至寄希望于这些补药能够预防胰腺癌。那么，事实真的如此吗？

专家说

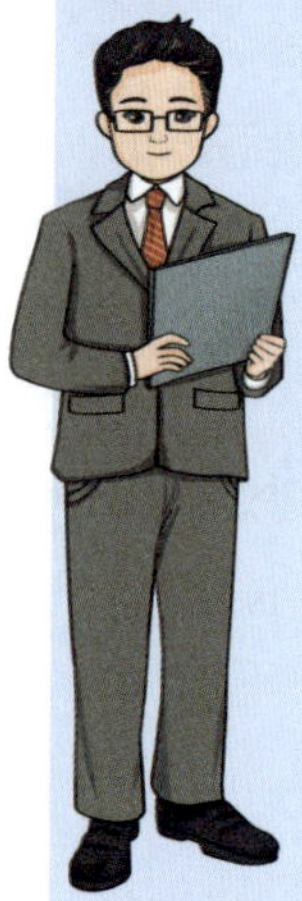

我们需要科学地看待这一问题。

（1）补药的作用——补益与调理：中医讲究“虚则补之”，补药在理论上主要用于调理身体、增强免疫力。部分补药中含有的活性成分，如人参皂苷、黄酮类化合物等，确实具有一定的抗氧化和调节免疫的作用，有助于维持机体的健康状态。对于体质虚弱或术后康复的患者，适量使用补药可能会起到一定的辅助作用。

（2）补药不能直接预防胰腺癌：目前没有任何高级别科学证据表明，补药能够直接预防胰腺癌或其他恶性肿瘤。胰腺癌的发生是多种因素综合作用的结果，包括遗传、环境和生活习惯等。其根本的预防策略是针对这些高危因素，而不是单纯依赖补药，例如戒烟限酒、健康饮食、控制体重及适度运动等。

（3）滥用补药可能适得其反：值得注意的是，盲目或过量使用补药可能适得其反。一些补药含有激素样成分，长期滥用可能导致内分泌紊乱，加重肝肾负担。此外，某些“补药”市场鱼龙混杂，存在重金属污染或非法添加西药成分的情况，反而可能危害健康。预防胰腺癌的关键不在于“补”，而在于“管控”——管控危险因素、管理生活方式。对于高危人群（如有家族史或慢性胰腺炎患者），应定期进行医学筛查和体检，关注胰腺功能的变化。此外，保持良好的心理状态，避免长期过度压力，也是维持免疫系统健康的重要方式。

“补药”并非预防胰腺癌的万能灵药。我们需要摒弃对补药的盲目迷信，回归科学，采取更为全面和有效的防癌措施。合理饮食、健康生活方式以及定期体检，才是真正有效的预防之道。如果有服用补药的需求，建议在专业医生的指导下进行，切勿自行滥用。科学认识胰腺癌，我们才能更好地守护健康！

（田艳涛　王海阔）

47. 胰腺癌患者术后如何进行有效康复

根治性手术是目前唯一可能治愈胰腺癌的手段。无论是胰十二指肠切除术，还是胰体尾切除术，这类手术都是技术难度极高的大手术，对患者身体会造成一定的创伤。手术过程中可能面临出血、感染、消化道吻合口漏等风险，而手术后患者胰腺功能的损伤还可能导致消化不良、糖代谢紊乱等问题。

专家说

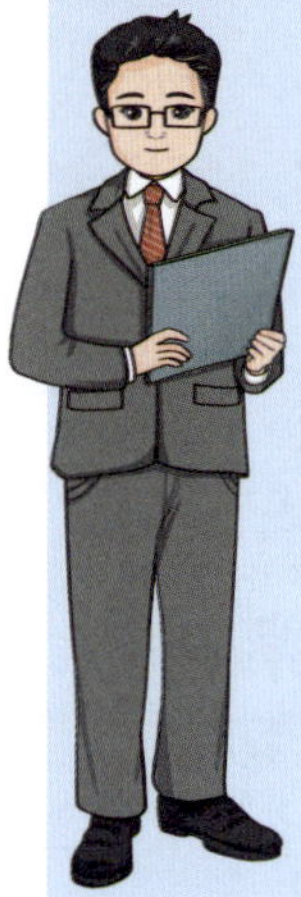

患者术后往往需要经历一段较长的恢复期，科学的康复措施对改善患者身体状况、提高生活质量至关重要。

（1）术后营养管理：胰腺是消化系统的重要器官，手术后患者的消化功能会受到显著影响，合理的饮食管理是术后康复的关键。术后早期（术后 3~5 天）应选择清淡、易消化的流质或半流质食物。随着身体逐渐恢复（术后 2 周后），可以逐步增加高蛋白、高热量的饮食，例如鱼肉、鸡蛋、豆制品等，以促进伤口愈合和增强体力。对于因手术导致胰腺功能下降的患者，医生可能建议补充胰酶制剂，帮助改善食物消化和营养吸收。

（2）依从辅助治疗、规律复查：术后病理确诊为胰腺癌的患者，无论分期如何，通常都需要接受辅助治疗，包括化疗、免疫治疗或靶向治疗等。这些辅助治疗是清除残余癌细胞、降低复发风险的重要手段。同时，定期复查对于监测病情变化和及时预防复发尤为重要。通过影像学检查（如 CT 或 MRI），可以评估是否存在病灶复发或转移，肿瘤标志物（如 CA19-9、CEA）的水平变化也能帮助了解病情动态。此外，由于胰腺手术可能影响胰岛功能，患者需要定期检测血糖，及时调整饮食和药物，预防糖尿病等代谢问题的发生。

（3）合理运动与身体调理：科学合理的运动是术后康复的重要环节。术后早期，患者可以尝试床旁活动或短时间散步，促进血液循环，防止血栓形成。术后 6~8 周，患者可在医生建议下制订长期的运动计划，例如快走或轻度健身活动，有助于增强体力、提升免疫功能，同时也能改善患者的情绪和心理状态。

胰腺癌的根治性手术为患者提供了唯一的治愈机会，但术后康复同样是治疗过程中不可或缺的一部分。胰腺癌术后康复是一场持久战，坚持科学的方法是患者走向健康生活的关键。

（田艳涛　王海阔）

48. 胰腺癌患者如何做好心理疏导及情绪管理

确诊胰腺癌对患者而言是一场巨大的心理冲击，许多患者会在确诊初期感到难以接受，甚至怀疑检查的准确性。

专家说

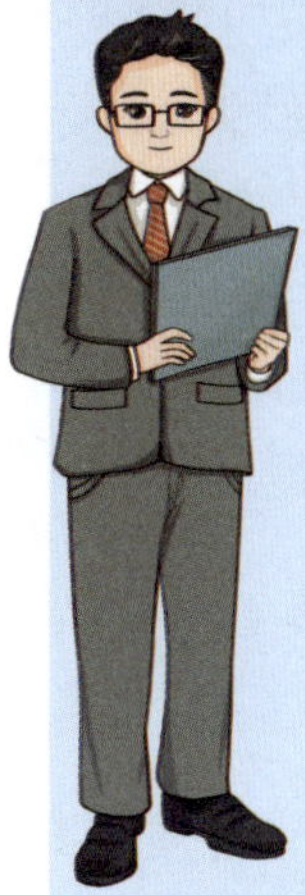

事实上，不接受病情往往只会耽误治疗时机。接纳疾病是积极面对它的第一步，了解疾病本身，清楚治疗方案和预后可能性。这有助于缓解不确定性带来的恐惧，增强患者的信心。

（1）重新定义生命的意义：重大疾病往往会让人开始重新思考生命的价值和意义。胰腺癌患者可以试着将疾病看作一种挑战，甚至是一种机会——借此重新认识自己，思考什么才是生活中最重要的事。这可能是与家人共度的每一天，也可能是对自己身体的呵护。用积极的态度正视疾病，找到个人的目标感和使命感，可以让患者重新点燃生命的热情。

（2）寻求支持，重拾希望：家人的陪伴和支持能让患者感到更多的力量和安全感。当下社会进入自媒体时代，患者可以通过网络加入癌症互助小组，与同样经历胰腺癌的人交流心得，分享经验。这种“同病相怜”的沟通模式，往往能让患者感到自己并不孤单，从而获得心理慰藉。此外，专业心理医生可以帮助患者进行情绪管理，提供有效的心理干预，缓解焦虑、抑郁等负面情绪。当然，如果觉得难以言喻，可以通过写日记、绘画等方式来宣泄情绪。

（3）活在当下，珍惜当下：癌症带来的恐惧，往往源于对未来的不确定性，以及对生命的无常感。患者可以尝试将注意力放在当下，感受日常生活中的点滴美好。正念冥想或深呼吸练习可以帮助患者集中注意力，缓解焦虑。比如，每天用 10 分钟专注于呼吸的节奏，或者简单地感受阳光的温暖和空气的清新，都能让人回归内心的平静。此外，培养兴趣爱好，如音乐、绘画、园艺等，也可以帮助患者找到生活的乐趣。

无论未来如何，珍惜当下的每一天，是面对疾病最积极的态度。让我们一起相信，积极的心理能量可以带来更好的治疗效果和更有质量的生命时光。

（田艳涛　王海阔）

七

胃癌

49. 如何**预防**胃癌

不良的生活习惯和饮食结构是导致胃癌发生的重要因素。那么，在日常生活中，我们应该如何通过改变不良习惯、调整饮食结构来有效预防胃癌的发生呢？特别是对于男性而言，哪些生活方式的调整和饮食习惯的改变尤为重要呢？

关键词

预防　生活习惯　饮食结构

专家说

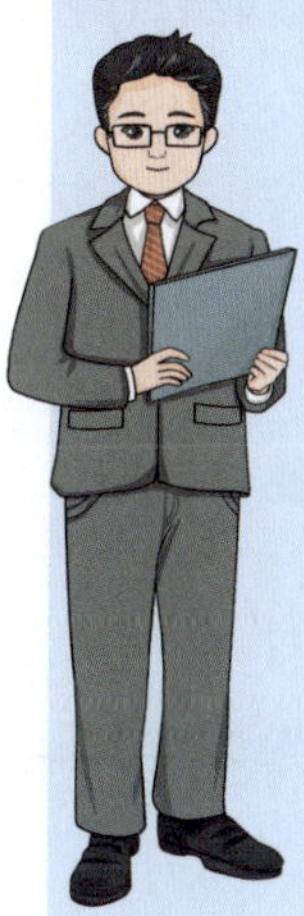

不良的生活习惯可能增加对胃黏膜的刺激和损伤，进而导致胃炎，甚至增加胃癌的发生风险。为了有效预防胃癌，特别是对于男性而言，我们需要改变这些不良的行为和饮食习惯，养成健康的生活方式和合理的饮食结构。在日常生活中，可以遵循“四多三少”原则，结合以下具体建议，降低胃癌风险。

四多

（1）食物多样，均衡饮食，保证营养平衡：单一饮食容易导致营养摄入不均，而均衡的饮食能提供充足的蛋白质、维生素、矿物质和膳食纤维，增强胃肠道的自我修复能力。

（2）多吃新鲜肉类，尤其是鸡鸭鱼虾肉类：鸡鸭鱼虾等新鲜肉类富含优质蛋白，易于消化吸收。

（3）多运动，保持健康体重：研究表明，肥胖与胃癌的发生存在一定关联，尤其是腹型肥胖会增加胃食管反流的风险。规律运动不仅能控制体重，还能促进胃肠蠕动，减少消化不良等问题。

（4）多吃新鲜的蔬菜和水果：每天摄入 5 种以上颜色多样的蔬菜和水果，例如绿叶蔬菜、胡萝卜、番茄、柑橘类水果、苹果及香蕉等。

三少

（1）少盐：尤其是减少腌制食品的摄入，避免高盐饮食对胃黏膜的刺激。烹饪时少放盐，可以使用醋、柠檬汁、香料等代替盐来调味。减少食用腌制食品，如咸菜、咸鱼、腊肉等。购买食品时注意查看营养标签，选择低钠食品。

（2）少吃油炸和烟熏食品：减少这些高温加工食品对胃的伤害。尽量选择蒸、煮、炖等烹饪方式，减少油炸、烧烤。

（3）戒烟和限酒：戒烟是预防胃癌的重要措施之一，寻求专业的戒烟帮助可以提高戒烟成功率。限制酒精摄入量，男性每天酒精摄入量不应超过 25g。最好不饮酒。

（4）其他：学会调节情绪，保持乐观的心态。注意口腔卫生，早晚刷牙，饭后漱口，根除幽门螺杆菌感染。

（徐惠绵　朱　志）

健康云课堂

长期习惯喝热饮，
真的会影响胃部甚至肠道健康吗

关键词

胃癌筛查 高危人群

50. 哪些人群需要进行**胃癌筛查**

一些看似平常的生活习惯和家族病史都可能增加人们患胃癌的风险。那么，究竟哪些人群属于胃癌高危人群，常见的筛查方法又有哪些呢？

专家说

针对我国成年男性，具有下列危险因素之一者视为胃癌高危人群：①年龄在45岁及以上；②长期居住在胃癌高发地区；③幽门螺杆菌感染者；④一级亲属（如父母、兄弟姐妹）患过胃癌；⑤具有癌前疾病史，包括慢性萎缩性胃炎、胃溃疡、胃息肉、手术后残胃、

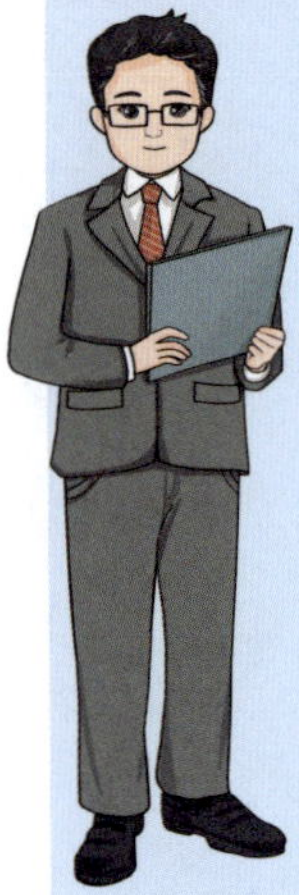

肥厚性胃炎及恶性贫血等；⑥存在胃癌其他高危因素（高盐、腌制饮食、吸烟及重度饮酒等）。对于以上高危男性人群，建议尽早开始筛查，并根据医生的建议定期复查。

常见的筛查方法包括胃镜检查、血清胃功能检查（包括胃蛋白酶原Ⅰ/Ⅱ、胃泌素-17等）、幽门螺杆菌检测（如尿素呼气试验、幽门螺杆菌粪便抗原检测等）等。其中，胃镜检查是诊断胃癌的金标准，必要时可进行活组织检查以明确诊断。根据《中国胃癌筛查与早诊早治指南（2022，北京）》，推荐高危人群每1~2年进行1次胃镜检查。对于长期吸烟、饮酒等高危男性，更应重视胃癌筛查。

健康加油站

关于“长期”和“大量”的那些事儿

在胃癌高危因素的描述中，我们经常会看到“长期居住”“长期高盐、腌制饮食习惯”“长期大量饮酒”等说法。那么，这些“长期”和“大量”究竟意味着什么呢?

“长期”是一个相对的概念，在医学上并没有一个绝对的时间界限。它通常指的是持续较长一段时间，例如数年甚至数十年。例如长期居住，指在一个地区连续居住较长的时间，比如几十年。例如，如果一个人在胃癌高发地区生活20年以上，就可以认为是“长期居住”。而长期高盐、腌制饮食习惯则指长期、反复地食用高盐或腌制食品，并且这种饮食习惯持续了相当长的时间。并非偶尔一次吃多了咸菜就算“长期”。

“大量”同样是一个相对的概念，它与个体的身体状况、代谢能力等因素有关。对于酒精摄入量，我们可以参考权威的膳食指南。《中国居民膳食指南（2022）》建议，成年男性一天饮用的酒精量不应超过 25g。这相当于：啤酒 750mL（一瓶）；葡萄酒 250mL（一杯）；38 度白酒 75g（一两半）；52 度白酒 50g（一两）。需要强调的是，即使是低于上述标准的饮酒量，长期饮用也会对健康造成损害。

（徐惠绵　朱　志）

51. 胃癌会通过**进食传染**给家人吗

胃癌是常见的恶性肿瘤，并非传染病。但是，这并不意味着患者家属可以完全掉以轻心。

关键词：传染 幽门螺杆菌 致癌原

专家说

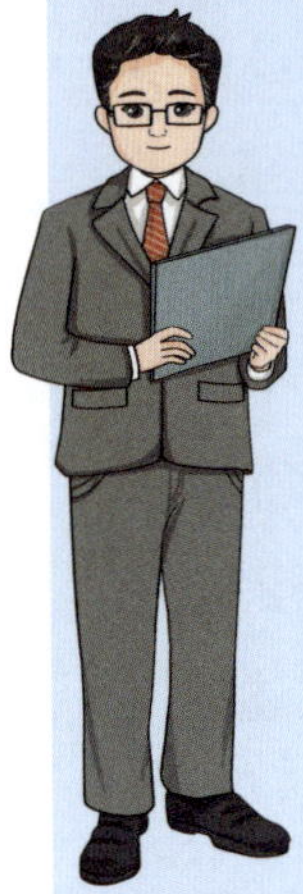

胃癌本身并不是一种传染病，它不会通过日常接触或进食传播给家人。胃癌的发生与个人的生活习惯、饮食习惯、环境因素和遗传因素密切相关。然而，幽门螺杆菌（Helicobacter pylori，HP）是胃癌明确的一级致癌原，是胃癌的一个主要致病因子，具有传染性。幽门螺杆菌感染是引发活动性胃炎、胃溃疡等胃部疾病的元凶，长期感染幽门螺杆菌的患者约有 1% 的概率发展为胃癌。

幽门螺杆菌的传播途径主要有 3 个：口 - 口、胃 - 口、粪 - 口。家庭成员之间如果共用餐具、共同进食甚至嘴对嘴喂食、接吻等行为，都可能导致幽门螺杆菌的传播。因此，家庭中有胃癌患者时，建议其他家庭成员进行幽门螺杆菌检测，并在必要时接受根除治疗。建议家庭成员采取分餐制，使用公筷、公勺，注意餐具消毒（如煮沸、高温消毒、使用消毒碗柜等），以减少幽门螺杆菌的传播。男性在家庭中往往承担更多社交活动，接触幽门螺杆菌的风险也可能相对较高，因此更应注意预防。

尽管胃癌不会传染，但在一些家庭中确实更常见。这通常与不良饮食习惯和遗传因素有关。家庭成员通常拥有相同或相似的饮食习惯，例如，长期食用高盐、腌制、油炸等食品会损害胃黏膜，导致急慢性的胃损伤、炎症、溃疡，甚至是胃癌。部分胃癌类型（如遗传性弥漫性胃癌），与 *CDH1* 基因突变密切相关，具有明确的家族聚集倾向，家族成员的患病风险较普通人群高 2~4 倍。这部分患者约占胃癌患者总数的 3%。对于有遗传性弥漫性胃癌家族史的男性，应尽早进行基因检测和胃镜检查，并密切关注胃部健康。

健康术语

一级致癌原

世界卫生组织将致癌物分为若干等级，其中“一级致癌原”是指有充分证据表明对人类有致癌作用的物质或因素。

活动性胃炎

指胃黏膜正处于炎症活动期，常伴有胃痛、胃胀、消化不良等症状。

（徐惠绵　朱　志）

52. 胃癌患者早期有哪些常见症状

“老胃病”是许多人习以为常的说法，很多人认为胃部不适是小问题，忍忍就过去了。殊不知，一些看似普通的胃部不适，可能是胃癌发出的早期信号。

关键词 早期发现 症状

专家说

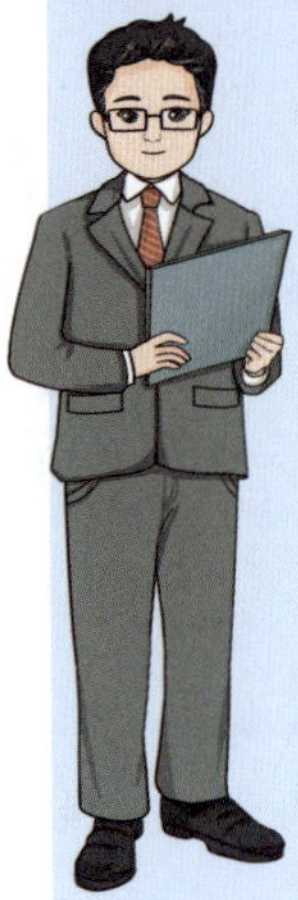

胃癌的早期发现和早期治疗对于提高患者生存率和生活质量至关重要。然而，胃癌患者在早期往往缺乏特异性症状，容易被忽视，常与普通胃病混淆，常见症状有以下几种。

（1）消化不良和胃部不适： 这是最常见的早期症状之一，表现为上腹部不适、饱胀感、嗳气及反酸等。由于早期肿瘤较小，对胃功能影响有限，这些症状通常较轻微且呈间歇性发作，容易被误认为是普通胃病。例如，餐后上腹部饱胀不适可能在一段时间后自行缓解。

（2）食欲减退和体重下降： 早期胃癌患者可能出现食欲减退，对食物兴趣降低，进而引起体重下降。这种体重下降通常无明显诱因且速度较快。但需要注意的是，食欲减退和体重下降也可见于其他疾病，需要结合其他症状和检查综合判断。

（3）上腹部疼痛： 上腹部隐痛或钝痛也可能是早期胃癌的信号。这种疼痛通常不剧烈，呈间歇性发作，容易被误认为是胃痉挛或胃炎。随着病情进展，肿瘤增大，压迫或侵犯周围组织和神经，疼痛会逐渐加重，甚至变为持续性疼痛。

（4）恶心和呕吐： 部分早期胃癌患者会出现恶心，甚至呕吐，呕吐物可能为胃内容物，严重时可见血性或咖啡渣样物。主要是肿瘤影响了胃的正常功能，导致胃排空减慢，内容物滞留。若发生梗阻，则可能出现频繁呕吐大量未消化食物的情况。

（5）黑便或便血： 早期胃癌患者也可能出现黑便或便血，但相对少见。这是肿瘤表面血管破裂或肿瘤溃疡导致出血，血液在胃内消化后呈黑色，随大便排出。早期出血量通常较少且呈间歇性，易被忽视。随着病情发展，出血量可能逐渐增多，甚至引起严重贫血或休克。

（6）其他症状： 早期胃癌患者还可能伴有乏力、贫血、低热等。乏力多因肿瘤消耗能量及营养不良所致；贫血则多由慢性失血或营养不良引起；低热则可能由肿瘤坏死或炎症反应引起，但相对少见。

（徐惠绵　朱　志）

关键词

胃炎药　抗酸药

53. 服用**胃炎药**能缓解或治愈**胃癌**吗

胃部不适是常见病症，很多人会自行服用胃炎药缓解。然而，“胃炎药”与胃癌之间存在怎样的关系？能否用这些药物来治疗甚至预防胃癌呢？

专家说

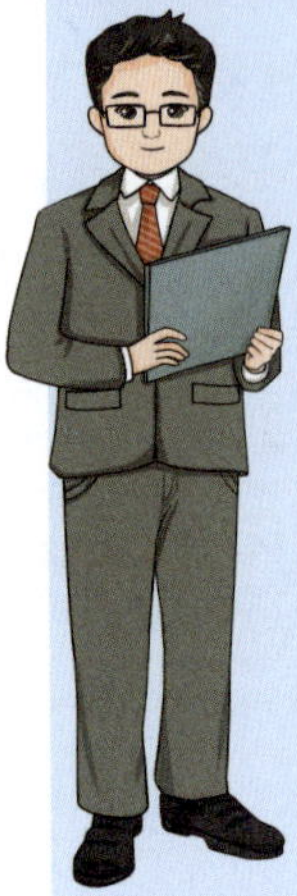

百姓口中的“胃炎药”即治疗胃炎的药物，主要包括抑制胃酸的质子泵抑制剂（如奥美拉唑）和 H_2 受体拮抗剂（如法莫替丁），保护胃黏膜的铋剂（如枸橼酸铋钾）和硫糖铝，根除幽门螺杆菌的三联或四联疗法（如 PPI+ 抗生素 + 铋剂），以及改善胃动力的莫沙必利等。此外，抗酸剂（如氢氧化铝）可用于短期缓解不适。对于胃癌患者，某些“胃炎药”可以缓解部分症状。例如，对于胃癌患者因胃酸分泌过多引起的腹痛、反酸等症状，这些药物可能有一定的缓解作用。但需要明确的是，“胃炎药”不能治愈胃癌，因为这些药物对癌细胞没有直接的杀伤作用，不能替代胃癌的正规治疗，也不能实现对胃癌的治愈。

虽然“胃炎药”不能治愈胃癌，但在一定程度上可以改善癌前病变的病理环境。例如，慢性萎缩性胃炎被认为是胃癌的高危因素之一，长期存在的胃部炎症可能诱发癌变。“胃炎药”可以减少胃酸刺激、改善胃黏膜状态，帮助减缓病情进展。此外，幽门螺杆菌感染是胃癌的重要风险因素之一，根除幽门螺杆菌的治疗可以显著降低胃癌的发生风险，前文提到的三联或四联疗法，用于根除幽门螺杆菌，在预防胃癌方面起到一定的辅助作用。需要提醒的是，胃癌患者应该在专业医生的指导下进行规范治疗，不要自行服用“胃炎药”而延误病情。

治疗幽门螺杆菌常用的“四联疗法”

1 种铋剂 +1 种质子泵抑制剂（PPI）+2 种抗生素

药物类别	药物名称	剂量	用法
PPI 选择	艾司奥美拉唑	20mg	每日两次，早晚饭前半小时口服
	雷贝拉唑	10mg	每日两次，早晚饭前半小时口服
	奥美拉唑	20mg	每日两次，早晚饭前半小时口服
	兰索拉唑	30mg	每日两次，早晚饭前半小时口服
	泮托拉唑	40mg	每日两次，早晚饭前半小时口服
	艾普拉唑	5mg	每日两次，早晚饭前半小时口服
铋剂选择	胶体果胶铋	200mg	每日两次，早晚饭前半小时口服
	枸橼酸铋钾	220mg	每日两次，早晚饭前半小时口服
常用抗生素组合	阿莫西林	1.0g	每日两次 + 克拉霉素 500mg 每日两次
	阿莫西林	1.0g	每日两次 + 左氧氟沙星 200mg 每日两次
	四环素	500mg	每日 3~4 次 + 甲硝唑 400mg 每日 3~4 次
	阿莫西林	1.0g	每日两次 + 四环素 500mg 每日 3~4 次
	阿莫西林	1.0g	每日两次 + 甲硝唑 500mg 每日 3~4 次

注：①用药期间需戒酒；②铋剂不得与牛奶同时服用，会降低铋剂疗效；③杀菌疗程 14 天，切勿擅自停药；④用药期间常见症状有轻微恶心口苦，舌苔及大便发黑，一般停药后可自行消失；⑤用药期间发现皮疹，瘙痒，呼吸困难应立即停药；⑥疗程结束后停药 1 个月以上复查。

（徐惠绵　朱　志）

健康云课堂

看似不起眼的小细菌：幽门螺杆菌

关键词

胃癌分期 胃镜检查 病理活检

54. 如何理解胃癌的**早、中、晚期**

胃癌患者的预后与发现时患者所处的阶段息息相关，早期发现意味着更高的治愈率。然而，早期胃癌患者症状隐匿，易被忽视，常导致发现时已是中晚期。了解胃癌的分期及其特点，有助于患者正视疾病，配合医生制订最佳治疗方案。

专家说

根据胃癌的浸润深度、淋巴结转移情况以及远处转移情况，胃癌通常被分为早期、中期和晚期。以下是各期的具体定义及其特点。

早期胃癌指癌细胞仅限于胃的黏膜层或黏膜下层，尚未侵及胃壁肌层，通常没有或仅有少量淋巴结转移。

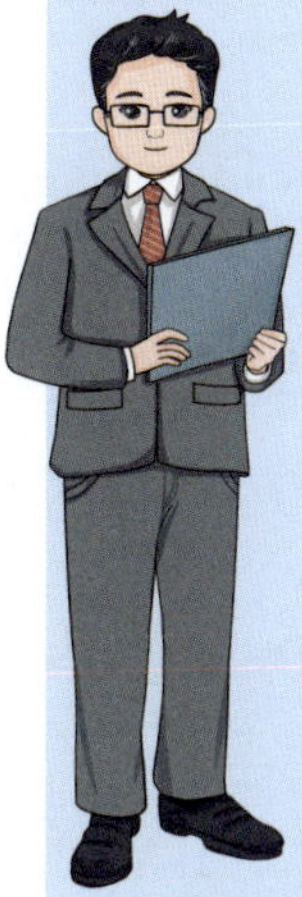

早期胃癌患者的症状不明显，可能仅表现为轻微消化不良、食欲减退等，主要依赖于胃镜检查和病理活检确诊，对于高危人群，如慢性萎缩性胃炎患者，定期进行胃镜筛查是发现早期胃癌的重要手段。由于癌细胞尚未扩散，早期胃癌患者的预后较好，如果能够通过内镜切除或手术切除，治愈率较高。

中期胃癌指癌细胞已经侵及胃的肌层或全层，但仍局限于胃部或胃周淋巴结，尚未发生远处转移。此阶段肿瘤体积较大，可能会引起较为明显的症状，如持续的上腹部疼痛、持续消化不良、食欲减退和黑便等症状，手术切除是主要的治疗手段，部分患者需要术后化疗或放疗，以降低复发风险。由于癌细胞已经侵及胃壁较深的层次，中期胃癌患者的预后相对早期胃癌患者较差，但仍有一定的治愈机会。此外，对于部分中期胃癌患者，术前新辅助化疗或放疗也可以提高手术切除率。

晚期胃癌指癌细胞已经发生远处转移（如肝脏、肺、腹膜等），或者肿瘤广泛侵及胃壁，难以进行根治性切除。晚期胃癌的肿瘤体积较大，可能会引起严重的症状，如剧烈的腹痛、恶心呕吐、黑便及消瘦等，治疗的目标主要是缓解症状、延长生存时间和提高生活质量，主要手段包括化疗、放疗、靶向治疗和免疫治疗。由于癌细胞已广泛扩散，晚期胃癌患者的治愈难度较大，治疗效果有限。然而，随着医学技术的进步，一些新型的治疗药物和方法为晚期胃癌患者带来了新的希望。

健康术语

病理活检

指从病变部位取一小块组织，在显微镜下进行病理学检查，以确定病变的性质，如炎症、肿瘤等。这是诊断癌症的"金标准"。

（徐惠绵　朱　志）

55. 同样患胃癌，为什么治疗方案却不同

"为什么我和病友都患胃癌，治疗方案却不一样？"这是许多胃癌患者心中的疑问。事实上，胃癌的治疗方案并非千篇一律，而是医生根据每位患者的具体情况"量身定制"的。

专家说

导致胃癌患者间治疗方案差异的关键因素有以下几种。

（1）病情分期： 胃癌分期是决定治疗方案的首要依据。早期胃癌患者的主要治疗方式为手术切除，部分患者可通过内镜下切除达到治愈；中晚期胃癌患者

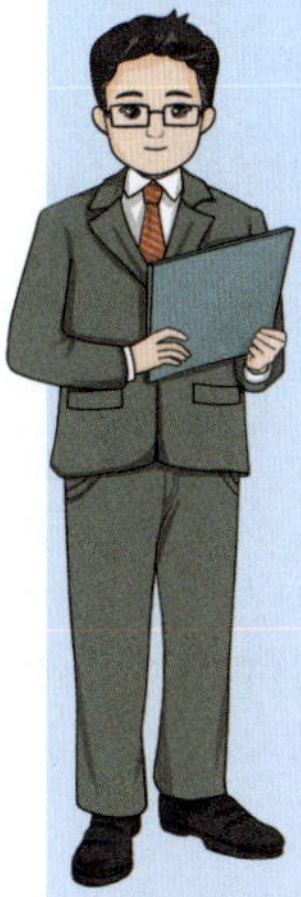

的治疗方案更为复杂，需要结合手术、化疗、放疗、靶向治疗及免疫治疗等综合手段。例如，中期胃癌患者术前可能进行新辅助放疗 / 化疗（术前进行的化疗或放疗）以缩小肿瘤，提高手术切除率；晚期胃癌患者则以控制病情、缓解症状、延长生存期为主要目标，可采用多线化疗、靶向治疗或免疫治疗。男性患者由于就诊时病情通常较重，需要更积极的综合治疗。

（2）肿瘤特征：每位患者的肿瘤都具有独特的生物学特征，如大小、位置、侵袭性及分子标志物表达等，直接影响治疗方案。

大小和位置：影响手术方案的选择，如肿瘤位置靠近重要血管或器官，会影响手术切除的范围和难度。

侵袭性：决定手术方式，所有胃癌患者在手术治疗时都需要进行标准的淋巴结清扫，对于侵袭性强的肿瘤可能需要联合受侵脏器切除。

分子标志物：对靶向治疗和免疫治疗的选择至关重要。例如，HER2 阳性胃癌患者可使用曲妥珠单抗等 HER2 靶向药物；PD-L1 表达阳性或微卫星高度不稳定（MSI-H）的患者可能从免疫治疗中获益。

这些治疗方法涉及的专业知识，需要医生通过一系列检查和分析后，结合患者的具体情况来决定是否适合。

（3）患者个体差异：患者的年龄、性别、体质、基础疾病及既往治疗史等个体差异也会影响其治疗方案。

年龄和基础疾病：高龄患者常合并其他疾病，增加治疗风险，需要更个体化的方案，如调整药物剂量或选择对身体负担较小的治疗方式。

体质：体质虚弱的患者可能需要先进行营养支持和身体调理。

既往治疗史：影响当前治疗方案的选择，需要考虑治疗效果和耐药性等因素。

性别与生活习惯：男性由于生活习惯等原因，可能合并吸烟、饮酒等不良嗜好，会影响其身体状况和治疗耐受性，需要更全面的评估和个体化的管理。

（4）治疗理念与技术发展：随着医学发展，胃癌治疗理念和技术不断更新，精准医疗和个体化治疗日益受到重视。新型化疗药物、靶向药物、免疫检查点抑制剂等新疗法为胃癌患者提供了更多选择。不同地区和医院的医疗资源和技术水平差异也会影响治疗方案。

（徐惠绵　朱　志）

56. 如何更好地配合医生完成**胃癌治疗**

关键词：预康复 营养支持 心理干预

胃癌的治疗是一个长期且多阶段的过程，患者的积极配合对于提高治疗效果和生活质量至关重要。

专家说

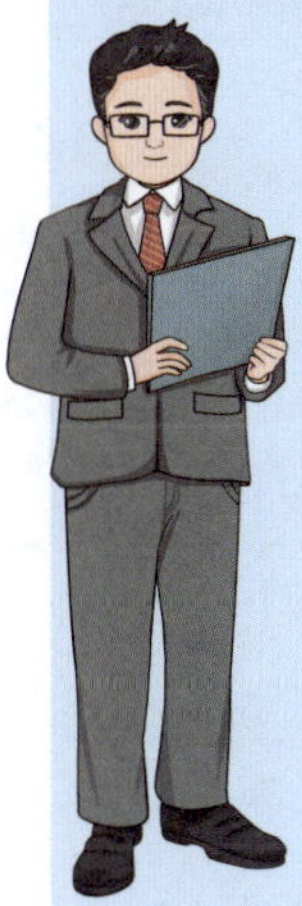

治疗前

（1）了解病情与治疗方案：患者需要与医生充分沟通，了解自己的病情和治疗方案的相关信息。医生会根据患者的具体病情为其量身定制治疗计划，患者应主动向医生询问治疗依据、预期效果及可能的副作用，增加对治疗的理解与信心。

（2）治疗前预康复：预康复是帮助患者为治疗做好准备的关键步骤，包括术前的营养支持、体能锻炼、心理干预和改善不良习惯。胃癌患者常常面临术前营养不良的风险，因此需要通过营养治疗改善身体状态。适当的体能锻炼能增强身体耐受性，促进术后恢复。同时，心理干预对于缓解患者的焦虑和恐惧情绪尤为重要，特别是男性患者常不善于表达情感，应通过沟通和专业咨询来保持积极心态。此外，戒烟、戒酒、保持规律作息和均衡饮食，有助于优化患者身体状况，提高手术耐受性。

治疗中

（1）积极配合治疗：在治疗过程中，患者应按时完成医生安排的各项检查，及时向医生反馈身体不适，确保治疗方案的精确实施。医生会根据检查结果和病情变化调整治疗方案，患者应严格遵医嘱，保持良好的依从性。

（2）管理不良反应：治疗过程中可能出现一些不良反应，如恶心、呕吐、疼痛及脱发等。患者应与医生沟通，及时采取缓解措施，以减轻不适感。

（3）保持良好的营养状态：胃癌患者在治疗中常常面临营养不良的风险，患者应选择易消化且高营养的食物，必要时通过口服营养补充或肠内、肠外营养支持来保证充足的营养。

（4）信任医生团队：专家建议患者要充分信任医生的专业能力，保持积极乐观的心态，在治疗过程中做好各项配合，增强治疗效果。

治疗后

（1）遵循医嘱：患者应严格按照医生的医嘱进行恢复和护理，包括按时服药、进行伤口护理、积极参与康复锻炼等，以减少并发症的发生。

（2）康复锻炼与营养支持：术后，患者应在医生指导下逐步恢复体力，进行适当的锻炼（如散步、瑜伽等），同时保证清淡、易消化的饮食，逐步恢复身体功能。

（3）心理支持与定期复查：治疗后，患者可能会出现心理压力，必要时应及时寻求专业帮助。定期复查也是治疗后的重要环节，确保及时监测病情的恢复情况，避免复发。

（徐惠绵　朱　志）

关键词

饮食原则　术后恢复

57. 胃癌患者术后及化疗期间应遵循哪些**饮食原则**

胃癌患者的治疗过程中，合理的营养支持是患者康复和提高治疗效果的关键因素。无论是术后恢复，还是化疗期间，患者的营养状况都直接影响治疗进程和生活质量。为了帮助胃癌患者更好地度过治疗期，了解和遵循科学的饮食原则是至关重要的。

专家说

胃癌患者术后的饮食原则

（1）少食多餐：术后胃容量减少，建议患者每日进食5~6次，每次进餐量少，以确保足够的营养摄入。

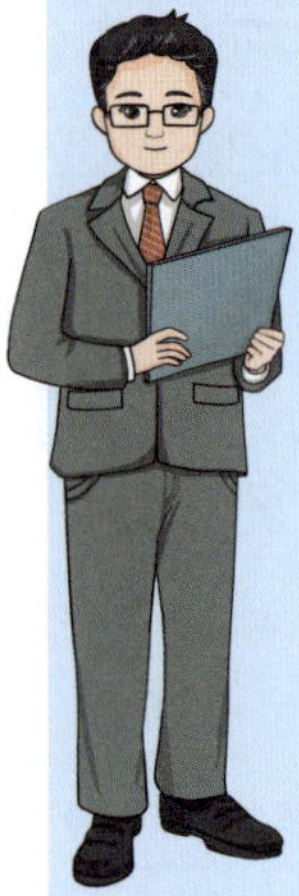

（2）细嚼慢咽：术后胃的消化功能较弱，建议每口食物咀嚼 25 次以上，减轻胃肠负担，帮助更好地消化。

（3）营养补充：术后早期可通过肠内营养支持，如口服或管饲补充营养，每日额外补充 400~600kcal，以满足身体需求。

（4）饮食循序渐进：术后饮食应遵循“循序渐进”的原则，逐步过渡到正常饮食。一般从清流质饮食开始，逐步过渡到流质、半流质、软食，最终恢复到正常饮食。

胃癌患者化疗期间的饮食原则

（1）少量多餐：化疗期间，建议维持少量多餐，避免暴饮暴食，同时饮水与进餐分开，防止胃食管反流，饭后避免立即躺下。

（2）饮食规律：保持固定进餐时间，避免过饥或过饱，细嚼慢咽帮助消化，减轻胃肠负担。食物要确保新鲜、干净，避免食用变质或受污染的食物。

（3）高蛋白食物：化疗会导致身体消耗增加，建议摄入足够的优质蛋白质，来源包括鱼类、鸡肉、瘦肉、豆制品和蛋类等。

（4）高维生素与矿物质食物：新鲜蔬果富含维生素、矿物质和膳食纤维，有助于增强免疫力、促进消化、预防便秘。建议选择如菠菜、胡萝卜、苹果等富含抗氧化物质的食物。

（5）易消化食物：化疗期间可能出现恶心、呕吐、食欲缺乏等症状，应选择易消化的食物，如粥、面条、蒸蛋等，以减轻胃肠负担。

（6）适量脂肪：脂肪摄入应适量，避免高脂饮食，适当补充橄榄油、鱼油等健康脂肪，有助于细胞修复与能量供应。

（7）充足水分：化疗期间，水分摄入非常重要，应每日摄入2 000~3 000mL水，以帮助排除代谢体内废物，维持电解质平衡。

（8）口服营养补充：如果食欲减退或消化吸收不良，可使用口服营养补充剂，改善营养状态，减轻化疗副作用，增强免疫力。

（徐惠绵　朱　志）

58. 复查发现胃癌**复发转移**该如何应对

胃癌的复发和转移是患者面临的重大挑战，治疗方案的选择需要根据多方面的因素进行综合评估。患者复发转移后的治疗不仅取决于癌症的分期和肿瘤的特征，还需要考虑患者的整体健康状况以及患者个体的治疗耐受性。

专家说

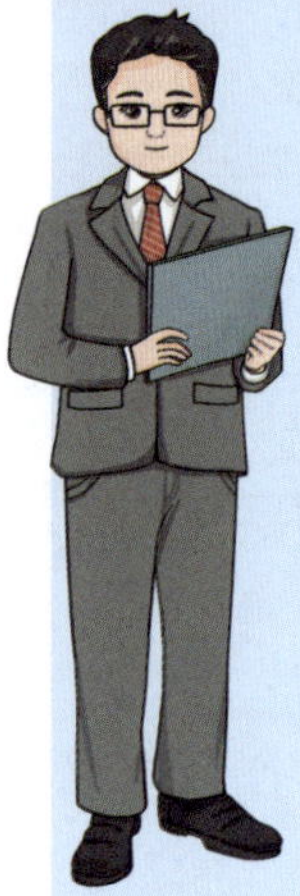

胃癌患者复发转移后常用的治疗方法包括以下几种。

（1）**手术治疗**：如果肿瘤局限于某一区域，且患者身体状况允许，可考虑再次手术切除，尤其是对于局部复发的患者。

（2）**化疗和靶向治疗**：对于无法手术或已经发生远处转移的患者，化疗仍是主要治疗手段，可选用细胞毒性药物抑制肿瘤生长。对于具有特定分子标志物的患者，可联合靶向治疗。

（3）**免疫治疗**：近年来，免疫治疗在胃癌复发转移中的应用逐渐增多，PD-L1 表达阳性或 MSI-H 患者可能从免疫检查点抑制剂治疗中获益。免疫治疗通过激活机体自身免疫系统来对抗肿瘤细胞，常与化疗联合使用。

（4）**中医药治疗**：在支持治疗方面，中医中药可以调理脾胃功能，缓解食欲缺乏等症状，提高生活质量。患者应该在正规中医医院或医疗机构就诊，并在医生指导下进行中医药治疗。

建议患者在治疗期间保持充足的休息，避免熬夜和过度劳累，保持愉悦的心情和稳定的情绪，减少焦虑和压力。同时，患者还应该进行适当的体育锻炼，以增强身体素质。饮食方面仍需遵循清淡、易消化的原则，避免进食辛辣刺激性的食物，以减少胃肠道不适。

健康加油站

哪些胃癌术后易复发，如何早发现

胃癌手术后，患者和家人最关心的问题之一就是肿瘤会不会“卷土重来”。通常，有几个因素会让胃癌术后复发的可能性高一些。首先，肿瘤分期越晚，特别是伴有淋巴结转移（数量多、位置高）的进展期胃癌，复发风险显著增高。其次，癌细胞本身的“个性”也很关键，像低分化癌、印戒细胞癌等恶性程度较高的类型，更容易复发。再次，如果手术没能彻底切干净（比如切缘有癌细胞残留），或肿瘤已经广泛侵犯到胃壁外层、血管、神经等，复发几率也会增加。最后，术后没有接受规范的辅助治疗，也可能导致复发风险升高。了解这些能帮助您更好地配合医生，做好术后复查和治疗。

胃癌术后复查的目的是早期发现复发或转移，并采取相应治疗。一般建议前两年每 3~6 个月进行 1 次复查，之后逐渐延长复查间隔。复查项目包括体格检查、影像学检查（如胸腹盆腔 CT 增强扫描）、肿瘤标志物［糖类抗原 72-4（CA72-4）、CEA 等］及内镜检查等。发现体重减轻、食欲减退等异常症状时，应及时就医，以便早期发现复发迹象。

（徐惠绵　朱　志）

八

食管癌

59. 哪些**生活习惯**容易导致**食管癌**

关键词

生活习惯　食管癌　危险因素

在生活中，我们常常看到身边有人烟酒不离手，吃饭时也总爱趁热吃，却很少想到这些习惯竟和食管癌的发生有着千丝万缕的联系。那么，到底哪些生活习惯容易诱发食管癌呢？

专家说

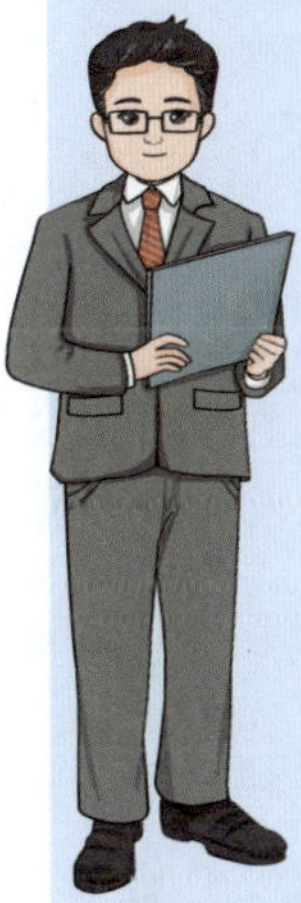

食管癌，作为一种严重威胁人类健康的恶性肿瘤，其发生往往与我们的日常生活习惯息息相关。了解并避免这些不良习惯，对于预防食管癌至关重要。

首先，长期吸烟是食管癌的一个重要危险因素。烟草中含有多种致癌物质，如尼古丁、亚硝胺等。这些有害物质不仅会直接损伤食管黏膜，还会削弱身体的免疫系统，使得食管细胞更容易发生恶变。据研究统计，吸烟者患食管癌的风险比不吸烟者高出 4.18 倍。

其次，过量饮酒也是食管癌的“帮凶”。酒精会刺激食管黏膜，导致其反复损伤和修复。长期的酒精刺激会引起食管黏膜的慢性炎症，增加癌变的概率。特别是高度烈酒，对食管的损害更为严重。

不健康的饮食习惯同样不容忽视。食管最里面一层叫黏膜层，很娇嫩，不耐高温，当食物温度超过 65℃，食管黏膜很容易被烫伤。因此，当我们吃过烫的食物（如刚出锅的热汤、热茶等），会烫伤食管黏膜。食管黏膜虽然具有自我修复能力，但长期反复的烫伤会使黏膜细胞增生、变异，从而增加患癌风险。此外，偏好腌制、熏制和霉变的食物也是一大隐患。腌制食物中往往含有大量的亚硝酸盐，熏制和霉变食物中则可能存在致癌的霉菌毒素，长期摄入这些食物会增加食管癌的发病概率。

饮食不均衡也是一个问题。新鲜蔬菜和水果摄入不足，会导致维生素、矿物质和膳食纤维的缺乏，影响身体的正常代谢和免疫功能，使食管黏膜更容易受到有害物质的侵害。

此外，长期的精神压力和不良情绪也可能在食管癌的发生中起到一定作用。压力过大、焦虑、抑郁等不良情绪会影响身体的内分泌和免疫系统，间接增加患癌的风险。

最后，忽视口腔卫生也可能与食管癌的发生有关。口腔中的细菌和病毒如果长期存在，可能会随着吞咽进入食管，引起炎症和损伤，为食管癌的发生创造条件。

总之，冰冻三尺非一日之寒，食管癌并非短期发生的，而是多种不良生活习惯长期作用的结果。为了远离食管癌的威胁，我们应当养成良好的生活习惯，戒烟、限酒，避免食用过烫、腌制、熏制和霉变的食物，保持饮食均衡，注重口腔卫生，同时学会调节情绪，释放压力。让我们从生活的点滴做起，为自己的健康筑牢防线，远离食管癌的阴霾。

（李　勇）

60. 出现哪些**症状**可能提示发生食管癌

关键词：吞咽困难　胸骨后疼痛　体重下降

当我们在吃饭时如果感觉吞咽有些不顺畅，或者时不时感觉胸骨后隐隐作痛，可能并不会太在意，以为只是偶然现象。但这些看似平常的症状，有可能是食管癌发出的信号。那么，究竟哪些表现可能提示发生食管癌呢？

专家说

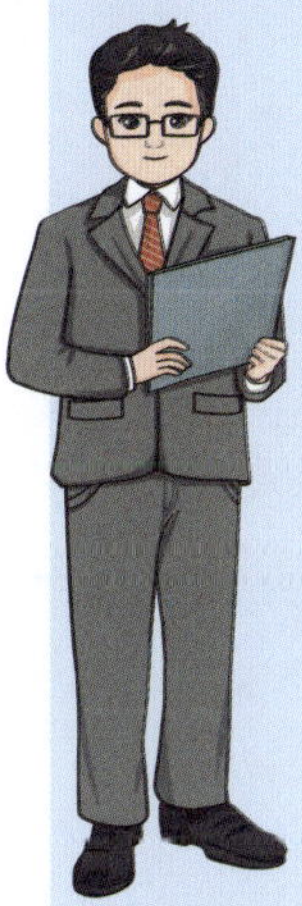

食管癌是一种严重威胁健康的疾病，了解其可能出现的症状对于早期发现和治疗至关重要。

（1）吞咽困难：是食管癌患者常见且较为典型的表现之一。在疾病早期，可能只是在吞咽较硬的食物时感到不畅，比如吃馒头、烧饼等。随着病情进展，吞咽困难会逐渐加重，发展到吞咽软食甚至流食都有困难。

（2）胸骨后疼痛：这种疼痛可能是隐痛、刺痛或烧灼样痛，在吞咽食物时尤为明显。有时疼痛还会放射至背部、肩部。

（3）哽噎感：感觉食物好像在食管中停留，难以下行，甚至有时会有食物反流的情况。

（4）咽喉部干燥感和紧迫感：总感觉咽部干燥、发紧，吞咽口水也不能缓解。

（5）**体重下降：**是一个重要信号。吞咽困难导致进食减少，营养摄入不足，身体会逐渐消瘦，体重明显减轻。

（6）**声音嘶哑：**这是因为肿瘤侵犯或压迫了喉返神经，影响了发声。

需要注意的是，这些症状并非食管癌患者所特有，其他食管疾病患者也可能有类似表现。但如果出现上述症状，尤其是持续时间较长或逐渐加重时，应及时就医，并进行相关检查（如食管镜、胃镜等），以便尽早明确诊断，抓住最佳的治疗时机。

早发现、早诊断、早治疗是应对食管癌的关键，我们应对身体的异常信号保持警惕，为健康保驾护航。

（李　勇）

61. 进行哪些检查可以诊断食管癌

当身体出现一些疑似食管癌的症状时，大家肯定迫切想知道通过哪些检查能确诊。毕竟准确诊断是后续治疗的基础。那么，究竟需要做哪些检查才能诊断食管癌呢？

专家说

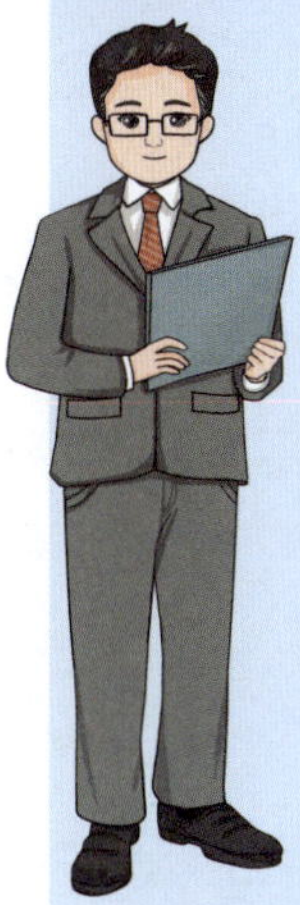

食管癌是一种严重的疾病，早期准确诊断对于患者后续的治疗和预后至关重要。那么，需要进行哪些检查才能明确诊断食管癌呢？

（1）**胃镜检查**：是诊断食管癌的重要手段。通过将一根细长的带有摄像头的管子插入食管，可以直接观察食管内部的情况，包括黏膜的形态、颜色、有无肿物等。如果发现异常，还可以进行活检，即在可疑部位取小块组织进行病理检查，以确定是否为癌细胞。

（2）**食管造影**：也是常用的检查方法之一。患者喝下含钡剂的液体后，通过 X 射线检查可以看到食管的轮廓、蠕动情况以及有无狭窄、充盈缺损等病变。

（3）**CT 检查**：有助于了解食管癌的病变范围、周围组织器官的受累情况，以及有无淋巴结转移。它可以为治疗方案的制订提供重要的参考依据。

（4）**超声内镜检查术**：能更清晰地显示食管壁各层的结构及肿瘤的浸润深度，对于判断肿瘤的分期有很大帮助。

此外，还有一些实验室检查，如肿瘤标志物检测，虽然不能单独作为诊断食管癌的依据，但可以辅助诊断，并在治疗过程中用于监测患者病情变化。

对于高度怀疑食管癌但上述检查不能明确诊断的患者，可能还需要进行 PET/CT 检查，它可以更全面地评估患者情况，发现远处转移灶。

关键词

胃镜检查　食管造影　超声内镜检查术

总之，诊断食管癌通常需要综合多种检查方法，医生会根据患者的具体情况选择合适的检查项目，以确保准确诊断，为后续的治疗提供可靠的依据。

（李　勇）

吸烟酗酒　遗传因素　致癌环境

62. 哪些人需要**警惕**发生食管癌

在生活中，总有一些人因为自身的一些行为习惯或所处环境等因素，比其他人更容易受到食管癌的威胁。那么，到底哪些人属于食管癌的高危人群，需要格外警惕呢？

专家说

食管癌是一种严重危害健康的疾病，以下几类人群需要格外警惕其发生。

（1）长期吸烟者、酗酒者：烟草中的有害物质和酒精的刺激，会不断损伤食管黏膜，增加癌变的可能性。

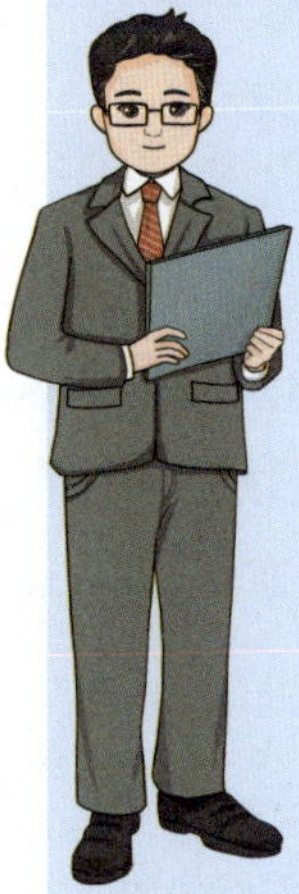

（2）喜欢吃过烫食物者：由于食管黏膜能耐受的温度有限，频繁进食过热食物，容易导致黏膜受损，而反复损伤修复的过程可能诱发癌变。

（3）有食管癌家族史者：由于遗传因素的影响，有家族史者患食管癌的概率相对较高。

（4）长期暴露于致癌环境中者：比如从事化工、石棉加工等行业，接触到的有害物质可能增加食管癌的发病风险。

（5）患有胃食管反流病、巴雷特食管等食管疾病的患者：若病情控制不佳，食管黏膜长期受到刺激，也易发生恶变。

（6）饮食习惯不良者：如偏好腌制、霉变食物，这类食物中含有的亚硝酸盐、霉菌毒素等致癌物质，会提高食管癌的发病可能。

（7）年龄较大者：尤其是55岁以上人群，身体功能下降，食管黏膜的修复能力减弱，患食管癌的风险会随之增加。

此外，营养不均衡，缺乏维生素、微量元素的人，其免疫系统相对较弱，对食管病变的抵抗力不足。

综上所述，以上人群应更加关注自身健康，定期进行相关检查，改善生活习惯，以降低食管癌发生的风险。一旦出现吞咽困难、胸骨后疼痛等异常症状，务必及时就医。

（李　勇）

63. 如何**预防**食管癌

关键词

饮食习惯 口腔卫生 体检

食管癌严重威胁着人们的健康，我们都希望能通过一些有效的方法来预防它的发生。其实，预防食管癌并不复杂，从日常生活的点滴做起就有可能降低患病风险。那么，具体该如何预防食管癌呢？

专家说

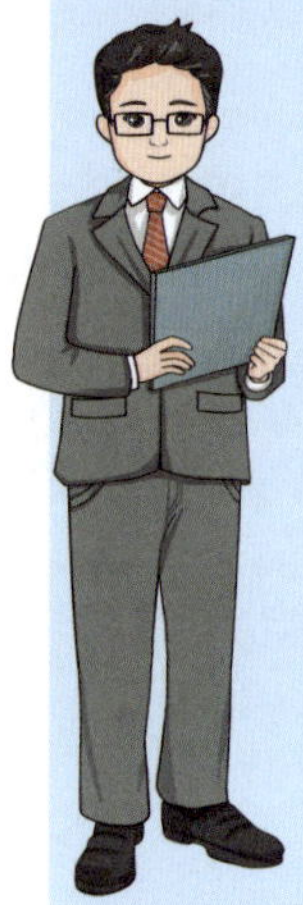

食管癌是一种严重威胁人们生命、健康的恶性肿瘤，但通过采取一系列有效的预防措施，我们可以显著降低其发病风险。

（1）保持健康饮食习惯是预防食管癌的基础：①避免食用过烫的食物和饮品，食管黏膜对温度较为敏感，长期摄入高温食物会损伤黏膜，增加癌变概率；②减少腌制、熏制和霉变食物的摄入；这些食物中往往含有大量的亚硝酸盐、多环芳烃等致癌物质；③多吃新鲜的蔬菜和水果，保证摄入足够的维生素、矿物质和膳食纤维，有助于维持身体的正常代谢和免疫功能。

（2）戒烟、限酒也是预防食管癌的关键：吸烟会释放多种有害物质，不仅损害肺部，也会对食管黏膜造成慢性刺激。过量饮酒则会导致食管黏膜反复发炎，增加癌变风险。因此，为了身体健康，应尽量戒除吸烟的习惯，限制饮酒量。

（3）注意饮食的均衡和规律同样重要：避免暴饮暴食，减少高脂、高糖食物的摄入，控制体重在合理范围内。规律的饮食有助于维持消化系统的正常功能，降低食管疾病的发生概率。

（4）保持良好的口腔卫生不容忽视：养成早晚刷牙、饭后漱口的习惯，及时治疗口腔疾病，防止细菌和病毒在口腔滋生并随着吞咽进入食管，引发炎症和损伤。

（5）保持积极乐观的心态对于预防食管癌也有一定的帮助：长期的精神压力和不良情绪可能会影响身体的内分泌和免疫系统，增加患病风险。学会合理释放压力，积极通过运动、旅行、与朋友交流等方式放松心情。

（6）定期进行体检和筛查也是预防食管癌的重要环节：尤其是对于高危人群（如有食管癌家族史、长期吸烟饮酒、患有食管疾病者等），应定期进行胃镜检查，以便早期发现病变，及时治疗。

综上所述，预防食管癌需要从日常生活的点滴做起，养成良好的生活习惯和饮食习惯，保持身心健康。只有这样，我们才能有效预防食管癌的发生，守护自己和家人的健康。

（李　勇）

64. 食管癌患者能**不做手术**吗

关键词

放疗 化疗 免疫治疗

一旦被诊断为食管癌，很多患者和家属都会面临一个艰难的抉择：是否要进行手术。但有些患者由于各种原因无法接受手术，这时他们就会迫切想知道，食管癌患者能不做手术吗？

专家说

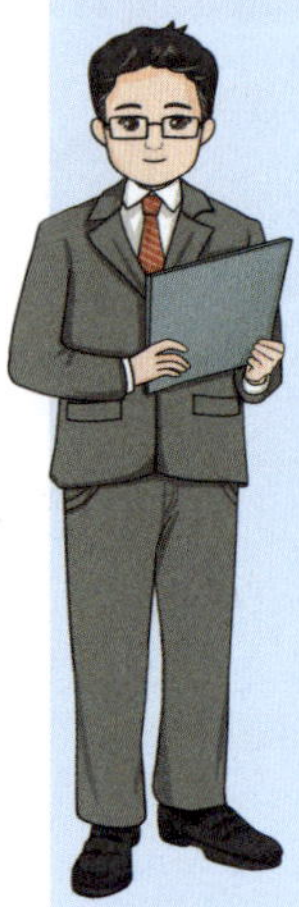

食管癌是一种令人担忧的恶性肿瘤，而手术往往被视为重要的治疗手段之一。那么，如果不进行手术，食管癌是否能够治愈呢？

首先，需要明确的是，食管癌的治疗方法多种多样，手术并非唯一的选择。然而，不做手术而实现治愈的情况相对较为少见。

对于早期食管癌，手术切除肿瘤常常能带来较好的治疗效果，有较高的治愈率。但如果因为患者身体状况不允许、肿瘤位置特殊或其他原因无法进行手术，放疗和化疗等治疗方式也会被考虑。

放疗通过高能射线杀死癌细胞，对于控制肿瘤的生长和缓解症状有一定作用。化疗则使用药物抑制癌细胞的生长和分裂。但单独依靠放疗、化疗来治愈食管癌，其效果通常不如手术直接切除肿瘤那么显著。

此外，近年来新兴的免疫治疗也为食管癌患者带来新的希望。免疫治疗通过激活患者自身的免疫系统来攻击癌细胞。然而，免疫治疗也并非对所有患者都有效，且在不做手术的情况下，要达到治愈仍存在一定难度。

在某些特殊情况下，如食管癌处于非常早期的阶段，且患者能够严格遵从医生的建议，包括改变不良的生活习惯、进行饮食调整等，结合积极的保守治疗，可能会实现病情的长期稳定控制，甚至在一定程度上类似于治愈的效果。

但总体而言，对于大多数食管癌患者，不做手术而单纯依靠其他治疗方法完全被治愈的可能性相对较低。治疗方案的选择需要综合考虑患者的具体病情、身体状况、治疗意愿等多方面因素。

综上所述，食管癌不做手术治愈的概率相对较小。患者在面对治疗选择时，应与医生充分沟通，权衡各种治疗方法的利弊，制订最适合自己的个性化治疗方案，以争取最佳的治疗效果和生存质量。

（李　勇）

65. 食管癌可以被**彻底治愈**吗

关键词 食管癌 治愈

食管癌给患者和家庭带来了巨大的痛苦和压力，大家都渴望能有一个明确的答案：食管癌到底能不能被彻底治愈呢？这关系到患者未来的生活和希望。

专家说

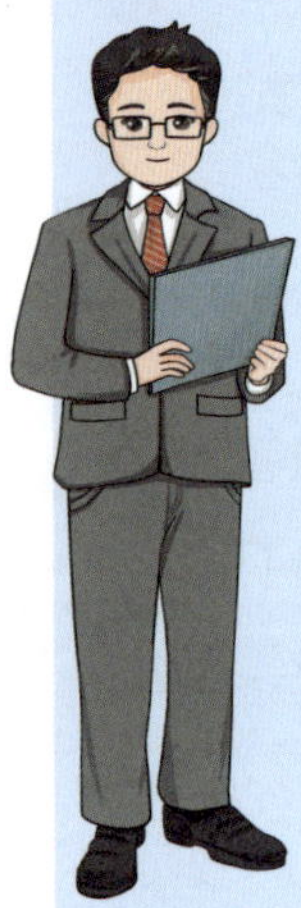

首先，我们需要明确的是，“彻底治愈”在医学上是一个相对的概念。对于食管癌来说，这取决于多个因素，包括癌症的分期、患者的整体健康状况、治疗方法的选择，以及治疗后的康复情况等。

早期发现的食管癌患者，治愈的机会相对较大。当肿瘤还局限在食管黏膜层或黏膜下层，没有发生淋巴结转移时，通过手术切除肿瘤或结合放疗、化疗等综合治疗手段，患者有可能实现长期无病生存，达到临床意义上的治愈。在这个阶段，肿瘤的范围较小，手术切除较为彻底，术后复发的风险也相对较低。

然而，如果食管癌发现时已经处于中晚期，肿瘤已侵犯食管壁的深层组织，或者已出现淋巴结转移甚至远处转移，患者被彻底治愈的难度就会大大增加。尽管此时仍然可以采取手术、放疗、化疗、靶向治疗及免疫治疗等多种方法来控制肿瘤的生长、缓解症状、延长患者的生存期，但要达到完全清除癌细胞，实现永不复发的彻底治愈，可能性较小。

患者的自身健康状况也对治疗效果和预后有着重要影响。如果患者身体状况良好，能够耐受各种治疗带来的副作用，那么治疗方案的选择会更多，治愈的希望也会相应增加。相反，如果患者同时患有其他严重的疾病（如心脏病、糖尿病等），治疗的风险和难度都会提高，被治愈的可能性也会降低。

治疗方法的选择和实施是否恰当、及时，也是决定食管癌能否治愈的关键因素。一个经验丰富的医疗团队，能够根据患者的具体情况制订个性化的治疗方案，并在治疗过程中根据病情变化及时调整策略，这对于提高治愈率至关重要。

此外，治疗后的康复和随访同样不容忽视。患者需要保持良好的生活习惯（包括合理饮食、适量运动、避免吸烟饮酒等），同时按照医生的要求定期复查，以便及时发现可能的复发或转移，采取相应的治疗措施。

综上所述，食管癌患者在某些情况下是可以实现彻底治愈的，但这需要早期发现、及时有效的治疗，以及患者良好的身体状况和充分的配合。虽然对于中晚期食管癌患者，被彻底治愈的难度较大，但随着医疗技术的不断进步，新的治疗方法和药物不断涌现，食管癌患者的生存质量和生存期都在不断提高。我们相信，在未来，食管癌患者被治愈将不再是遥不可及的梦想。

（李　勇）

66. 食管癌患者**术后**如何进行**有效康复**

关键词

康复 定期复查

食管癌手术对患者身体而言是一个巨大的考验，术后的康复情况直接影响着患者的生活质量和后续恢复。很多患者和家属都急切地想知道，食管癌患者术后到底该如何进行有效康复呢？

专家说

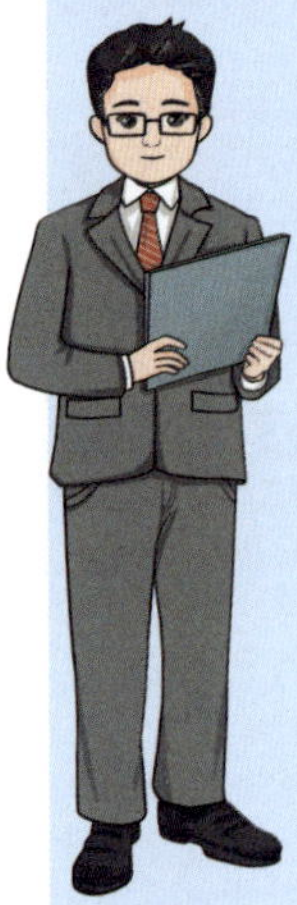

食管癌手术是一项重大的治疗措施，但患者术后的康复同样关键。有效的康复不仅能提高患者的生活质量，还能促进身体的恢复和预防并发症。

（1）饮食调整：是患者术后康复的重要环节。在术后初期，患者通常需要通过鼻饲或静脉输注来获取营养。随着身体的逐渐恢复，可逐渐过渡到流食、半流食，再到软食。饮食应以高蛋白、高热量、高维生素且易消化的食物为主，如瘦肉粥、鸡蛋羹、果蔬汁等。同时，要注意少食多餐，避免暴饮暴食，减轻胃肠道负担。

（2）适量运动：对于康复不可或缺。在身体条件允许的情况下，尽早开始下床活动，如短距离散步。逐渐增加运动的时间和强度，可进行一些如太极拳、瑜伽等温和的运动。运动有助于增强心肺功能，提高身体的免疫力，促进血液循环和新陈代谢。

（3）心理调节：在患者术后康复过程中也起着重要作用。食管癌术后患者可能会因为身体的变化和对疾病的担忧而产生焦虑、抑郁等情绪。家人和朋友应给予患者足够的关心和支持，鼓励患者积极面对生活。患者自身也可以通过参加一些社交活动、听音乐、阅读等方式来放松心情，保持乐观的心态。

（4）定期复查：是监测康复情况的重要手段。按照医生的建议，定期进行血常规、生化检查、影像学检查等，及时发现可能出现的问题（如肿瘤复发、转移），以及术后并发症的发展，以便采取相应的治疗措施。

（5）注意休息和睡眠质量：保证充足的睡眠，为身体的恢复创造良好的环境。建立规律的作息时间，创造安静、舒适的睡眠环境。

（6）注意伤口护理：保持伤口清洁、干燥，避免感染。如果出现伤口红肿、渗液等异常情况，应及时就医处理。

此外，患者还应积极配合医生进行吞咽功能和呼吸功能的训练。吞咽功能训练有助于恢复正常的进食功能，呼吸功能训练可以增强肺功能，预防肺部感染。

综上所述，食管癌术后的康复是一个综合性的过程，需要患者在饮食、运动、心理及复查等多个方面进行积极的配合和调整。只有这样，才能实现有效的康复，提高生活质量，回归正常的生活。

（李　勇）

九

淋巴瘤

67. 出现哪些症状需要怀疑淋巴瘤

关键词：淋巴结肿大　不明原因发热

淋巴瘤是一种起源于淋巴系统的恶性肿瘤，早期发现和及时治疗对患者至关重要。目前，淋巴瘤已成为我国男性的第八大高发恶性肿瘤。尽管其症状可能与其他疾病类似，但有些信号需要特别予以警惕。

专家说

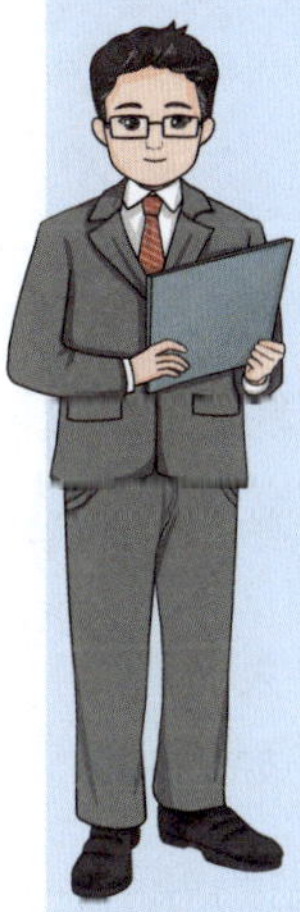

淋巴瘤最常见的表现是持续且无痛的淋巴结肿大，常见于颈部、腋下、腹股沟等部位，质地较硬，可能为局部单发或者多部位分散；后期可能融合成大包块。有些肿大的淋巴结可能位于纵隔或腹腔，因早期症状不明显而常容易被忽略，但后期可能因压迫引发患者出现胸闷、咳嗽、吞咽困难、腹胀等症状才被发现。需要注意的是，并非所有淋巴结肿大都是淋巴瘤所致，还可能由淋巴结炎、结核、自身免疫性疾病或癌症转移引起。如果发现淋巴结肿大，建议尽早就医。

此外，淋巴瘤在不同部位患者的表现也各有不同，特别是在特殊部位，可能出现以下症状。

（1）鼻咽或扁桃体：引起鼻塞、流脓鼻涕、鼻出血、喉咙痛及声音嘶哑等。

（2）胃肠道：可出现腹痛、腹胀、便秘、便血，甚至呕血或肠梗阻。

（3）中枢神经系统：可表现为头痛、恶心、视力模糊、肢体无力及偏瘫等。

（4）睾丸：总体发病率较低，大多数表现为睾丸无痛性肿大、下坠，摸起来质地坚硬，表面光滑或有结节，少数患者还可能伴随疼痛。

若上述症状持续不缓解，需尽早检查。

还有一些淋巴瘤患者会有全身症状，也称“B 症状”，包括以下几点。

（1）发热：长期发热（低热、不规则发热或高热），抗感染治疗无效。

（2）盗汗：夜间出汗严重到需要更换衣服或床单。

（3）体重减轻：不明原因的体重明显下降。此外，患者还可能出现乏力、皮疹、皮肤瘙痒等症状。

由于其症状多样且不典型，淋巴瘤常被称为“伪装大师”。有些患者早期表现可能被误认为是感冒、肠胃道疾病或其他常见疾病，导致诊断延误。因此，当出现持续的淋巴结肿大或上述症状时，应及时就医，进行专业检查。这样可以尽早明确诊断，争取治疗时机，保护患者健康。

（颜晓菁）

68. 淋巴瘤能被**治愈**吗

关键词：疗效　预后　病理分型

淋巴瘤是一类非常复杂的恶性肿瘤，临床表现和病理类型存在差异，患者的疗效和预后也存在差异。疗效就是治疗后疾病的控制情况，预后通常指患者的总体生存情况。例如，对于侵袭性的淋巴瘤，患者治疗后的 5 年生存率是一个关键指标，如果患者治疗后达到完全缓解，并且 5 年内未复发，则基本可以视为临床治愈。

专家说

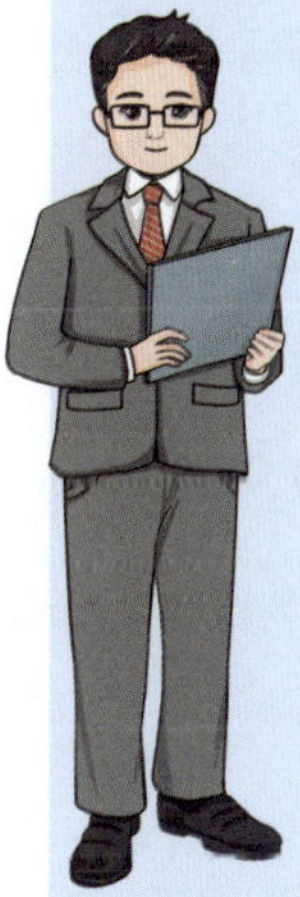

经常有患者在确诊淋巴瘤后会非常害怕，常会询问医生自己是不是得了绝症。尽管存在差异，但淋巴瘤并非绝症，随着医学技术的不断发展，许多患者通过规范化、精准治疗能够实现长期生存，甚至治愈。

淋巴瘤的治愈效果与病理类型紧密相关。从病理分型来看，淋巴瘤主要分为霍奇金淋巴瘤和非霍奇金淋巴瘤。霍奇金淋巴瘤的治愈率较高，早期患者通常通过放疗或联合化疗，治愈率可达到 90% 以上；即使是晚期患者，随着免疫治疗的引入，治愈率和生存率都有了显著提升。相比之下，非霍奇金淋巴瘤因肿瘤细胞的特征不同可分为数十种差异巨大的不同小类，不同种类的治愈率差异较大。例如，弥漫大 B 细胞淋巴瘤，低危组患者通过标准免疫化疗，治愈率可达 70%。而对于滤泡性淋巴瘤患者，尽管难以完全治愈，但通过治疗可以获得长期缓解，部分患者生存期可超过 10 年。套细胞淋巴瘤患者的预后相对较差，但随着新型药物的应用，治疗效果和患者生存期也逐渐有所改善。

治疗效果还受多种因素的影响，包括临床分期及患者的年龄、身体状况等。早期淋巴瘤通常病变范围局限，采用局部放疗或全身化疗更容易清除肿瘤细胞，因此治愈率较高；相反，晚期患者的治愈难度增加。年龄较小且身体状况良好的患者通常能够耐受更强的治疗，治愈的机会较高；相反，老年患者或有其他严重基础疾病的患者可能无法承受强度较大的治疗，治疗效果也会相应受到影响。

综上所述，随着医学技术的发展，通过联合化疗、免疫治疗、新型靶向药物及放疗等多种治疗手段，许多患者已经能够获得长期生存，甚至治愈。关键在于早期发现并进行精准治疗，医生的治疗经验和决策对患者的治疗效果也有着重要影响。因此，当出现相关症状时，建议患者尽早就医，选择有淋巴瘤诊疗经验的医院进行治疗，为争取治疗机会和提高治愈率提供保障。

健康加油站

疗效评估包括哪几种

疗效评估包括完全缓解（complete response，CR）、部分缓解（partial response，PR）、疾病稳定（stable disease，SD）及疾病进展（progressive disease，PD）。

CR：指治疗后淋巴瘤病灶完全消失，没有证据表明疾病存在。

PR：指淋巴瘤缩小了至少一半，但仍有残留病灶。

SD：表示治疗前后淋巴瘤病灶的大小和数量没有明显变化。

PD：表示淋巴瘤病灶在治疗后继续增大或者出现新的病灶。

（颜晓菁）

69. 淋巴瘤有哪些**治疗方法**

关键词

免疫治疗　靶向治疗　细胞治疗

随着医学科技的不断进步，淋巴瘤的治疗手段已不再局限于传统的化疗，而是发展为包括联合化疗、免疫治疗、靶向治疗、放疗、造血干细胞移植及细胞治疗等多种手段的综合治疗。

专家说

淋巴瘤治疗方案的选择主要依据病理类型、临床分期，同时还需要考虑患者的身体状况和病情特点。一般而言，淋巴瘤患者的治疗以药物治疗为主，在大多数情况下手术治疗并不是淋巴瘤治疗的首选方案。以最常见的弥漫大 B 细胞淋巴瘤为例，免疫靶向联合化疗（R-CHOP 方案为基础）依然是治疗该病最重要

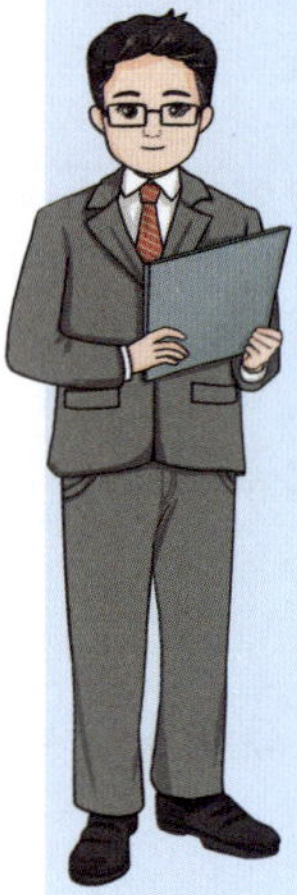

的手段，约有一半以上的患者能够达到治愈。对于局限期患者或伴有大包块的患者，医生可能会建议在联合化疗基础上加用局部放疗。而对于具有高危因素的患者，可能会在 R-CHOP 治疗的基础上加入新的治疗药物，如新的免疫靶向药物或小分子靶向药物，从而进一步提高疗效。

对于惰性淋巴瘤（如滤泡性淋巴瘤、边缘区淋巴瘤和慢性淋巴细胞白血病），由于病情发展较慢，某些情况下，患者可以选择观察随访策略而不需要立即进行系统性治疗。在这些患者中，是否启动全身治疗需要根据具体的治疗指征进行评估。随着医学的发展，部分惰性淋巴瘤患者的治疗已经能够实现“无化疗”也能取得良好效果。

遵循临床指南进行规范化治疗是确保疗效和安全性的前提，但每位患者的身体状况和疾病特征各有不同，因此医生有时会根据患者的个体差异制订个体化的治疗计划。例如，对于年纪较大或身体条件较差的患者，可能会减少药物剂量或选择副作用较小的药物；若患者存在心脏问题，医生会避免使用对心脏有害的药物；对于脑部受累的患者，还需要采取特定的治疗方法。

随着科学技术的进步，治疗选择日益丰富。新型抗体类药物、小分子靶向药物（如 BTK 抑制剂、HDAC 抑制剂、PI3K 抑制剂及免疫调节性药物等）以及抗体类药物（例如靶向 CD79b 和 CD30 的药物）为患者提供了更多的选择。对于有高危因素、容易复发的患者，可能需要进行自体造血干细胞移植。复发难治患者的治疗选择我们后面再介绍。

综上所述，淋巴瘤患者的治疗已从传统化疗转向了综合化和精准化治疗，从而实现治愈、延长生存期和提高生活质量的目标。面对复杂疾病，患者应尽早前往具有丰富诊疗经验的医疗机构，接受规范化治疗，从而争取最佳的治疗效果和生存机会。

（颜晓菁）

关键词

PET/CT 临床分期 疗效评估

70. 所有淋巴瘤患者都需要进行 PET/CT 检查吗

淋巴瘤患者或家属，常常会听到“PET/CT”这个术语。在得知其高昂的费用后，许多人会产生疑问：“PET/CT 检查究竟是做什么的，必须做吗？”

专家说

许多淋巴瘤患者的肿瘤细胞生长迅速、代谢活跃，因此对能量的需求也很高，通常会大量吸收葡萄糖作为能量来源。PET/CT 检查正是利用了这一特性。在检查前，会给患者注射葡萄糖显像剂，这种显像剂进

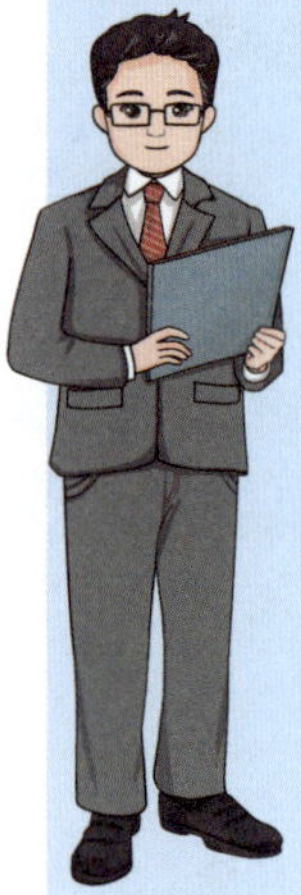

入人体后会在代谢较为旺盛的淋巴瘤病灶处高度聚集，医生便能通过影像清晰看到肿瘤。PET/CT 检查不仅可以帮助医生区分正常组织和肿瘤组织，还能明确淋巴瘤的位置、范围、数量、形状及代谢活性。对于许多类型的淋巴瘤患者来说，PET/CT 是非常重要的检查，能够帮助医生进行疾病的临床分期、疗效评估和复发监测等。

需要注意的是，PET/CT 对于高代谢的淋巴瘤类型（如霍奇金淋巴瘤、弥漫大 B 细胞淋巴瘤、滤泡性淋巴瘤等）敏感性较高，结果稳定，是有效的评估手段，治疗前、治疗中及治疗后患者都需要做 PET/CT。然而对于一些低代谢的淋巴瘤类型，如黏膜相关淋巴组织（mucosa-associated lymphoid tissue，MALT）淋巴瘤患者，其葡萄糖代谢不高且结果不稳定，因此不常规推荐 PET/CT 检查。

治疗前进行 PET/CT 检查能够帮助评估淋巴瘤患者的临床分期，即肿瘤在全身的分布情况（一般分为Ⅰ期、Ⅱ期、Ⅲ期及Ⅳ期），这对于制订治疗方案十分重要，避免过度治疗或治疗不足；治疗中进行 PET/CT 检查能帮助评估前期治疗效果，为调整治疗方案提供强有力的参考；治疗后进行 PET/CT 检查则可进一步评估治疗效果，帮助判断肿瘤是否完全消退，患者是否可以停止治疗；定期随访时还能帮助早期发现复发。

综上所述，PET/CT 检查在淋巴瘤患者的治疗中发挥着重要作用，但并非所有淋巴瘤患者都需要做 PET/CT 检查。是否进行该项检查，医生会根据患者的病情、淋巴瘤的类型以及其他诊疗需要来决定。

（颜晓菁）

关键词

复发 嵌合抗原受体T细胞免疫治疗 造血干细胞移植

71. 淋巴瘤患者**复发**该如何应对

尽管目前淋巴瘤的总体疗效已得到提高，但仍有部分患者会出现复发或难治（对既往治疗产生耐药），此时医生会根据其病理分型、既往治疗情况、复发的时间、病情严重程度以及患者身体状况，制订个体化方案。建议复发患者重新进行活检，以确认病理类型是否发生转化，并进行基因检测，以便精准治疗。

专家说

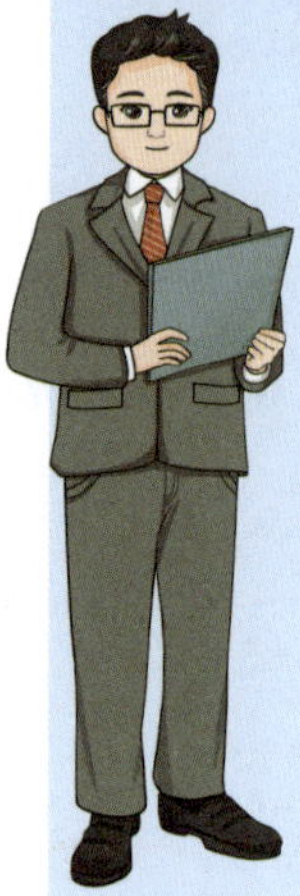

目前复发 / 难治性淋巴瘤患者的治疗选择包括以下几种方法。

（1）**化疗**：仍然是复发患者的基础治疗，通常需要更换为此前没有使用过的新的药物组合方案，治疗时需要密切监测治疗不良反应。

（2）**放疗**：是一种局部治疗方法，可以有效缓解局部症状、减少肿瘤压迫、抑制肿瘤生长，但并非根治手段。

（3）**靶向治疗**：靶向药物通过干预肿瘤细胞异常信号通路，特别适用于化疗无效或耐受性差的患者，通常需要联合治疗，以提高疗效。常用药物包括 BTK 抑制剂、HDAC 抑制剂、PI3K 抑制剂、XPO1 抑制剂、JAK1 抑制剂、蛋白酶体抑制剂及免疫调节剂等。

（4）**免疫治疗**：精准靶向淋巴瘤细胞，已经成为治疗的新方向。常见药物包括 PD-1/PD-L1 抑制剂、CD79b 靶向药物维泊妥珠单抗、CD30 靶向药物维布妥昔单抗、CD20/CD3 双特异性抗体格菲妥单抗及 CCR4 靶向药物莫格利珠单抗。不同靶向药物适用于不同类型的淋巴瘤，医生会根据病情选择合适的方案。

（5）**嵌合抗原受体 T 细胞免疫治疗（CAR-T）**：CAR-T 通过改造患者自身免疫细胞，使其精准有效杀伤肿瘤细胞，对于复发 / 难治性淋巴瘤疗效显著。但因其技术要求高，可能引发副作用，需要在经验丰富的专业医疗机构进行。

(6）造血干细胞移植：对于对二线治疗仍然敏感的患者，造血干细胞移植可能帮助他们达到完全缓解，提高长期生存率。

(7）参加新药临床试验：淋巴瘤研究进展迅速，新药不断涌现。复发 / 难治的患者可以考虑参加临床使用，获得前沿的治疗方案、减轻经济压力、提升治愈可能性。

综上所述，复发 / 难治性淋巴瘤患者仍有多种治疗选择，建议选择专业的淋巴瘤诊疗中心，接受精准化治疗，提高生存率并改善生活质量。

（颜晓菁）

72. 淋巴瘤患者需要进行**造血干细胞移植**吗

关键词

造血干细胞移植　自体移植　异基因移植

医生会在某些情况下建议淋巴瘤患者进行造血干细胞移植，特别是对于复发 / 难治性患者，移植可能是提高治愈率的重要治疗手段。

专家说

造血干细胞是所有血细胞的“种子”，主要存在于骨髓和脐带血中，通过使用特殊药物也可以从骨髓进入外周血中。造血干细胞移植是通过输入健康的造血

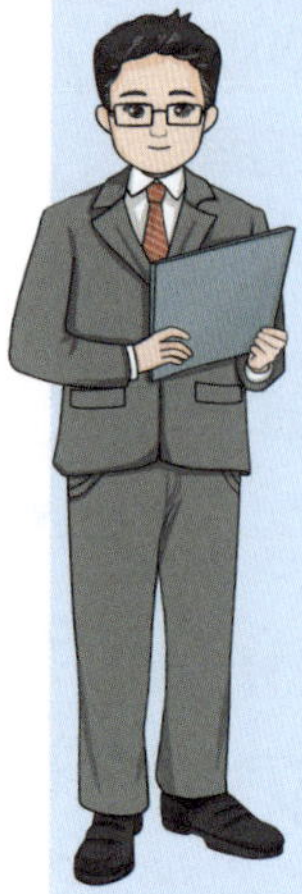

干细胞，重建患者的血液系统和免疫功能，用于治疗血液系统疾病和部分恶性肿瘤。根据供者来源，移植可分为自体移植和异基因移植。

（1）自体造血干细胞移植：采集患者自身的造血干细胞，存储后回输。这种方法适用于初步缓解但仍有复发风险的淋巴瘤患者，也适用对化疗敏感的复发/难治的患者。自体移植可以通过大剂量化疗或放疗清除体内残留的肿瘤细胞，然后回输自身干细胞以恢复正常造血功能。这就像耕地似的，想让一片杂草丛生的地长出庄稼，需要先把杂草除掉，还得彻底犁地，再播种之前保存好的种子。

（2）异基因造血干细胞移植：使用健康供者（兄弟姐妹、父母子女、无关志愿者）的造血干细胞，适用于免疫系统受损或者自体造血干细胞无效的患者。先需要通过大剂量化疗、放疗或者联合免疫抑制治疗，彻底清除患者体内的肿瘤细胞，给新的造血干细胞提供适合的环境，减少排斥；再输入来自健康供体的造血干细胞，使其在患者体内健康地生长、分化，重建患者的免疫系统和造血功能，从而持久地控制肿瘤，达到治愈的目的。

需要注意的是，造血干细胞移植并非适用于所有淋巴瘤患者，对于一些患者造血干细胞移植是整体治疗的一部分，可以减少肿瘤的复发，提高治愈率；对于一些复发/难治患者移植也是一种挽救治疗的方法。患者和家属应与医生充分沟通，了解移植的风险与收益，共同制订最佳治疗方案。

（颜晓菁）

73. 可以**手术切除**淋巴瘤吗

由于淋巴瘤常以肿块形式存在，因此“淋巴瘤可以切除吗？”通常是患者及家属最为关注的问题。

专家说

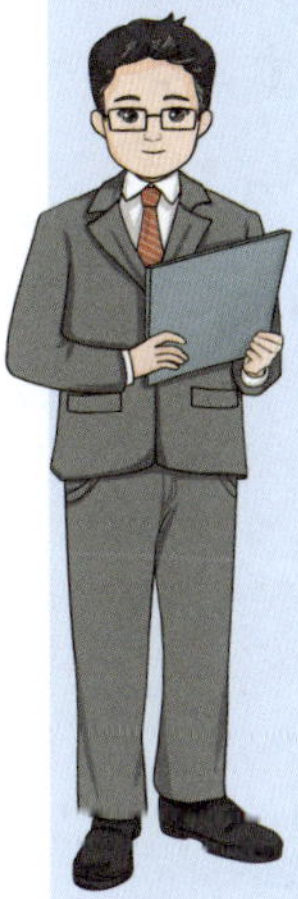

淋巴瘤无法通过单纯手术切除根治。与其他实体肿瘤不同，淋巴瘤是全身性疾病。淋巴细胞广泛分布在全身，肿瘤细胞可以存在于多个淋巴结和淋巴组织中，甚至侵犯肝脏、肺部、脑组织等重要器官。仅仅切除局部肿大的淋巴结或肿块，并不能清除体内潜藏的肿瘤细胞，也无法阻止它们在其他部位的继续生长。因此，手术治疗并不是淋巴瘤的主要治疗方式。

不过手术在某些特定情况下仍然具有重要意义。首先，病理检查是确诊淋巴瘤的“金标准”，它可以帮助医生明确淋巴瘤的类型和亚型，为后续治疗方案的制订提供依据。医生通常会通过穿刺活检、手术切除淋巴结或局部病变组织来进行病理检查，确认诊断。此外，当淋巴瘤引发严重并发症或危及患者生命时，手术可以用来缓解其症状。例如，当淋巴瘤导致患者出现肠梗阻、肠穿孔等急性情况时，手术可以移除病变部位，解除生命危险。

关键词
手术
淋巴结活检

淋巴瘤的治疗是一个复杂的过程，需要多种治疗手段的协同作用，包括化疗、放疗、靶向治疗、免疫治疗、细胞治疗及造血干细胞移植等。因此，面对淋巴瘤时，患者和家属不必仅仅执着于“手术切除”这一单一手段，而应充分信任专业医生，依据淋巴瘤的类型、分期以及患者的身体状况等综合因素，制订个性化的治疗方案，携手共同战斗，朝着康复的目标努力前行。

（颜晓菁）

关键词：嵌合抗原受体T细胞免疫治疗　细胞因子释放综合征

74. 哪些患者适合进行嵌合抗原受体T细胞免疫治疗

随着科技的进步，肿瘤治疗的手段也日益增多，其中一种备受关注的新技术就是嵌合抗原受体T细胞免疫治疗，它为许多淋巴瘤患者带来了新的希望。

专家说

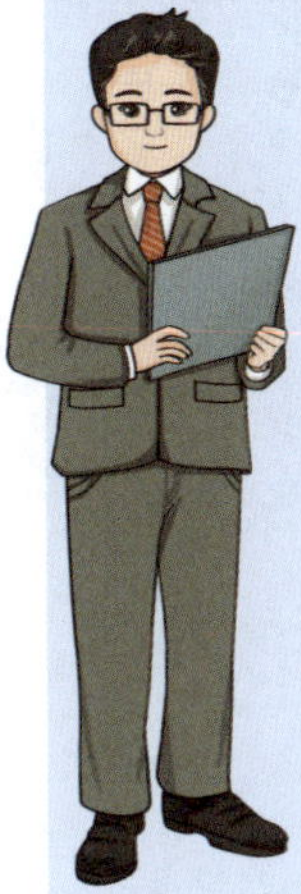

嵌合抗原受体T细胞免疫治疗（chimeric antigen receptor T cell immuno-therapy，CAR-T）是一项创新的免疫疗法。我们身体的免疫系统本来就具备识别和清除异常细胞的能力，但肿瘤细胞往往非常狡猾，能够逃避免疫系统的“监视”。而CAR-T治疗的独特之处在于，它通过先进的实验室技术对患者的T细胞进行改造，给这些T细胞加装一个特殊的“雷达”，使其能够精准识别和攻击癌细胞。经过改造后的T细胞，就像训练有素的“特种兵”，能够在体内精确地寻找肿瘤细胞并发挥强大的攻击力。当这些“特种兵”回到患者体内后，便开始执行任务，消灭肿瘤。

那么，哪些患者适合使用CAR-T呢？

目前，CAR-T在治疗某些血液肿瘤上取得了显著效果，特别是B细胞淋巴瘤、多发性骨髓瘤和急性B淋巴细胞白血病。但并非所有的B细胞淋巴瘤患者都适合使用此方法。CAR-T主要适用于那些传统治疗方法无效的复发或难治性B细胞淋巴瘤患者，肿瘤细胞有特异性的标志（如CD19、CD20、CD22），目前比较应用比较成熟的淋巴瘤类型包括弥漫大B细胞淋巴瘤、滤泡性淋巴瘤和套细胞淋巴瘤等类型。当然，一些临床数据也表明，其他类型的B细胞淋巴瘤患者在接受CAR-T后，可能也会获得一定效果。医生会根据患者的具体病情和整体健康状况，综合评估是否适合此治疗。

尽管 CAR-T 为淋巴瘤的治疗带来了突破性的进展，一些患者在治疗后病情得到了显著缓解，生活质量得到了大幅提高，但这项治疗仍存在一些挑战。首先，CAR-T 治疗费用较高，从细胞采集、制备到回输的过程也需要相当长的时间，导致很多患者无法承担。其次，治疗过程中可能会出现一些不良反应，如细胞因子释放综合征（cytokine release syndrome，CRS）、免疫效应细胞相关神经毒性综合征（immune cell-associated neurotoxicity syndrome，ICANS）等，少数情况下，不良反应可能迅速发展甚至具有致命性，需要有经验的医生进行及时识别及控制。

因此，接受 CAR-T 的患者应选择专业的医疗机构，由经验丰富的医疗团队进行操作和监控，以确保治疗的安全性和效果。随着技术的不断进步和成本的逐步降低，未来 CAR-T 有望惠及更多患者，成为更多肿瘤患者的福音。

（颜晓菁）

第三章

男性其他常见肿瘤

一

白血病

1. 身体出现哪些**信号**可能是白血病的**早期预警**

关键词

白血病　早期症状

白血病是一种源于骨髓造血系统的恶性疾病，简单来说，就是血液中白细胞产生癌变，生长不受控制，并影响了其他血细胞的正常功能。白血病有不同的类型，一些发展得很慢（称为“慢性白血病”），而另一些发展得非常快（称为“急性白血病”）。男性白血病的发病率略高于女性，其中以慢性淋巴细胞白血病的差异最为显著。总体而言，白血病的年发病率在每 10 万人中 1~4 例，且发病率随着年龄增长而升高，其中 60 岁以上群体发病率最高。那么，白血病在早期可能有哪些身体信号值得我们予以警惕呢？

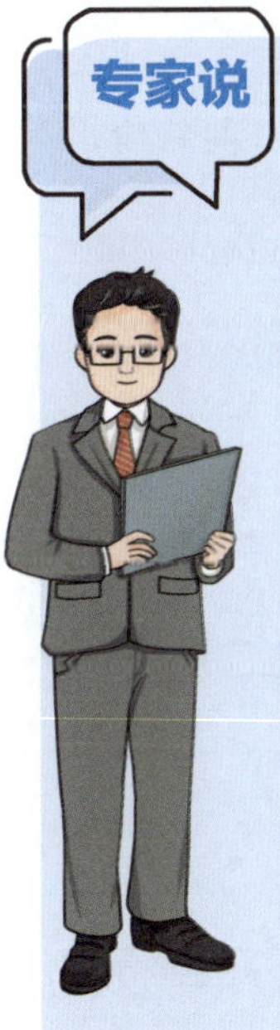

白血病的早期症状可能因类型不同而有所差异，但有一些共同的表现值得关注。

（1）持续性疲惫和乏力：由于白血病细胞对正常造血的抑制，患者常可能因贫血感到疲惫、活动耐力的下降，甚至休息后也难以恢复体力。

（2）淋巴结和肝脾异常：部分患者可能会发现颈部、腋下、腹股沟等部位的淋巴结肿大，但通常无痛感。此外，也可能出现肝脾肿大的现象，表现为早饱或腹胀不适等，明显者甚至可以自行在上腹部摸到质地偏硬的包块。

（3）**感染频繁且不易控制：**白血病患者免疫系统功能下降，可能会频繁出现感冒、发热等感染症状，并且常用的治疗效果较差。

（4）**皮肤和出血异常：**皮肤可能因贫血显得苍白或发黄，血小板减少则可能导致皮肤出血点、瘀斑，或牙龈、鼻腔、尿液及粪便中出现出血。

（5）**血常规检查的异常：**白血病的诊断需要依赖血液和骨髓的检查结果，而血常规是最基础的筛查工具之一。值得注意的是，血常规异常不仅仅是细胞数量的变化，更重要的是细胞性质的异常。若外周血中出现未成熟的白细胞（一般报告为“其他细胞”或“原始细胞”），这是白血病的重要线索。

当出现上述症状时，尤其是多种症状同时存在，应尽快进行血常规检查，作为初步判断的重要依据。

（刘钦瑜）

2. 哪些**因素**可导致白血病的发生

白血病是一种复杂的恶性血液疾病，其确切病因尚不完全清楚，但已知多种内外因素可能增加其发生风险。对于公众关心的遗传因素方面，白血病并非遗传病，多数情况下为由基因和环境共同作用导致的散发性疾病。因此，关注可控的环境和健康因素是预防白血病的关键。

专家说

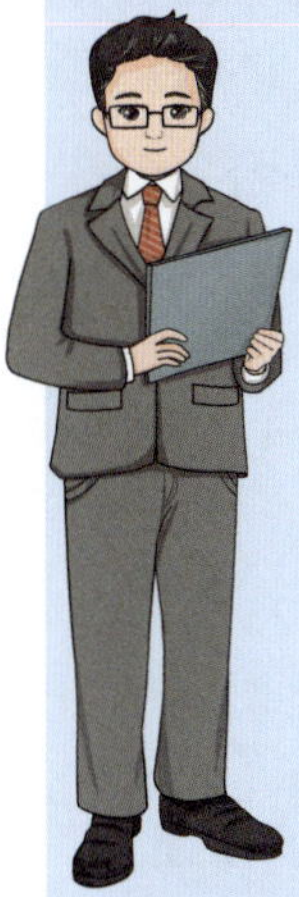

依据现有研究发现，大多数患者的发病原因或风险仍不明确，暂只能归咎于“运气不好”。而少数已知的可能增加患病风险的因素如下。

（1）**基因遗传：** 尽管白血病不是严格意义上的遗传病，但某些遗传综合征（如唐氏综合征）与白血病的发生风险密切相关。此外，先天携带某些促癌或抑癌相关基因突变的个体，其患病概率可能会有所提高。

（2）**环境暴露：** 长期接触苯类化学物质、大剂量电离辐射、进行放疗或化疗均可能导致造血系统的异常变化，增加白血病患病风险。而人们普遍关注的甲醛，目前尚无确凿证据指向其直接提高白血病发病率。

（3）**免疫系统功能异常：** 人体健全的免疫系统能够及时清除随时都在产生的癌变隐患。但当人体免疫功能长期受损时（例如免疫缺陷综合征、自身免疫性疾病或长期使用免疫抑制药物等），免疫监控能力就会削弱，从而为白血病的发生提供“机会”。

（4）**生活方式和其他因素：** 虽然饮食和吸烟等生活习惯在白血病中的直接作用尚无明确证据，但保持健康的生活方式有助于整体降低患癌风险。

（刘钦瑜）

关键词

患病风险　患癌风险

3. 白血病患者一定要进行**骨穿**和**腰穿**吗

关键词

骨髓穿刺 腰椎穿刺

在白血病的诊治过程中，骨髓穿刺（简称“骨穿”）和腰椎穿刺（简称“腰穿”）是两种重要的检查手段。许多患者对进行上述检查感到担忧甚至害怕，主要担心进行这些检查是否必要，以及是否会带来痛苦或风险。

专家说

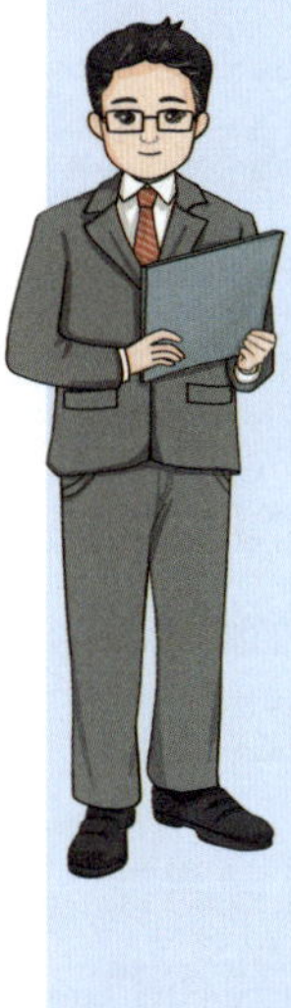

骨穿是白血病诊断中重要的检查手段之一，其作用包括以下几点。

（1）明确诊断与分型： 通过骨髓穿刺获取的样本，可直接观察白血病细胞的形态和比例，确诊白血病的存在，并区分具体类型（如急性或慢性，髓细胞系或淋巴细胞系等）。

（2）骨髓遗传学检查： 骨髓样本可用于细胞遗传学和分子遗传学检测，例如染色体核型分析和基因变异筛查。这些信息对于评估患者预后、指导治疗方案选择（如是否需要移植或使用靶向药）具有决定性意义。

（3）药物申请和报销： 大多特效药物（如靶向药物）需要提供骨髓遗传学检测的结果作为医保报销或药物申请的依据。

重复骨穿的必要性，主要包括以下几点。

（1）初诊阶段：为了全面评估病情，初诊时可能需要多次骨穿，尤其在初次结果不足以明确分型或患者病情复杂时。

（2）治疗随访阶段：在治疗过程中，医生可能需要通过重复骨穿评估治疗反应，例如是否达到完全缓解、是否存在微小残留病（minimal residual disease，MRD）。这些信息对于调整治疗方案具有重要意义。

骨穿的疼痛不适以及安全风险是患者普遍关心的问题。实际上，骨穿是在局部麻醉下进行的成熟操作，不适程度有限，风险可控。随着技术改进和医生操作的熟练，检查过程的风险和痛苦可降至最低。

腰穿主要用于检查白血病是否侵犯患者中枢神经系统（如脑和脊髓）。并不是所有患者都必须进行腰穿，但在急性淋巴细胞白血病、急性高白细胞白血病等特定高风险情况下，其具有不可替代的作用，是中枢神经系统评估与治疗的必需手段，其作用包括以下几点。

（1）明确中枢情况：监测脑脊液样本，可判断是否存在白血病细胞，以明确中枢神经系统是否受累。

（2）治疗和预防：多数静脉及口服药物无法顺利进入中枢系统，对于高风险患者或者明确诊断中枢受累及的患者，可通过腰穿将化疗药物直接注入脑脊液中，以预防或治疗中枢神经系统白血病。对于部分患者重复多次的腰穿是必要的，以保障充分的预防或治疗效果。

患者常担心腰穿会引发头痛或影响智力、肢体功能等。实际上，规范操作的腰穿通常不会产生严重并发症，多数患者仅会出现短暂的头痛或其他轻微不适。医生严格、规范的操作可将风险降到最低。相反，如果因不必要的过度担心而拒绝腰穿，反而可能因为疾病的漏诊、漏治造成严重不良后果。

（刘钦瑜）

4. 白血病有哪些**治疗方法**

关键词

骨髓移植　靶向治疗　免疫治疗

化疗和骨髓移植是治疗白血病的重要方法，随着现代医学的快速发展，靶向治疗和免疫治疗等新兴手段为白血病患者提供了更多选择。不同类型的白血病有不同的最佳治疗方案，因此患者需要根据病情、身体状况和经济条件，与医生共同制订个性化的治疗方案。科学治疗、积极配合，再加上心理和生活管理，患者有可能实现长期生存甚至治愈。

专家说

（1）化疗：指通过使用对细胞有毒性的药物杀死白血病细胞，是急性白血病治疗中无可替代的基础治疗方法。化疗药物对快速增殖的白血病细胞有很大的杀伤力，但也会对正常细胞造成一定影响。通常化疗需要分几个阶段进行。

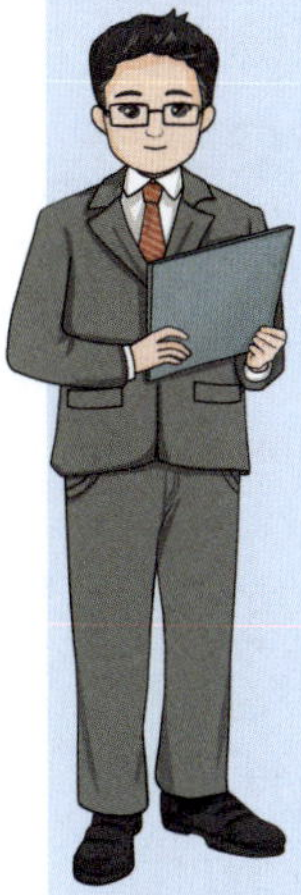

诱导化疗：指通过高强度的化疗快速减少白血病细胞数量，让病情进入缓解状态。

巩固化疗：在初步缓解后追加药物，清除体内可能残存的白血病细胞，降低复发风险。此阶段后，根据病情可能进入骨髓移植阶段或维持治疗。

维持治疗：使用低剂量化疗药物长期控制病情，进一步防止复发，适用于部分需要长期管理的患者。

化疗期间会出现血细胞进一步下降的“低谷期”，此时患者会面临感染和出血等高风险情况，须由有经验的医生密切监测。此外，患者还可能出现恶心、呕吐、脱发等不良反应。

（2）骨髓移植：通常强度越高的化疗对白血病细胞的杀伤效果越强，但人体正常细胞对化疗的承受能力有限。超过极限后，虽然肿瘤可能进一步被杀灭，但正常造血系统也失去了自行恢复的可能，也就无法实现恢复健康的治疗初衷。因此，对化疗不敏感的高风险白血病无法靠单纯化疗治愈。骨髓移植（或称造血干细胞移植）是高风险白血病患者的重要治疗方式之一。主要分两种。

自体移植：患者在初步治疗达到缓解状态后，从自身提取健康干细胞，在进行超高强度化疗（该强度下的治疗后造血功能常无法自行恢复）进一步清除白血病细胞后，将提前准备的自体干细胞输回体内以恢复造血功能。其本质是提高了化疗强度的上限。

异基因移植：由匹配的供者（亲属或非亲缘匹配者）提供造血干细胞，不仅能重建造血功能，还能借助供者的异体免疫细胞清除患者体内的白血病细胞。这种方式效果显著，但风险更高，包括排斥反应和感染等问题。

骨髓移植的复杂性较高，供者匹配和术后管理至关重要。尽管风险较大，但对高危患者来说，它可能是当前唯一的治愈机会。

（3）靶向治疗：是通过针对白血病细胞特有的异常基因或蛋白质进行精确打击的治疗方案，在有效杀灭癌细胞的同时对正常细胞的伤害较小。最经典的案例是慢性髓系白血病患者使用的酪氨酸激酶抑制剂，已让许多患者实现长期控制病情甚至接近正常寿命。对于某些急性白血病患者，在使用泛靶点药物（如维奈克拉）或针对特定基因变化（如 *FLT3*、*IDH1*）的靶向药物同时联合化疗，可显著提高疗效。

靶向治疗多适用于携带特定基因突变的患者，因此治疗前需要进行遗传学检测以判断是否适用。

（4）免疫治疗：是通过增强患者自身免疫系统的功能，帮助识别并杀死白血病细胞。

CAR-T 细胞治疗：从患者体内提取免疫细胞，在实验室改造后重新输回体内，使其能够精准识别和杀死白血病细胞。该疗法对复发或难治性急性淋巴细胞白血病患者效果显著。

单克隆抗体治疗：通过特定抗体直接作用于白血病细胞或增强免疫系统的杀伤能力，效果显著且不良反应相对较少，目前在急性 B 淋巴细胞白血病有成熟应用。

免疫治疗主要针对传统疗法无效或复发的患者，不良反应包括免疫系统过度激活等问题，需要严密监控。

（5）**最佳支持治疗**：对于身体状况较差、无法耐受上述治疗，或其他治疗均无效的患者，可以选择仅通过输血、镇痛、抗感染等支持治疗，尽量减轻病情、延长寿命、改善生活质量。但因为不涉及针对白血病本身的有效治疗，这种方案的预期寿命也最短。

（6）**抗体偶联药物**：抗体偶联药物（antibody-drugconjugate，ADC）是一种将单克隆抗体与化疗药物结合的新型疗法，可利用抗体精准定位白血病细胞后精准释放化疗药物杀死癌细胞，而对其他正常细胞影响较小。ADC 疗法正在逐步扩展适用范围，成为白血病治疗领域的有力补充。

（刘钦瑜）

5. 白血病能被**治愈**吗

白血病患者的治愈率和生存期因其类型、患者的身体状况以及所采用的治疗方案而有所不同。总体而言，疾病风险分级越高、患者年龄越大，治疗效果越差。下面对 4 种主要类型进行分析，并总结影响疗效的关键因素。

关键词：治愈率 生存期

专家说

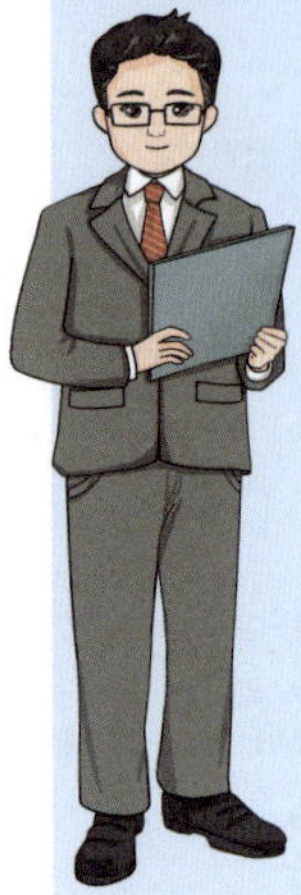

急性髓系白血病（acute myeloid leukemia，AML）

AML 的治愈率和生存率与基于基因变异和染色体核型异常划分的风险分级密切相关。

（1）治愈率

低危：患者通常伴有有利的基因特征，通过标准化疗，治愈率可达 50%~70%。部分患者不需要移植即可能长期生存。

中危：基因特征更为复杂，治愈率在 30%~50%。对于这部分患者，是否进行移植需根据治疗反应（如微小残留病灶的水平）决定。

高危：伴有不良基因变异或复杂核型异常，治愈率低于 20%。大多数高风险患者需要在缓解后尽早进行异基因造血干细胞移植以提高长期生存机会。即使如此，长期生存仅 50% 左右。

（2）预期寿命：未治疗的 AML 患者通常仅有数周至数月的生存期。通过标准治疗后，低风险患者可实现长期生存甚至治愈；中高风险患者的生存期则取决于治疗效果及是否复发。对于完成治疗但未达治愈的患者，生存期从几个月到几年不等。

急性淋巴细胞白血病（acute lymphoblastic leukemia，ALL）

成人 ALL 患者的治愈率显著低于儿童患者，但部分患者仍可实现治愈。

（1）治愈率：通过化疗、靶向治疗（如针对 Ph+ALL 患者的酪氨酸激酶抑制剂）及骨髓移植，年轻患者的治愈率可达 40%~60%。老年患者因耐受性较差，治愈率通常只有 20%~30%。

（2）预期寿命：未治疗的 ALL 患者生存期仅数周至数月；完成治疗但未治愈的患者可能存活几个月到几年不等。

慢性髓细胞性白血病（chronic myelogenous leukemia，CML）

CML 因靶向药物（如伊马替尼）的应用，已从一种致命疾病转变为可以长期控制的慢性疾病。

（1）治愈率：CML 患者的完全治愈率较低，但部分患者可在长期靶向治疗后停药，并维持无病状态，显著改善生活质量。

（2）预期寿命：接受靶向药物治疗的 CML 患者，其 5 年生存率超过 90%，许多患者可接近正常寿命。未治疗的患者通常会在 3~5 年进展为急变期，一旦急变预后极差。

慢性淋巴细胞白血病（chronic lymphocytic leukemia，CLL）

CLL 患者的病程通常较慢，许多患者可以长期带病生存。

（1）治愈率：CLL 尚无彻底治愈的手段，治疗目标是长期控制病情。低风险患者可暂通过定期评估观察病情变化，而无须立刻启动治疗；高风险患者可通过化疗、靶向药物（如 BTK 抑制剂）和免疫治疗显著改善病情并延缓疾病进展。

（2）预期寿命：低风险 CLL 患者可能不需要治疗即可长期生存，而高风险患者经有效治疗生存期也可达 5~10 年。随着新药的应用，患者的生活质量和生存期已显著延长。

（刘钦瑜）

关键词 生育保护 精子冷冻

6. 白血病的治疗会**影响**患者**生育**吗

白血病治疗可能对成年男性患者的生育力产生显著影响，主要表现为患者的精子数量和质量下降、性激素水平变化以及性功能的减退。了解治疗会对患者的生育和性功能有哪些影响，并采取相应的保护措施，有助于患者更好地应对治疗带来的长期影响。

专家说

（1）化疗的影响：化疗药物可能损伤患者睾丸中的生殖细胞。

生育力下降：精子数量减少、质量下降或出现无精症，某些药物（如环磷酰胺）的损伤尤为明显，恢复期可能长达数年，部分患者可能永久丧失生育力。

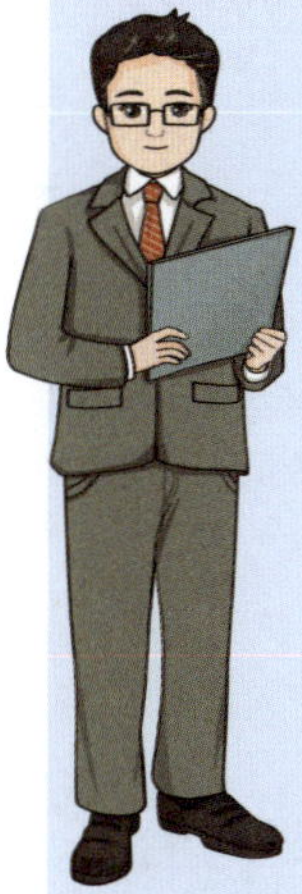

性功能变化：化疗可能导致患者激素水平下降，引起性欲减退或勃起功能障碍，尤其是在治疗强度较高的情况下。

（2）造血干细胞移植的影响：移植前的高剂量化疗几乎会不可避免地损伤睾丸功能，绝大多数患者会出现不可逆的不育，并可能因内分泌紊乱、心理压力和治疗中的不良反应而长期影响性功能。

（3）靶向药物和免疫治疗的影响：靶向药物和免疫治疗通常对患者生育力的直接、长期影响较小，但安全性仍需进一步研究确认。

（4）生育保护措施

治疗前：①精子冷冻是目前最成熟、最常用的生育保护技术。患者在治疗前可采集并保存精子，用于将来的辅助生殖技术。即使精子数量较少，冷冻后仍可能通过显微受精技术实现生育。②对于无法采集精子的患者，冷冻睾丸组织是一种实验性选择。

急性白血病患者可能病情急需治疗，或存在影响精子采样安全性的合并症，因此需要及时与主管医生讨论精子冷冻或其他保护措施的可行性。

治疗后：①功能评估，定期检查精液质量和睾酮水平，了解生殖功能恢复情况；②辅助生殖技术，对于不育患者，可通过冻存的精子，借助体外受精或辅助受精技术实现生育。

（刘钦瑜）

7. 治疗白血病时，患者在生活中需要注意哪些

关键词

感染预防　饮食营养　心理调适

白血病治疗通常需要经历长时间的化疗、骨髓移植或靶向治疗，期间患者的身体免疫力会显著下降，生活中许多方面都需要格外注意，以降低并发症风险，提高治疗效果和生活质量。

专家说

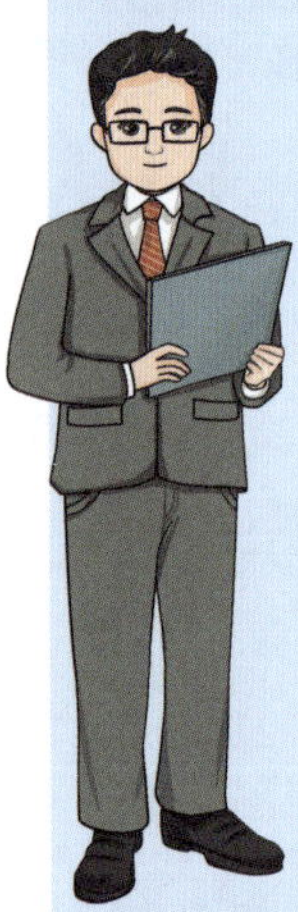

患者在治疗期间需要注意以下几方面。

（1）感染预防： 白血病治疗期间，患者的免疫功能大幅下降，感染风险显著增加。做好感染预防是生活管理的核心任务。

个人卫生： 勤洗手，保持口腔清洁，避免皮肤破损；如有伤口需要及时处理并消毒；严格管理饮食卫生，尽量食用高温充分消毒的新鲜餐食，避免进食可能引发感染的不新鲜或不洁饮食。

环境清洁： 保持居住环境干净整洁，避免接触可能滋生细菌的清洁用品。

减少外出： 外出佩戴口罩，尽量避免前往人群密集的场所，特别是在流感和呼吸道感染高发季节。

疫苗接种：化疗后患者免疫能力低下，疫苗接种可能无法实现预期效果，建议与主管医生商量，且须避免接种活疫苗（如麻疹、腮腺炎、风疹联合疫苗），以防严重不良反应。

医疗管理：定期监测白细胞水平，必要时预防性使用抗细菌药、抗真菌药、抗病毒药。

（2）饮食营养：良好的营养是支持身体恢复的重要基础。

均衡饮食：摄入充足的蛋白质（如瘦肉、鱼、蛋类）、复合碳水化合物（如全谷物）和健康脂肪（如坚果、植物油），满足能量需求。

避免生冷食物：免疫力下降时，应避免食用生鱼、生肉等未完全煮熟的食物，以降低感染风险。

谨慎选择食物：尤其使用靶向药物期间，应避免食用西柚及其制品等可能影响血药浓度的食物。

避免贸然添加保健品：尽量不进食既往未接触的品类，未经医生允许不随意使用保健品、草药或功能性食品，以免干扰治疗或加重肝肾负担。

（3）心理调适：应对长期治疗的心理压力。

保持积极心态：接受专业心理咨询或加入患者支持群体，与他人分享经历，减轻心理压力。

与家人沟通：坦诚表达感受，以获得家人和朋友的正向支持。

学会放松：通过冥想、深呼吸、听音乐等方式缓解压力，改善睡眠质量。

（4）生活管理：调整日常习惯，适应治疗需求。

保证休息：应保证足够的休息时间，避免过度劳累。

适度锻炼：在身体允许的情况下，进行适量的低强度运动（如散步、瑜伽），帮助增强体质和改善心情，不建议挑战身体负荷的高强度运动。

按时服药：严格遵循医生指导按时服用药物，不随意调整剂量或中断治疗。

定期复查：按时完成血常规、骨髓检查等随访，及时了解治疗效果和身体状况。

（5）避免诱发因素：以减少额外风险。

戒烟、限酒：烟草和酒精可能削弱免疫系统、增加健康负担。

减少化学物质接触：避免接触可能有毒的化学物质（如苯类化合物）或污染源，减轻身体负担。

预防药物不良反应：关注治疗过程中可能出现的不良反应（如恶心、贫血、感染），及时与医生沟通并采取措施应对。

（刘钦瑜）

二

黑色素瘤

8. 哪些因素可引起黑色素瘤的发生

关键词

黑色素瘤　病因　遗传因素

黑色素瘤作为起源于皮肤、黏膜乃至脉络膜等黑色素细胞的高度恶性肿瘤，其确切成因至今仍是科学界探索的热点。尽管尚未完全明确黑色素瘤的病因，但一系列风险因素已逐渐浮出水面，为我们揭示了这一疾病的复杂面纱。

专家说

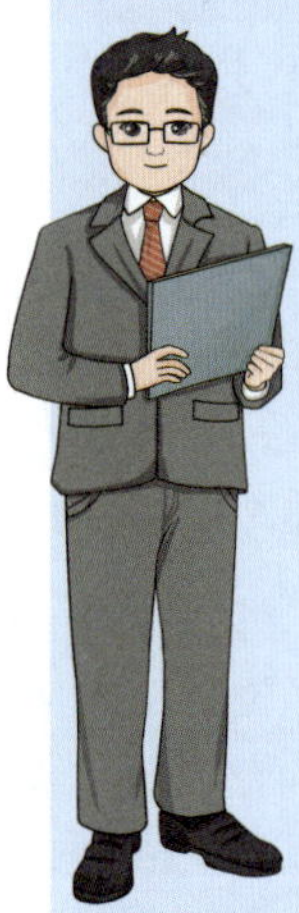

（1）紫外线暴露： 无疑是皮肤型黑色素瘤的重要诱因。在欧美国家，许多白种人热衷于享受日光浴。然而，长时间、高强度的紫外线却如同隐形的利刃，穿透皮肤，不仅带来烧伤的痛苦，更可能诱导皮肤细胞 DNA 发生突变，为黑色素瘤的滋生埋下祸根。尽管在亚洲一些国家紫外线的强度相对较低，但黑色素瘤依然是危害居民健康不可忽视的恶性疾病，这提示我们可能还有其他未知因素在暗中作祟。

（2）慢性皮肤炎症或长期的局部刺激： 如经常受到摩擦的痣，也可能成为黑色素瘤的“催化剂”。这些刺激如同慢性的皮肤伤害，可能导致皮肤细胞发生异常变化，进而演变为恶性肿瘤的温床。

（3）遗传因素：有家族性黑色素瘤病史的人，其患病风险往往显著高于普通人。这是因为某些基因突变，如 *BRCA2* 或 *BRAF*，可能在家族中遗传，使得后代更易受到黑色素瘤的侵袭。

（4）基因变异：可以说是黑色素瘤的“隐形推手”，虽然它不一定是引发黑色素瘤的直接原因，但却可能让病情变得更加棘手。想象一下，我们的身体就像一台精密的机器，基因就是这台机器的“指令代码”。当这些代码出现错误，也就是基因发生变异时，就可能让这台机器的某些部件出现故障。在黑色素瘤中，有几种基因变异特别引人关注，比如 *BRAF*、*NRAS*、*c-KIT* 及 *GNAQ*/*GNA11* 等基因的突变。这些基因变异就像是在细胞的生长和分裂过程中插入了错误的指令，导致细胞不受控制地增殖，从而使得黑色素瘤的侵袭性增强，预后变差。简单来说，这些变异就像是给黑色素瘤细胞装上了“加速器”，让它们变得更加强大和难以对付。

（5）大量或非典型痣：也是黑色素瘤的一个重要风险因素，这些痣可能与众不同，颜色、形状或大小都可能与普通痣有所区别。对于拥有这些痣的人来说，他们需要更加警惕黑色素瘤的发生，定期进行皮肤检查。

（6）罕见的先天性黑色素细胞痣：这些罕见的先天性黑色素细胞痣在某些情况下可能会发展成黑色素瘤。因此，对于这类痣的监测和管理显得尤为重要。

综上所述，黑色素瘤的成因复杂多样，涉及紫外线暴露、基因突变、免疫系统状态、慢性刺激或炎症、遗传因素，以及痣的存在等多个方面。了解这些因素，有助于我们更好地预防和管理这一疾病，为健康护航。

（陈　誉　张惠姗）

9. 如何**预防**黑色素瘤

虽然黑色素瘤确切成因尚未完全明确，但我们可以通过一系列科学、有效的预防措施来降低患病风险，提高患者生存质量。

专家说

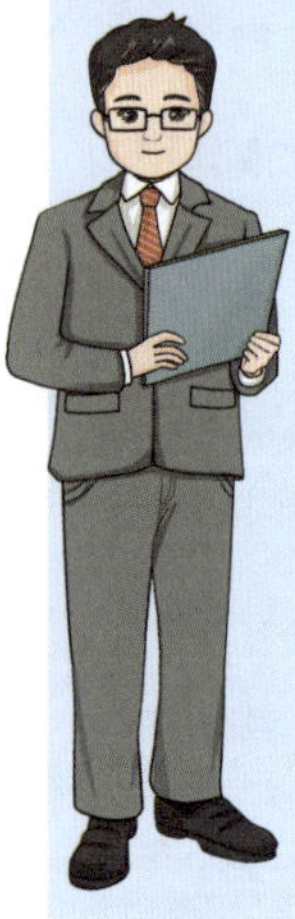

对于黑色素瘤的预防主要包括以下几点。

（1）日常防护

防晒是关键：防晒是预防黑色素瘤的第一道防线，许多朋友往往容易忽视这一点。在紫外线强烈的上午 10 点至下午 4 点，尽量避免外出。若必须外出，请涂抹高倍数、广谱防晒霜，并穿戴长袖衣物、宽边帽和太阳镜，全方位保护皮肤。

定期检查皮肤：自我检查皮肤是及早发现黑色素瘤的重要手段。我们应当对自己皮肤的痣的分布非常熟悉，每月至少进行一次自我检查。注意观察是否有新的生长物或现有痣、雀斑、疙瘩和胎记的颜色、形状和大小发生变化。一旦发现异常，立即就医。

远离日光浴床：日光浴床释放的紫外线强度往往高于自然阳光，长期使用会大大增加患黑色素瘤的风险。因此，应尽量避免使用日光浴床。

养成健康生活习惯：戒烟、限酒，保持均衡饮食和适量运动，有助于提升整体健康水平，降低患病风险。对于容易摩擦部位的色素痣，应特别留意保护，避免长期摩擦导致恶变。切记不要自行处理痣，如使用腐蚀药物或冷冻等方法，以免刺激黑痣增加恶变风险。

（2）高风险人群：患有先天性巨痣、着色性干皮病、存在慢性皮肤溃疡或者经久不愈创面、足底或处于易于摩擦部位的痣、拥有异常痣、有家族性非典型多发性痣的人群，以及处于免疫抑制状态或年龄超过 50 岁的男性。

对于存在痣、慢性溃疡和创面的患者朋友们需要定期拍照对比，记录大小变化。这些高风险人群应定期进行全面的皮肤检查，从基线检查开始，之后进行持续的随访，专业医生会仔细评估皮肤状况，及时发现并处理可疑病变，必要时接受活检，通过病理检查明确诊断。

一旦发现皮肤上的痣出现不对称、边缘不规则、颜色改变、直径增大或隆起等异常情况，应立即就医进行专业检查，并早期切除。早期诊断和治疗对于提高黑色素瘤患者的治愈率至关重要。

（陈　誉　张惠姗）

10. 黑色素瘤与普通黑痣有哪些区别

关键词 ABCDE 法则 黑色素瘤 黑色素痣

在我们每个人的皮肤上，都可能出现一些被称为黑色素痣的小斑点或斑块。这些黑色素痣是皮肤中黑色素细胞聚集形成的，它们在出生时就可能已经存在，也可能在出生后逐渐显现。虽然大多数黑色素痣都是良性的，但有一种称为黑色素瘤的恶性肿瘤，却可能起源于这些看似无害的斑点。因此，了解黑色素痣与黑色素瘤的区别，以及如何识别潜在的恶性变化，对于维护我们的皮肤健康至关重要。

专家说

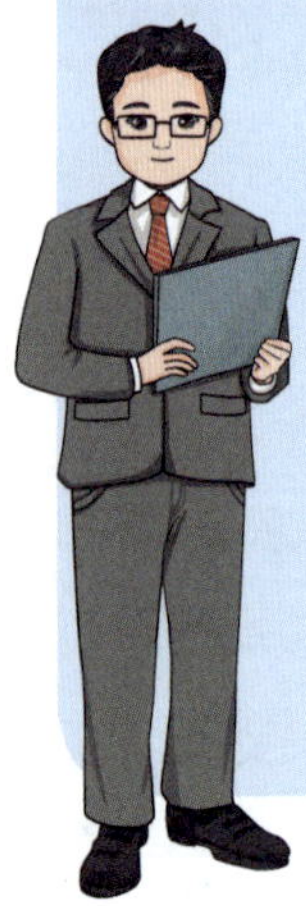

为了区分黑色素瘤与普通黑痣，医学界提出了一套简单易行的 ABCDE 法则。

A（asymmetry）不对称性：黑色素瘤的形状往往是不对称的，它们可能呈现出不规则的形状，而与之相对的，普通的黑痣则通常呈现出圆形或对称的形状。当你观察一个痣时，如果它的两侧形状不一致，或者看起来像是被扭曲或拉伸过，那么这可能是一个警告信号。

B（border）边缘：黑色素瘤的边缘通常是不规则的，可能有切迹、锯齿状或模糊的边缘。而普通黑痣的边缘则是整齐且清晰的。如果发现某个痣的边缘突然变得模糊或不规则，这可能是一个需要关注的迹象。

C（color）颜色：黑色素瘤的颜色往往是不均匀的，可能包含多种颜色（如棕色、黑色、红色、白色或蓝色）。相比之下，普通黑痣的颜色通常是均匀的。颜色的不均匀性，特别是突然出现的新颜色，是黑色素瘤的一个重要特征。

D（diameter）直径：黑色素瘤的直径通常大于 6mm，而普通黑痣则通常较小。虽然大小并不是决定性的因素，但较大的痣更有可能发展成为黑色素瘤。

E（evolution）演变：黑色素瘤的大小、形状或颜色可能会随着时间的推移而发生变化。而普通黑痣则相对稳定，通常不会出现明显的变化。如果你注意到某个痣在大小、形状或颜色上发生了变化，特别是如果这些变化是在短时间内发生的，那么你应该立即就医检查。

除了 ABCDE 法则外，黑色素瘤还可能伴随其他症状，如出血、瘙痒或结痂等。这些症状虽然不一定都指向黑色素瘤，但如果符合上述的 ABCDE 特征，那么你应该立即寻求专业医生的帮助。

（陈　誉　张惠姗）

11. 黑色素瘤的常见表现有哪些

关键词 黑色素瘤 常见表现

黑色素瘤，因其发病部位的不同，被划分为四大类型：肢端型、黏膜型、皮肤型及眼部黑色素瘤。这些类型在全球不同地区和人种间的分布存在着显著差异。在美国，皮肤型黑色素瘤占绝大多数，高达 91.2%；而黏膜型黑色素瘤则相对较少，仅占 1.3%。然而，在中国、日本等亚洲国家，情况却大不相同，肢端型黑色素瘤成了主要亚型，占比高达 42%~65%，紧随其后的是黏膜型黑色素瘤，占比在 20%~30%。

专家说

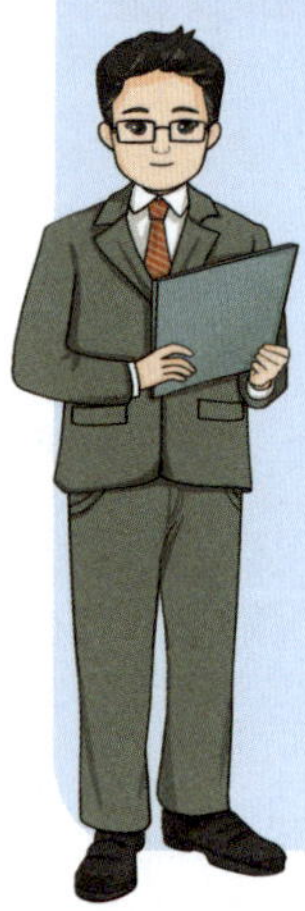

黑色素瘤患者在早期和晚期都会表现出特定的症状。早期黑色素瘤可能并不引人注意，因为它可能没有明显的症状。但随着病情的逐渐发展，一些关键的变化开始显现。你可能会注意到新痣的出现，尤其是那些形状不对称、边缘不规则、颜色不均、直径较大的痣。同时，原有的痣也可能发生变化，包括大小、形状、颜色的改变，甚至可能出现瘙痒、出血、结痂等症状。这些都是黑色素瘤早期的预警信号，一旦发现，应立即就医检查。

到了晚期，黑色素瘤患者的症状会变得更加明显和严重。患者皮肤上可能会出现肿块或皮下结节，这些肿块可能隆起，也可能呈现蕈状或菜花状，表面容易破溃和出血，周围还可能出现不规则的色素晕或色素脱失晕。当黑色素瘤向皮下组织生长时，也可能表现为皮下结节或肿块。

此外，晚期黑色素瘤还可能引发感染，导致红肿和疼痛。更糟糕的是，它还可能会转移到附近的淋巴结，导致患者局部淋巴结肿大，产生压迫症状，甚至肿物局部破溃、出血。如果黑色素瘤进一步转移到肝脏、肺、脑、骨骼或其他器官，那么患者将出现相应的器官受损表现。例如，骨转移可能导致骨痛，肺转移可能导致咳嗽、咯血，而脑转移则可能导致头痛及中枢神经症状。

因此，对于黑色素瘤这一潜在的危险疾病，我们必须保持高度警惕。一旦发现任何可疑的痣或皮肤变化，应立即就医进行专业检查。通过早期发现和治疗，可以大大提高黑色素瘤患者的治愈率，保护自己的皮肤健康。记住，预防总是胜于治疗，定期的皮肤检查和健康的生活方式是预防黑色素瘤的关键。

（陈　誉　张惠姗）

12. 黑色素瘤**治疗过程**中，患者日常生活需要**关注**哪些

关键词

日常监测　生存质量

黑色素瘤患者的有效治疗仅是康复旅程的开端，治疗后的复发监测与科学的生活方式管理对防止复发、提升长期生存质量至关重要。患者需在专业指导下，将日常皮肤自检、均衡饮食、心理调适及规律作息融入生活，形成全方位的健康管理策略。

专家说

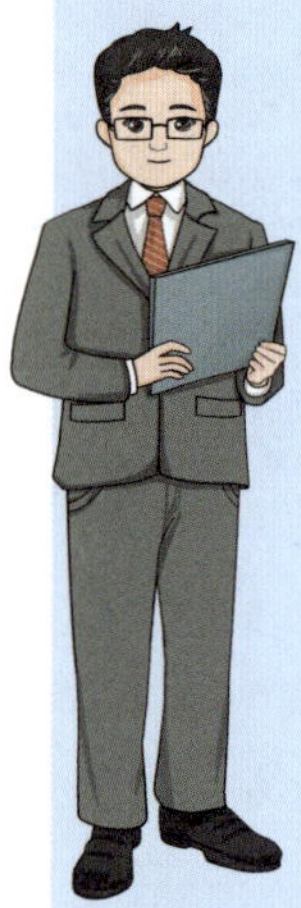

（1）日常检测：在黑色素瘤的复发监测中，患者及其家属的角色至关重要。大多数黑色素瘤的复发最初是由患者或其家属发现，尤其是当复发局限于某些特定部位时。这一现象强调了定期自我检查在黑色素瘤监测计划中的必要性。此外，黑色素瘤的复发存在着一个关键的时间窗口。有研究表明，黑色素瘤的复发和转移大多发生在最初诊断后的 2~3 年。事实上，超过 95% 的黑色素瘤患者复发都发生在确诊后的 5 年内。考虑到黑色素瘤复发的这一时间分布特征，结合临床建议，建议采取终身的自我皮肤检查。这不仅有助于早期发现潜在的复发或新发病灶，还能提高患者的生存率和生活质量。因此，鼓励患者及其家属积极参与黑色素瘤的自我监测，是预防和控制黑色素瘤复发的重要手段，但需注意的是影像学复查、随访仍占据重要地位。

（2）饮食：患者在饮食上不需要特别忌口，应注重营养均衡，合理安排膳食，确保摄入足够的营养。日常生活中可适当多食用优质蛋白、富含维生素 C 的蔬菜和水果，以及富含膳食纤维的食品。避免食用过热、过辣、过酸等刺激性食物，以及发霉、变质的食物，以免刺激皮肤。同时，还要减少脂肪和胆固醇的摄入。

（3）心理上：要调整心态，正确对待疾病和治疗，保持积极乐观的心态。尤其是对于接受截肢的患者朋友，需要防止他们因情绪低落而自残。必要时，患者可以向家属、朋友或心理咨询师寻求帮助，以缓解心理压力。

（4）运动与作息：适当运动，建议在身体状况允许的情况下，每天进行 30 分钟以上的运动。规律作息，避免熬夜，保持充足的睡眠时间，有助于患者身体恢复和免疫力提高。若患者存在抽烟、喝酒等不良习惯，应尽早戒烟、限酒。

（陈　誉　张惠姗）

13. 如何**应对**黑色素瘤患者在治疗过程中出现的**不良反应**

关键词

不良反应　系统治疗

黑色素瘤早期可通过手术根治性切除，中晚期或不可手术的患者，往往需要进行全身系统性治疗。系统性治疗通常包括化学治疗、免疫治疗及靶向治疗等。按照不同治疗方式，常见的治疗不良反应也不尽相同。在就医过程中，应积极主动告知主管医师相应症状及严重程度以便及时处理。

专家说

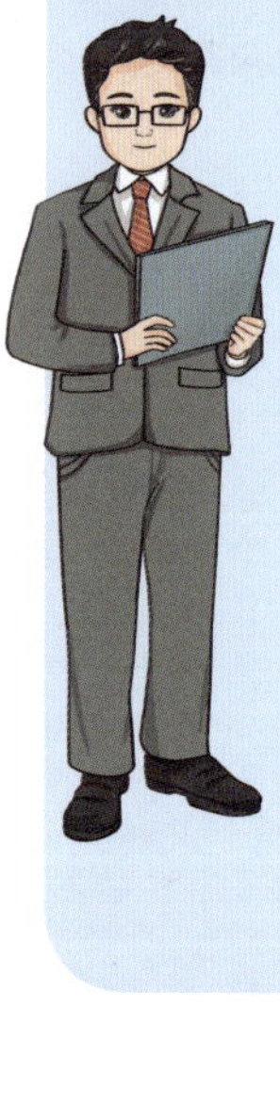

治疗过程中的常见不良反应主要包括以下几种。

（1）胃肠道反应：抗肿瘤治疗的常见胃肠道不良反应包括恶心、呕吐、食欲减退及腹泻等。针对恶心、呕吐、食欲减退等症状，若患者症状较轻，可适当使用保胃药、促胃动力药物。若出现腹泻症状，患者饮食上应警惕生冷刺激，轻度腹泻（每日少于 3 次）可服用蒙脱石散及益生菌缓解，并注意补充水分、盐分及糖分，中重度腹泻建议及时就医。

（2）骨髓抑制：骨髓抑制的患者可出现乏力、容易感染、贫血及血小板减少等表现。进行抗肿瘤治疗的患者应监测血常规等指标。若患者出现骨髓抑制的表现，应根据骨髓抑制程度及时对症处理，在日常生活中，应避免到人群密集处，注意佩戴口罩，及时增减衣物，避免受凉感染。

（3）肝功能受损：在抗肿瘤治疗过程中也可能出现肝功能受损，通常症状不明显，可能表现为乏力、恶心、食欲减退、发热、皮肤及巩膜黄染等，完善肝功能检查可诊断，这也提示了定期行肝功能、肾功能检测的必要性。在日常生活中，应避免服用不正规诊所开具的“补身体”的中药，来历不明的药物可能会加重患者肝脏损害。出现肝脏损害，建议及时到正规医院进行护肝治疗，饮食上可食用鱼肉、鸡蛋白等优质蛋白。

（4）脱发：脱发的不良反应常见于使用了白蛋白结合型紫杉醇的患者。若出现了脱发，不必过于焦虑或惊慌，在停药治疗后，头发往往会恢复自然生长。

（5）术后管理：除了定期的换药消毒以外，日常生活中应当注意保护伤口，避免伤口部位碰水及受到挤压，发生感染。饮食上注意避免辛辣刺激性食物，可能会影响伤口恢复。有缝线的伤口，应按照医生的医嘱根据不同部位，在规定时间进行拆线。若是截肢的患者，应在伤口愈合后，积极进行康复训练，尽早恢复肢体运动功能。

（6）其他：如甲状腺炎、肺炎、肝炎、肠炎、发热及感染等表现，建议遵医嘱进行规律治疗，定期复查。

（陈　誉　张惠姗）

14. 黑色素瘤患者治疗后多久需要**随访复查**

关键词：随访复查　周期

黑色素瘤患者治疗后的随访复查是动态管理的关键环节，其周期安排需严格依据肿瘤分期、类型及特定风险分层进行个体化制定。规范的影像学检查与患者日常自检相结合，构成早期发现复发转移的双重保障。

专家说

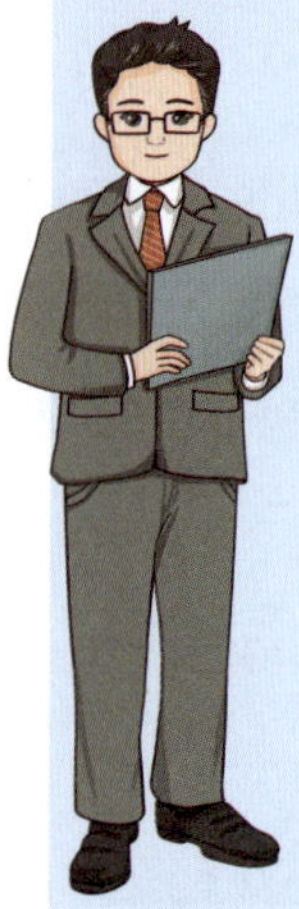

根据黑色素瘤的分期及类型不同，随访频率也有所不同。

（1）对于皮肤黑色素瘤、黏膜黑色素瘤及肢端黑色素瘤的患者： 建议0期的患者，按照每年1次的频率进行随访。ⅠA期～ⅡA期的患者，建议前5年按照每6~12个月1次的频率进行随访。0期～ⅡA期的患者，随访内容不推荐常规影像学检查，仅有特殊症状或体征时行影像学检查。对于ⅡB期～Ⅳ期的患者，建议在前两年按照每3~6个月1次的频率进行随访，第3~5年按照每3~12个月1次的频率进行随访，往后根据临床需要每年进行1次随访。这部分患者建议定期筛查浅表淋巴结彩超、胸部CT、腹盆腔CT增强扫描或MRI，以及颅脑磁共振增强扫描或CT、骨扫描等。

（2）对于眼部黑色素瘤的患者：针对患眼，建议前 3~5 年每 3~6 个月进行 1 次随访，往后每 6~12 个月进行 1 次随访。随访内容包括眼科检查、眼底照相、眼部超声检查等。全身随访周期根据患者转移风险等级不同再具体细分。眼部黑色素瘤患者的转移风险与肿瘤分期及原发肿瘤的基因特征密切相关。

低危患者，建议每 12 个月随访 1 次；中危患者建议 10 年内每 3~12 个月随访 1 次，此后根据临床需要定期随访；高危患者建议 5 年内每 3~6 个月随访 1 次，第 6~10 年每 6~12 个月随访 1 次。随访内容包括肝功能检查、肝脏磁共振增强扫描及超声检查，以及胸腔、腹腔、盆腔 CT 增强扫描。

（3）其他：除上述推荐的随访周期外，患者在日常生活中也应当经常自检，及时发现肿大淋巴结或新发黑色素瘤病灶并及时就诊。研究发现，患者自检对于发现黑色素瘤局部复发和区域淋巴结转移也十分重要，有 17%~67% 的患者是通过自检首先发现肿瘤的复发。

（陈　誉　张惠姗）

三

甲状腺癌

15. 哪些因素可能引起男性患**甲状腺癌**

关键词

放射性暴露　碘摄入　生活习惯

甲状腺癌男女发病比例约为 1 : 3，女性具有更高的发病率。这种性别差异主要局限于甲状腺微小乳头状癌（即 <1cm 的甲状腺乳头状癌）。固有临床思维模式认为女性甲状腺癌的发病率更高，这会促使女性更加注重筛查甲状腺问题，从而导致更早发现微小癌，进而加大性别之间的差异。

专家说

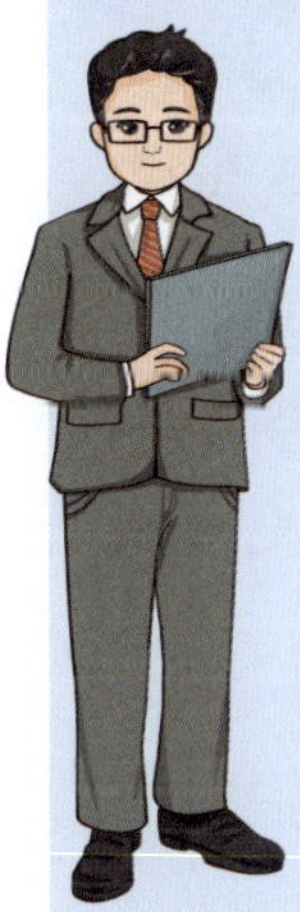

目前对于甲状腺癌发病原因的探究，除了雌激素对于女性甲状腺癌的促进作用及肥胖对男性甲状腺乳头状癌的促进作用外，并没有明显的性别差异。两者共同的发病原因包括以下几方面。

（1）放射性暴露是甲状腺癌发生最确切的病因：在切尔诺贝利核事故中，儿童时期受核辐射的影响导致甲状腺癌的高发，这种现象也被后来的其他核事故印证。而手机辐射、电脑辐射等不是甲状腺癌发生的病因。

（2）碘摄入和甲状腺癌的发生密切相关：缺碘和高碘都可能会导致甲状腺癌的发生。碘缺乏会导致甲状腺激素合成受限，进而促进促甲状腺激素（thyroid-stimulating hormone，TSH）的分泌增加。TSH 是甲状腺滤泡细胞主要的生长刺激因子，其长期持续性刺激会导致正常甲状腺细胞的癌变。高碘对于甲状腺癌的发生影响机制尚不明确。碘摄入量不同会导致不同类型的甲状腺癌发生，缺碘地区的甲状腺癌以滤泡癌为主，碘充足地区的甲状腺癌以乳头状癌为主。

（3）饮食习惯和生活方式是否对甲状腺癌发生有影响尚无确切定论：有研究显示，在 50 岁及以上女性中，富含水果和蔬菜的饮食模式可降低甲状腺癌发生风险；但是长期大量（如每日 >500g）摄入十字花科蔬菜（如球甘蓝和卷心菜）或橙子、柠檬等水果可促进甲状腺癌的发生。而其他水果和蔬菜的摄入总体上对甲状腺癌的影响极小。生活方式方面，有研究表明体育活动可降低甲状腺癌发生风险，但也有研究表明体育活动与甲状腺癌之间没有关联性。

除此之外，吸烟可有效降低 30%~40% 分化型甲状腺癌的发生风险，但是并不鼓励采用吸烟来降低甲状腺癌的发生，因为吸烟会导致其他肿瘤的发生。

（苏安平　赵婉君）

16. 甲状腺癌会**遗传**给下一代吗

关键词

基因突变　家族聚集性　甲状腺髓样癌

绝大多数的甲状腺癌并非遗传所致，也不会遗传给下一代。3%~10% 的甲状腺癌具有家族聚集性，家族聚集性甲状腺癌又分为甲状腺髓样癌和家族聚集性非髓样癌。

专家说

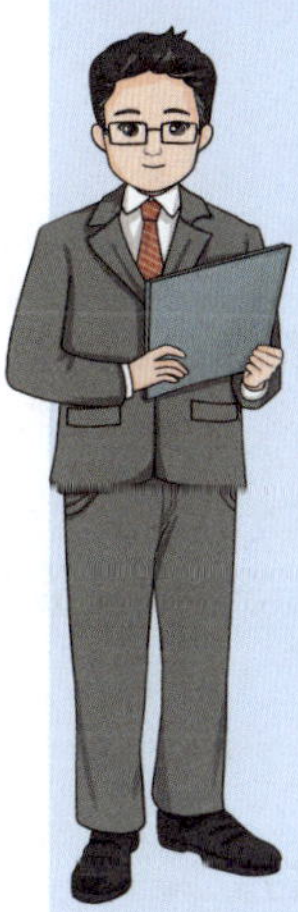

基因突变是甲状腺癌发生的直接原因。基因突变分为体细胞突变和遗传性突变。体细胞突变是正常甲状腺滤泡细胞中的基因突变，致使局部出现癌细胞的变异，癌细胞增生最终形成甲状腺癌。家族聚集性甲状腺癌的发生是遗传性突变导致，是常染色体的基因突变导致的后代遗传，主要为甲状腺髓样癌，极少出现的还有家族聚集性非髓样癌，包括乳头状癌和滤泡癌。

甲状腺髓样癌是与 *RET* 基因的突变具有明确关联性的甲状腺癌。约 25% 的甲状腺髓样癌有家族相关性，可以遗传给下一代，属于多发性内分泌肿瘤Ⅱ型的一部分。因此，如果确诊为甲状腺髓样癌，患者应筛查 *RET* 基因的突变情况，是否合并有多发性内分泌肿瘤，患者直系亲属也应做甲状腺髓样癌的筛查。

甲状腺癌中最常见的乳头状癌、滤泡癌通常为散发性的，很少有家族史和遗传性。3%~9% 的上述癌症具有家族聚集性，即家族一级亲属中有 2 例及以上甲状腺滤泡上皮细胞起源的甲状腺癌患者，被称为家族聚集性非髓样癌，可遗传给下一代。有研究表明，若家族一级亲属中只有 2 例非髓样癌患者，此家族具有遗传性的概率为 31%~38%；若一级亲属中有 3 例或 3 例以上患者，则此家族具有遗传性的概率大于 94%。相比于散发型甲状腺癌，家族聚集性甲状腺癌更具有侵袭性，且肿瘤容易出现早期转移、复发风险更高。这种家族聚集性甲状腺癌也可在遗传性肿瘤综合征中被发现。与甲状腺癌相关的常染色体显性遗传综合征包括家族性腺瘤性息肉病，多发性错构瘤综合征和卡尼综合征。除此之外，常染色体隐性遗传疾病（如沃纳综合征），具有肿瘤高发的特点，其中也包含甲状腺癌的发生。

（苏安平　赵婉君）

17. 哪些**检查**可以**诊断**是否患甲状腺癌

确诊甲状腺癌需要通过一系列医学检查综合判断，主要包括超声检查、病理检查及实验室检查等。不同检查方式相互配合，才能明确诊断疾病性质及分期。

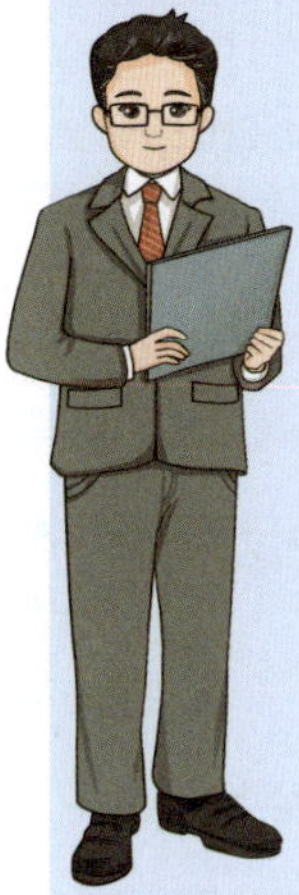

评估甲状腺结节是否为甲状腺癌的检查包括影像学检查、病理检查以及实验室检查三大方面。

（1）影像学检查：甲状腺结节影像学检查首选超声检查，其具有安全（无辐射，对孕妇或胎儿无影响）、无创的特点。超声检查对于甲状腺结节的性状评估较为精确，其中低回声、实性、形态不规则、边界不清晰、微钙化、纵横比大于 1、部分恶性肿瘤血供丰富及颈部淋巴结结构异常为甲状腺癌的超声征象。另有部分患者须行颈部 CT 或 MRI 的检查，来辅助评估肿瘤与周围组织结构的关系，帮助医生更好地制订治疗方案。

（2）病理检查：彩超引导下甲状腺结节细针穿刺活检（fine-needle aspiration，FNA）是诊断甲状腺结节良恶性的金标准。不是所有的甲状腺结节患者都必须行 FNA，但以下情况建议行 FNA 明确诊断：①甲状腺结节直径大于 1cm，且有可疑恶性的超声征象；②最大径不小于 1.5cm 的等回声 / 高回声实性结节，或实性部分呈偏心分布的囊实性结节；③最大径不小于 2cm 海绵状囊实性结节；④最大径小于 1cm 的结节，具有可疑恶性超声征象，患者有甲状腺癌的高危因素或要求进一步诊断和治疗；⑤甲状腺弥漫散在分布的钙化灶；高度怀疑甲状腺癌转移的颈部淋巴结。目前，FNA 的灵敏度为 65%~98%，特异度为 72%~100%（即不是所有的 FNA 都能明确良恶性）。

关键词

超声检查　穿刺活检　甲状腺激素

临床上常用的是彩超引导下细针穿刺活检，采用负压抽吸取材的原理，在退针过程中针芯内仍然有负压使得穿刺出吸取的组织都停存在针芯处，几乎不会漏出污染其他组织或导致肿瘤细胞的扩散。同时，即使存在极少量肿瘤细胞漏出，身体的免疫细胞也会定点清除。目前，尚没有因细针穿刺活检引起甲状腺癌扩散的文献报道。粗针穿刺活检临床应用较少，是对细针穿刺的补充，通过较粗的针芯获取更多的肿瘤组织，更容易做出病理学诊断。但因其穿刺针相对较粗，可能会导致穿刺部位出血、血肿形成、针道种植转移、气管损伤及感染等。

（3）实验室检查：包括甲状腺激素水平、甲状腺相关抗体、甲状旁腺激素和血钙等相关检测。绝大多数的甲状腺结节对甲状腺激素水平几乎没有影响，但甲状腺激素水平可以为甲状腺结节的诊断提供辅助线索。

（苏安平　赵婉君）

18. 甲状腺癌有哪些治疗方法

分化型甲状腺癌（乳头状癌、滤泡癌）患者的治疗方法以手术为主，术后辅以 TSH 抑制治疗、放射性碘治疗，某些情况下需要辅以放射治疗或者靶向治疗等。甲状腺髓样癌患者的治疗以手术为主，特殊情况辅以放射治疗或靶向治疗。未分化癌仅少数患者有手术机会，部分患者可行放射治疗、化疗及靶向治疗，可能有一定效果，但患者总体预后较差、生存时间极短。

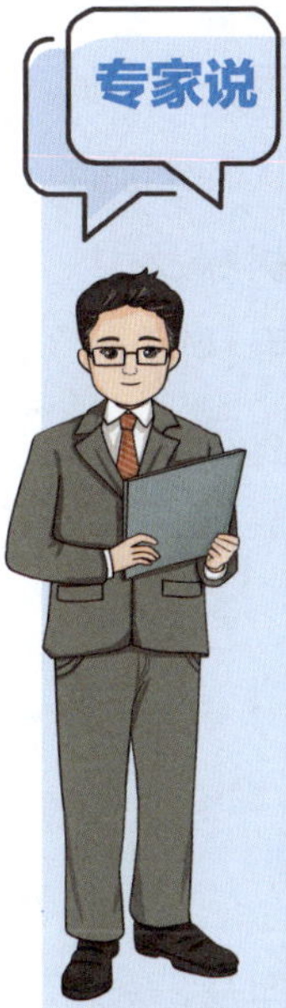

对于甲状腺癌患者的治疗，手术为首选的治疗方式。目前指南认为最小的手术范围是病灶所在同侧的甲状腺腺叶及峡部的完整切除。另因甲状腺癌具有早期即向颈部淋巴结转移的特性，同时辅以预防性同侧中央区淋巴结清扫，以尽可能提升手术的彻底性。患者如术前侧颈区淋巴结影像学及细针穿刺活检证实有明确的侧颈区淋巴结转移的情况，则要行侧颈区淋巴结的广泛清扫，手术范围大，手术风险较高。目前有部分医疗机构推荐消融（微波、射频等）治疗甲状腺癌，宣称微创、保功能。然而该方式存在诸多问题。首先，原发灶不一定能清除彻底。其次，无法处理转移淋巴结。即使术前彩超未见异常淋巴结，并不代表淋巴结无转移，只有手术清扫淋巴结后送病检才能明确是否有转移。最后，消融治疗甲状腺癌的随访时间太短，远期疗效不详。因此，大多数现有国际指南明确反对消融治疗甲状腺癌或仅将其作为二线治疗方案，手术才是大多数甲状腺癌的首选治疗方式。

促甲状腺激素（thyrotropin；thyroid-stimulating hormone，TSH）抑制治疗是分化型甲状腺癌患者外源性摄入一定剂量的甲状腺素，通过负反馈调节机制，

关键词

治疗方法　促甲状腺激素抑制治疗　放射性碘治疗

使血液中TSH水平处于较低状态，从而降低TSH对癌细胞的促生长作用，减少癌症复发及提高无病生存期的一种治疗方法。这也是为何分化型甲状腺癌（尤其是复发高危风险）患者术后需要长期吃甲状腺激素的根本原因。

放射性碘治疗是一种内放射治疗方法，即经口服用一定剂量的放射性碘，其被肠道吸收入血后，主动聚集于甲状腺细胞或甲状腺癌细胞所在区域，释放β射线，从而杀死甲状腺及甲状腺癌细胞。放射性碘治疗只适用于分化型甲状腺癌甲状腺全切术后的患者，通过复发风险分层进行充分评估后再决定是否进行。

健康加油站

甲状腺癌的预后存在性别差异吗

男性相比于女性甲状腺癌发病率较低，但从尸检的数据来看并无性别差异。尽管大多数甲状腺癌惰性程度高，但由于病情重视程度和性别对就医行为的影响，男性诊断甲状腺癌的阶段较晚、肿瘤更大、病情更复杂。即使病情相似，男性患者比女性患者也更易出现淋巴结转移。因此，男性甲状腺癌患者预后比女性患者相对差。

（苏安平　赵婉君）

19. 甲状腺癌患者可以只**手术切除**包块吗

关键词

包块切除 替代治疗 抑制治疗

国内外指南均明确规定，甲状腺癌不建议行单纯的包块切除，即使是单灶、微小甲状腺癌也不建议进行包块切除，规范的最小手术方式是单侧叶及峡部切除。

专家说

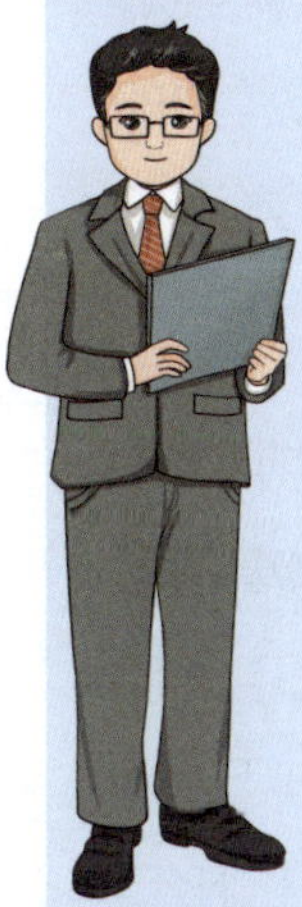

目前，规范的甲状腺癌最小手术方式是单侧叶及峡部切除（俗称“半切”），而不是只行病灶部分的包块切除。主要有以下考虑。

（1）单纯包块切除切缘是否干净评估不确切，若切缘还残留肿瘤，会导致肿瘤复发。

（2）对于较大的甲状腺癌来说，切除包块后也仅剩少量正常甲状腺组织，对于功能的保留作用不大。

（3）保留大部分甲状腺时，清扫同侧中央区淋巴结可能不彻底，导致复发风险增加。

（4）包块切除术后残余创面较大，患者术后更易出现出血等并发症。

（5）甲状腺癌多灶性特点（多个病灶，约 20%）可能导致此种术式的复发风险较高。

（6）若初次手术为单纯包块切除，患者同侧甲状腺再发现癌或同侧中央区淋巴结复发需要再次手术，初次手术导致的术区粘连及解剖结构的改变，喉返神经和甲状旁腺损伤风险大幅升高，术后发生声音嘶哑、终身缺钙的可能性增大，同时再次手术同侧中央区淋巴结清扫难度也会增加，进而会影响患者再次手术的效果。

健康加油站

甲状腺癌术后患者为何要服用甲状腺激素

（1）替代治疗：以替代甲状腺功能。甲状腺癌（如髓样癌）行甲状腺切除（侧叶切除或全切），会导致剩下的甲状腺分泌的激素不足以支撑人体所需要的甲状腺激素量，所以需要外源性服用甲状腺激素进行补充。

（2）抑制治疗：以抑制肿瘤复发。分化型甲状腺癌（乳头状癌、滤泡癌）患者术后外源性摄入稍高剂量的甲状腺激素来达到抑制 TSH 水平，进而降低甲状腺癌复发风险。这种 TSH 抑制治疗通常需要持续 5~10 年。如患者 5~10 年仍未发现肿瘤复发转移，口服甲状腺激素剂量可考虑逐步减量至人体需要量（即进入替代治疗）。甲状腺半切患者若此时剩余的甲状腺能足够分泌身体需要的甲状腺素则可停药，反之则无法完全停药。甲状腺全切患者需要终身服药。

（苏安平　赵婉君）

20. 男性甲状腺癌患者术后随访有哪些注意事项

关键词

生育力 淋巴结 复发

甲状腺癌患者术后随访几乎无性别差异，且需伴随终身。常规需进行甲状腺功能检查及颈部彩超，来评估患者术后促甲状腺激素抑制治疗效果及有无复发转移情况。术后规律的随访可持续检测甲状腺激素水平，来评估术后甲状腺激素用药情况，同时甲状腺彩超可及时明确在残余甲状腺组织中是否出现新的病灶或颈部淋巴结的异常，以评估后续的诊疗。

专家说

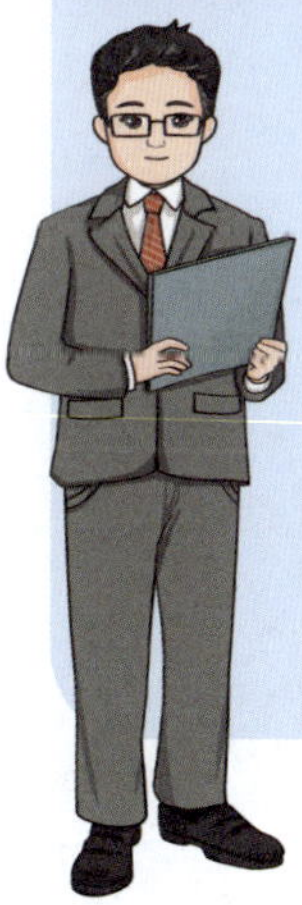

保持稳定的甲状腺激素水平对于维持男性生育力及减少复发至关重要。甲状腺癌手术本身不影响男性患者的生育力。但是临床上发现在行甲状腺癌手术后，患者甲状腺激素水平的波动，会导致患者新陈代谢的改变，进而降低精子质量和活力，严重时可能会出现不育的情况。如果患者术后长期规律监测甲状腺功能，患者甲状腺激素水平稳定，同时确保睡眠充足及良好的生活习惯，完全不影响生育计划。

此外，如甲状腺癌患者术后辅以放射性碘治疗，因碘-131具有放射性，为了防止胎儿畸形，一般建议间隔半年以上再备孕更加安全。甲状腺球蛋白水平对于评估分化型甲状腺癌全切术后复发具有重要意义；降钙素及癌胚抗原水平可用于评估甲状腺髓样癌术后复发。

随访过程中若彩超提示有异常淋巴结的出现，存在以下几种可能：①患者术后甲状腺癌复发转移，现有数据表明甲状腺癌术后复发率可达10%~30%。若复查彩超提示颈部淋巴结结构异常、钙化或液化等，则提示可能为甲状腺癌的复发转移，建议行穿刺活检评估是否为淋巴结转移，进而评估是否需再次手术；②颈部炎症导致的淋巴结反应性增生，手术区域、咽喉部、口腔及颈部的炎症都会导致颈部淋巴结的增大，此种情况的淋巴结与甲状腺手术无直接关联性，可考虑长期随访；③颈部淋巴结结核；④其他肿瘤的转移淋巴结；⑤淋巴瘤。

（苏安平　赵婉君）

四

脑膜瘤

21. 哪些**因素**可导致**脑膜瘤**的发生

关键词

脑膜瘤 发病原因

目前，脑膜瘤的确切病因尚未完全研究清楚，但很多因素与脑膜瘤的发生有关。

专家说

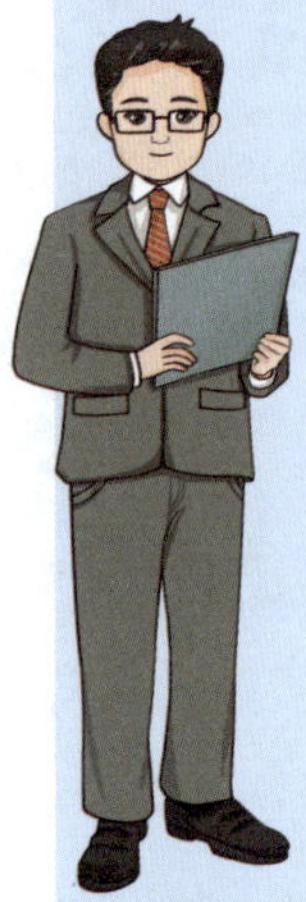

脑膜瘤是最常见的原发性中枢神经系统肿瘤，约占脑肿瘤的 30%。目前，脑膜瘤的确切病因尚不清楚。不过，有研究表明，遗传、环境、人体激素变化和生活方式等因素都在脑膜瘤的发病过程中起着一定的作用，这凸显了脑膜瘤的复杂性。了解这些因素对于解释脑膜瘤的发生原因至关重要，并能为预防和治疗策略提供指导。

（1）遗传因素：遗传异常是脑膜瘤的主要诱因。有研究表明，40%~80% 的脑膜瘤患者存在 22 号染色体异常。该染色体在抑制肿瘤生长方面起着关键作用。这些异常通常是自发的，但也可能与遗传条件有关。例如，患有神经纤维瘤病Ⅱ型（neurofibromatosis type Ⅱ，NF Ⅱ）这种罕见遗传疾病的人患脑膜瘤的风险较高。NF Ⅱ患者还可能罹患多发性脑膜瘤或侵袭性更强的肿瘤。其他遗传病，如多发性错构瘤综合征、沃纳综合征、鲁宾斯坦 - 泰比综合征和痣样基底细胞癌综合征也与脑膜瘤有关，但并不常见。这些遗传因素强调了基因筛查和早期检测的重要性，尤其是对有这些疾病家族史的人。

（2）激素影响：激素，尤其是雌激素、孕激素，在脑膜瘤的发展中有重大影响。女性脑膜瘤的发病率是男性的 3 倍。许多脑膜瘤都有激素受体，尤其是孕酮受体。在妊娠或激素替代疗法等激素明显变化期间，这些肿瘤可能生长得更快。口服避孕药也与脑膜瘤生长加快有关。一些研究表明，乳腺癌和脑膜瘤之间存在潜在的联系，因为这两种疾病都有激素的危险因素，突出了激素变化与肿瘤进展之间的相互作用。

（3）环境因素：辐射是脑膜瘤常见的环境危险因素之一。暴露于高剂量辐射的人群，尤其是童年时期头颈部暴露于辐射的人群，罹患此类肿瘤的风险会增加。历史上的案例包括 1948—1960 年以色列儿童因头皮癣而接受辐射治疗。在现代，频繁的牙科 X 射线摄影与脑膜瘤风险有关。研究表明，全口腔 X 射线摄影的次数与肿瘤的发展有关，这就强调了谨慎使用诊断性放射线的必要性。

（4）肥胖因素：肥胖也与脑膜瘤有关。研究表明，脑膜瘤在体重指数较高的人群中更为常见。虽然肥胖与脑膜瘤之间的确切联系尚不清楚，但研究人员认为，与肥胖有关的激素或新陈代谢变化可能会导致肿瘤生长。要全面了解这种关系还需要更多的研究，但有证据表明，保持健康的体重是预防脑膜瘤发生的重要措施。

（5）年龄、性别：年龄是脑膜瘤的一个重要风险因素。脑膜瘤在儿童和青少年中很少见，而在 65 岁以上人群中发病率急剧上升，这突出了这类肿瘤与年龄有关的特性。性别是另一个重要因素。女性比男性更容易患脑膜瘤，这可能是受雌激素、孕激素的影响。

（6）其他潜在风险因素：一些研究发现了脑膜瘤的其他风险因素，但证据并不明确。既往发生的头部外伤或颅骨骨折与脑膜瘢痕部位的肿瘤发生有关。不过，这种关联还没有得到充分证实。使用手机也被推测为一个风险因素，但目前的证据并不支持这种密切联系。同样，癫痫、吸烟和接触铅元素等情况也被认为是潜在风险，但其关联性仍未确定。这些潜在的风险因素需要进一步研究，以明确它们在脑膜瘤发展中的作用。

（郑松平）

22. 脑膜瘤患者一定要进行治疗吗

脑膜瘤一经发现并不一定需要治疗，而是在医生根据多种因素对患者进行综合评判后，最终决定采取观察或某种治疗方式。

专家说

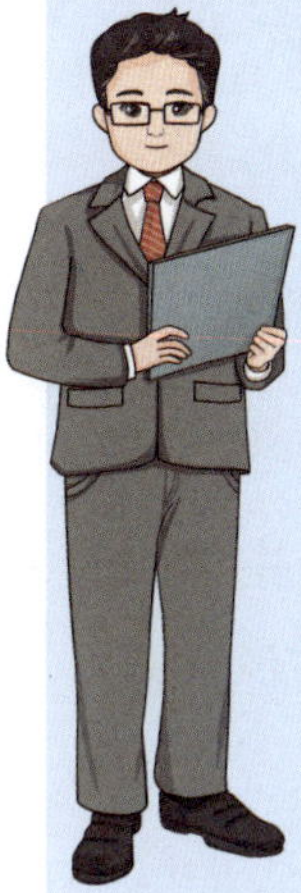

脑膜瘤患者的治疗受多种因素的影响，包括肿瘤的大小、生长速度、位置，以及患者的症状、年龄、整体健康状况等。虽然并非所有脑膜瘤都需要立即治疗，但治疗和观察之间的决定是高度个体化的。考虑到每位患者的独特情况，需要对其治疗的风险和收益进行仔细评估。

何种情况可以先行观察

（1）**肿瘤较小**：如果肿瘤不会压迫或刺激附近的脑部结构，通常只需要观察而不需要治疗。

（2）**症状轻微**：如果患者症状轻微或没有症状，附近的脑组织也没有明显水肿，通常会选择观察。

（3）**生长缓慢**：通过长期观察确定脑膜瘤生长缓慢、对日常生活影响极小的患者，观察是一种安全有效的选择。

（4）**高龄或高风险**：高龄患者或患有重大疾病的患者，选择观察可避免手术或放射治疗导致的潜在并发症。

上述情况下，选择观察并定期复查，许多脑膜瘤多年来一直保持稳定，不会对患者的健康或生活质量造成任何重大风险。

接受观察的患者需要定期随访，通常包括磁共振成像或 CT 扫描等影像学检查，以监测肿瘤的大小和生长情况。在第 1 年，一般每 3~6 个月进行 1 次成像检查。如果没有发现肿瘤生长，可以每年进行 1 次随访。如果肿瘤长大或出现症状，则要重新评估治疗方案。

关键词

脑膜瘤　观察　治疗

何种情况需要进行治疗

（1）**肿瘤已引发症状：** 如引发患者癫痫发作、视力问题、头痛或神经功能缺损的肿瘤通常需要立即进行干预，以减轻患者症状并防止症状进一步恶化。

（2）**肿瘤生长迅速：** 如果影像学检查显示肿瘤明显增大，则有必要进行干预，以防止并发症的出现，并提高全切的概率。

（3）**肿瘤位于重要区域：** 靠近颅内视神经、脑干或主要血管等重要结构的肿瘤，即使没有症状也可能需要治疗。在这些部位的肿瘤生长可能会导致严重的、不可逆转的并发症。

（4）**考虑交界性或恶性脑膜瘤：** 这类脑膜瘤更具侵袭性，治疗后复发风险更高，因此更倾向于早期手术，或结合放射治疗才能尽可能达到有效控制的目的。

健康加油站

观察的风险与益处

观察有几个优点，例如可以避免手术或放射治疗的风险和副作用。它对无症状或肿瘤生长缓慢的患者尤其适用。不过，观察也并非没有风险，因为随着时间的推移，肿瘤依旧有可能生长或开始出现症状。密切随访和早期发现对于确保在必要时进行及时干预至关重要。

（郑松平）

23. 所有脑膜瘤都是**良性肿瘤**吗

关键词

脑膜瘤 病理性质

脑膜瘤产生于脑膜，即大脑和脊髓周围的保护层。虽然大多数脑膜瘤被归类为良性肿瘤，但它们的生长行为和临床特征可能会有很大差异。要全面了解脑膜瘤的性质，必须考虑其分类、生长模式、位置和造成危害的可能性。

专家说

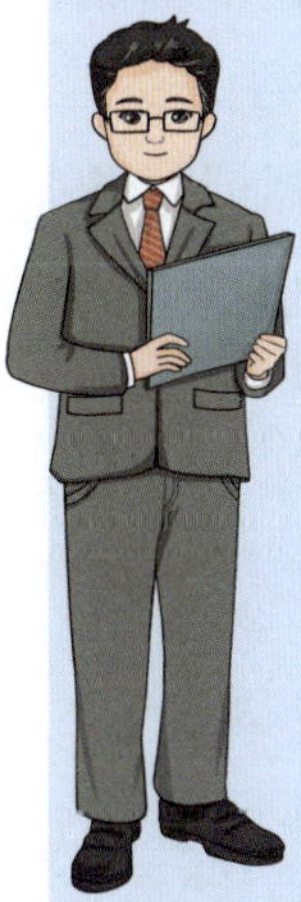

世界卫生组织根据脑膜瘤的生长行为和临床特征将其分为 3 个等级。

Ⅰ级脑膜瘤（良性）：约占所有病例的 90%。Ⅰ级脑膜瘤生长缓慢，界限清楚，一般不会侵犯周围脑组织，患者通常预后良好。然而，肿瘤根据位置不同仍会给临床带来重大挑战。即使是很小的Ⅰ级肿瘤，也可能长到足以压迫视神经、脑干或主要血管等重要结构，从而导致患者出现视力障碍、头痛或癫痫发作等症状。这些肿瘤的位置会使治疗变得极具挑战，良性并不意味着无害。

Ⅱ级脑膜瘤（非典型）：非典型脑膜瘤占所有病例的 5%~7%，比Ⅰ级肿瘤生长更快，虽然它们不会癌变，但其具有侵袭的生物学行为使它们介于良性和恶性肿瘤之间，临床上治疗更具挑战性，治疗后的复发率较高。

Ⅲ级脑膜瘤（恶性）：恶性脑膜瘤罕见，占所有病例的 1%~3%。它们生长迅速，侵犯周围组织，缺乏特效的治疗手段。目前仍主要依赖于手术和放射治疗，临床预后差。

（郑松平）

关键词 脑膜瘤 治愈 复发

24. 脑膜瘤能被**治愈**吗

脑膜瘤通常可以被治愈。不过，是否能被治愈取决于多种因素，包括肿瘤的等级、位置、大小和患者的整体健康状况。虽然手术完全切除仍是治愈的金标准，但一些患者仍会复发。要了解治愈脑膜瘤的可能性，就必须了解脑膜瘤的分类、治疗方法和影响预后的因素。

专家说

大多数脑膜瘤被归类为良性（Ⅰ级），占绝大多数。这些患者肿瘤生长缓慢，边界清晰，若肿瘤位于脑凸部等容易到达的部位，通常可以通过开颅手术完全切除达到治愈，复发的风险很低。但若位于颅底，或是与颅底重要的血管、神经粘连、缠绕，则肿瘤完全切除的概率大大降低，并伴随手术风险的明显增高。在这种情况下，手术的切除程度有限，肿瘤可能会随着时间的推移而复发。

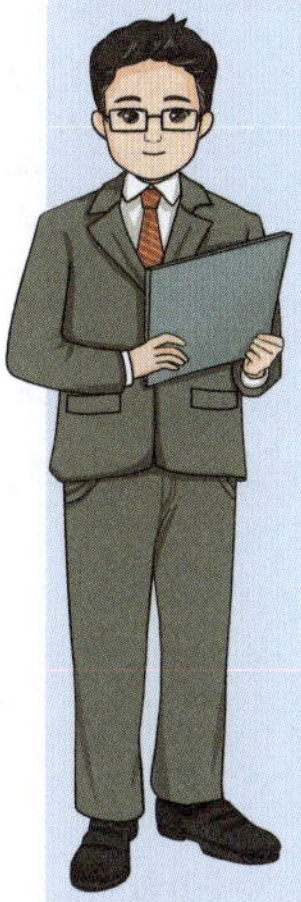

更高等级的脑膜瘤［如非典型（Ⅱ级）或恶性（Ⅲ级）脑膜瘤］，具有更强的增殖活性及侵袭性，即使肿瘤在显微镜下或内镜下达到完全手术切除，也更容易复发。这些较高等级的肿瘤患者通常需要额外的补充治疗，如放射治疗，以降低复发的可能性。与良性脑膜瘤患者相比，更高等级的脑膜瘤患者被治愈的可能性更低。

针对复发或无法手术的病例，目前正在研究新的治疗方案，如靶向治疗和免疫治疗。这些新兴疗法旨在改善长期疗效，降低患者复发率，尤其是针对高等级脑膜瘤患者，但截至目前尚无显著进展。

（郑松平）

25. 脑膜瘤患者进行**开颅术**的风险有多大

开颅术是一项复杂的外科手术，伴随着多个风险，这些风险会根据脑膜瘤患者的肿瘤大小、位置、年龄、身体健康状况，以及外科医生的经验等因素而有所不同。了解这些手术风险对于患者家庭做出决策至关重要。

关键词

开颅术 手术风险

专家说

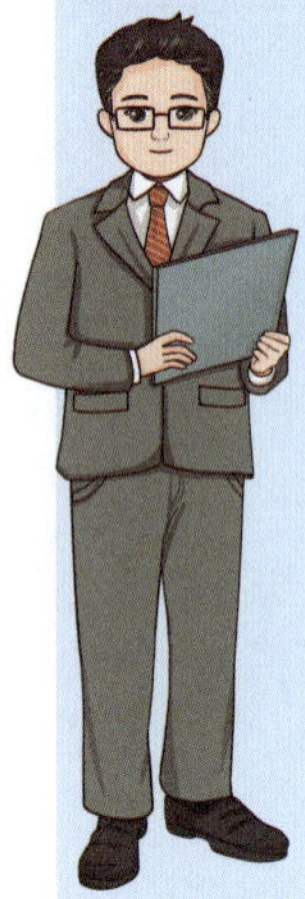

（1）血管损伤： 是开颅术的最大风险，尤其是当肿瘤位于重要血管区域时。肿瘤与颅内的血管关系密切，切除肿瘤的过程中可能发生血管损伤，从而导致大量出血难以控制，或是止血后的血管闭塞，引起患者术后大面积脑梗死，这是灾难性的结果。

（2）脑神经损伤： 也是手术最需要关注的重点之一，当肿瘤生长在颅底时更可能压迫脑神经，或侵犯脑神经，当肿瘤与脑神经粘连极为紧密时，切除肿瘤的过程可能伴随神经及其滋养血管的损伤，导致患者术后相应神经功能障碍的加重，如听力丧失、面部无力或视力障碍等。

当肿瘤位于颅底时，更可能发生上述描述的两类并发症。因此，复杂的颅底手术，更需要在具有丰富手术经验的医疗中心治疗更好，因为这些设施和专业人员更擅长进行复杂手术以及管理术中、术后并发症。

（3）术中大量出血： 一些脑膜瘤的血供极其丰富，切除肿瘤的过程往往伴随着瘤腔的大量出血。一方面使得手术过程变得困难，极端情况下甚至会引起患者凝血功能障碍导致手术失败；另一方面过多的出血会削弱患者的免疫力，导致术后更容易出现其他相关并发症。

（4）感染：包括手术部位感染和肺炎。一些患者肿瘤巨大，手术时间持续数小时甚至数十小时，术后发生颅内感染的风险随着手术时间的增加而明显增加。在很多合并肺部慢性疾病的老年患者，术后因精神较差、卧床等原因，出现排痰困难导致肺炎的发生，需要一系列的综合治疗措施治疗感染。

（5）并发症：对于高龄患者，特别是65~70岁以上的患者，通常会面临更高的并发症风险，包括肺炎和脑卒中（俗称中风），以及较高的30天死亡率。糖尿病或心脏病等基础疾病的患者也面临较高的风险。

开颅术还可能导致患者出现脑出血、癫痫发作、认知障碍，如记忆问题、注意力集中困难及人格改变等问题。此外，经鼻手术治疗脑膜瘤的患者，脑脊液漏及伤口愈合问题是术者重点关注的问题，严重时可能需要再次手术进行修补，且需要配合强力的抗感染治疗。

尽管存在这些风险，外科技术、影像学技术和围手术期护理的进步显著改善了手术结果。近年来，特别是在经验丰富的医疗中心，患者受益于更精确和微创的手术方法，死亡率有所下降。全面的术前评估、娴熟的手术操作及科学的术后管理，对于降低手术风险、改善患者的术后效果至关重要。了解潜在的并发症，并与经验丰富的医疗团队密切合作，是获得脑膜瘤治疗最佳效果的关键。

（郑松平）

26. 颅底脑膜瘤患者经开颅术切除肿瘤后容易复发吗

关键词

脑膜瘤　颅底　手术　复发

颅底脑膜瘤患者的复发风险主要受肿瘤的分级、位置和切除程度等因素影响。虽然脑膜瘤复发并不是“容易”的事情，但与颅内其他区域相比，颅底区域的脑膜瘤患者手术切除以后复发的风险更高。因为颅底区域的解剖结构很复杂，因此更难做到完全切除，主要涉及的重要的结构包括脑神经和大血管。

专家说

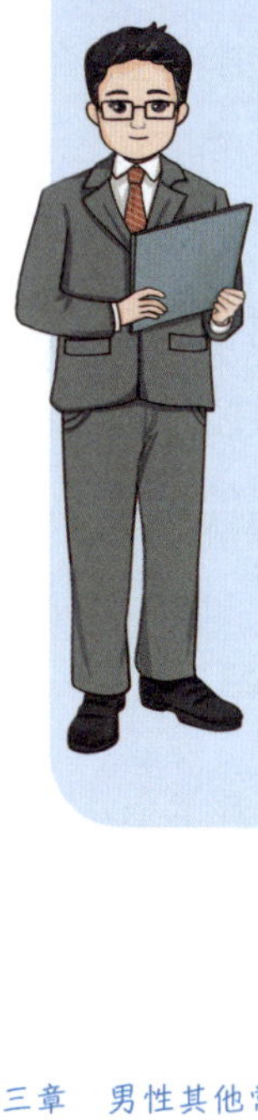

肿瘤残留是以后复发的最重要因素。研究表明，颅底脑膜瘤的复发率在十年内可能在 2.5%~48%，具体取决于切除程度和肿瘤分级。肿瘤的组织学分级在预测复发中也起着至关重要的作用。大多数脑底脑膜瘤为Ⅰ级（良性），如果完全切除，复发风险较低。然而，Ⅱ级（非典型）和Ⅲ级（恶性）脑膜瘤更具侵袭性，即使术中达到了显微镜或内镜下的完全切除，也有更高的复发率。

位于解剖更为复杂区域的颅底肿瘤，如颈静脉窦或海绵窦，面临额外的挑战。这些部位的脑膜瘤通常无法达到完全切除，因为切除过程可能损伤关键结构。因此，这些区域的脑膜瘤更容易复发。

对于复发的脑底脑膜瘤患者，治疗策略包括再次手术和放疗。再次手术旨在实现更完全的肿瘤切除，但由于初次手术后形成的瘢痕组织和解剖结构的改变，可能带来更高的致残、致死率。放疗，包括立体定向放射外科治疗，通常用于肿瘤局部复发的控制，尤其是在无法进行再次手术的情况下。普通放疗则用于控制区域更广泛复发的脑膜瘤。

长期随访对于管理颅底脑膜瘤很重要。研究表明，这些肿瘤的复发风险通常在术后 100 个月左右趋于平稳，而非颅底脑膜瘤则在更长的时间内复发。

（郑松平）

27. 颅底脑膜瘤患者可以**不进行**开颅术切除肿瘤吗

在某些情况下，脑膜瘤患者可以不通过传统的开颅术切除肿瘤，这得益于微创手术技术的发展。这些方法包括内镜经鼻途径和经眼眶途径。这些方法有助于减少手术创伤，以达到患者术后更快地恢复。

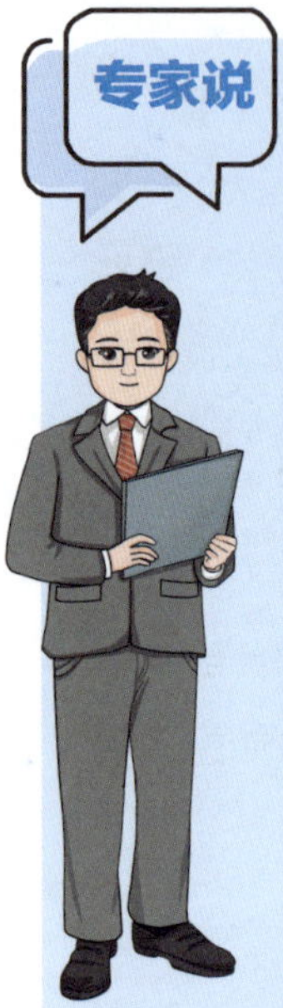

内镜经鼻途径是目前神经外科广泛应用的技术之一，主要用于垂体瘤或颅咽管瘤的切除，也用于颅底脑膜瘤的切除，比如嗅沟、鞍结节或蝶骨平台脑膜瘤。该术式的最大优势在于术后从外表上看不见切口，然而术中脑膜尾征的切除程度无法评估、鼻腔结构破坏较大以及相比开颅手术操作难度更大、更高的术后颅内感染和脑脊液漏发生率使得该术式的广泛应用存在争议。

经眼眶途径是另一种不需要传统开颅术的肿瘤切除方法。经眼眶途径特别适用于较为局限的眶内脑膜瘤。这项技术对患者的术后外观影响小，且创伤较小。尽管这些隐藏切口或切口较小对术后外观影响较小的术式有独特的优点，但对于那些肿瘤较大、与颅底神经血管关系密切的脑膜瘤，传统的开颅手术仍然是首先考虑的术式。开颅手术通常能够达到更完全的肿瘤切除，这对于降低肿瘤长期复发风险，尤其是高级别脑膜瘤而言，是至关重要的。

（郑松平）

关键词

非手术治疗　微创

28. 脑膜瘤患者进行**伽马刀治疗**疗效如何

关键词：脑膜瘤　伽马刀　疗效

伽马刀立体定向放射外科被认为是治疗脑膜瘤的一种高效的非侵入性方法，尤其适用于体积较小或传统手术方式难度较大的肿瘤。多项研究表明，伽马刀具有较高的肿瘤控制率，且副作用较少，使其成为传统外科手术切除的有效替代方案。

专家说

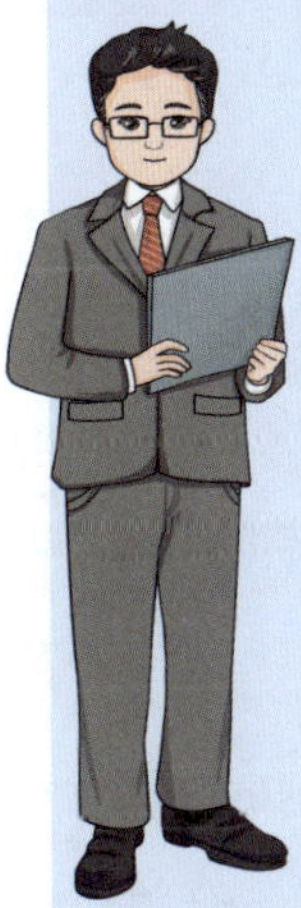

对于那些残留、复发或难以切除的脑膜瘤患者，以及因健康状况而不适合手术的患者，伽马刀尤为适用。

（1）肿瘤控制率：既往研究认为，伽马刀治疗脑膜瘤的肿瘤控制率较高。根据肿瘤的大小、分级和位置，五年期的肿瘤控制率通常在 87%~98.5%。对于小脑脑桥角脑膜瘤，平均肿瘤控制率约为 94%。一项关于良性颅底脑膜瘤的长期研究报告显示，在 13 年中位随访期内，肿瘤控制率为 88.7%。这些数据表明，伽马刀能够在大多数患者中有效控制肿瘤生长。

（2）肿瘤体积缩小：除了控制肿瘤生长外，伽马刀治疗通常还会导致显著的肿瘤体积缩小。一项研究报告指出，在 74.5% 的治疗患者中，平均肿瘤体积缩小 42.1%。通常，最大体积缩小发生在治疗后 6 个月内，且通过磁共振增强扫描研究得到确认。这些研究还表明，伽马刀能够有效地改变肿瘤的增强特性，提示治疗可能产生积极的生物学反应。

（3）剂量优化：伽马刀的疗效受到辐射剂量的影响。对于小肿瘤（<5mL），推荐的最佳外周剂量为 15~16Gy；对于较大肿瘤（>10mL），通常使用 12~14Gy 的剂量。超过 17Gy 的高剂量可能会增加辐射不良反应的风险，这强调了剂量规划的重要性。肿瘤的位置及其与重要脑部结构的接近程度也在确定适当辐射剂量时起着重要作用，以确保治疗的安全和疗效。

（4）适应证：伽马刀对于体积较小的脑膜瘤，尤其是位于颅底或其他解剖难以到达的区域的脑膜瘤尤为有效。这些位置通常使传统手术切除变得困难或危险，而伽马刀提供了一个非侵入性的治疗方案。它也是处理手术后残余或复发肿瘤的理想选择。

（5）并发症和副作用：伽马刀的并发症发生率相对较低。最常见的副作用包括肿瘤周围水肿，约 19% 的患者会发生此情况，三叉神经功能障碍发生率约为 11%。放射性坏死比较罕见，仅在 1.4% 的病例中发生。神经功能缺损较为少见，总体而言，伽马刀的安全性较高，特别是对于长期随访的患者而言。

（6）患者评估和治疗规划：由神经外科医生和放射外科医生对患者进行仔细评估，对于选择进行伽马刀治疗很重要。在治疗规划中，肿瘤的大小、分级、位置及患者的整体健康状况等因素必须得到充分考虑，以最大程度地发挥疗效并最小化风险。

（郑松平）

29. 家属如何在术后康复过程中给予患者支持

关键词

脑膜瘤 康复治疗 健康教育

家庭成员在患者术后康复过程中发挥着至关重要的作用，他们对患者的身体恢复、情感健康和遵循治疗计划有着显著的贡献。他们的参与对于为患者创造一个有效的康复环境不可或缺，特别是在患者从医院转移到家庭护理的过程中。

专家说

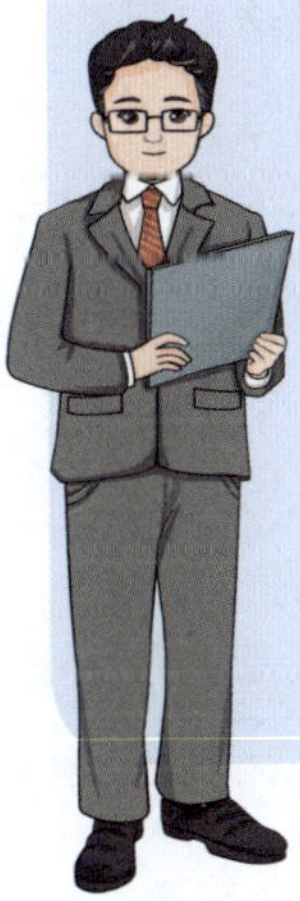

以下是家庭成员支持这一过程的关键方式。

（1）情感和心理支持：家庭成员提供的情感支持可以缓解恢复期间的压力和焦虑。安慰性的陪伴能增强患者的安全感和动力，鼓励患者遵守康复方案。积极倾听和正面肯定有助于提升患者士气，同时为患者提供情感上的鼓励。然而，照顾者也需要尊重患者的隐私和情感界限，在患者感到沮丧或情绪波动时给予理解和耐心。

（2）**实际协助**：身体上的帮助是家庭成员支持康复的主要方式之一。这包括帮助患者完成日常任务，如洗澡、穿衣、进食和在家中活动。家庭成员还可以管理家务，如做饭、打扫卫生、洗衣和购物。为患者提供交通工具以便去医院随访，并协助跑腿事务，确保后勤问题不会妨碍患者的康复。此外，家庭成员还可以提醒患者按时服药并遵循医生的指示。

（3）**教育和培训**：对家庭成员进行患者病情、治疗计划和康复目标的教育是至关重要的。这些知识使家庭成员能够提供有针对性的有效支持，以满足患者的特定需求。许多医疗团队提供培训课程，帮助家庭成员掌握护理技能，协助患者做康复训练，以及处理伤口护理等问题。这种参与有助于患者保持自主性，同时确保患者的安全和舒适。

（4）**治疗依从性和协调**：家庭成员可以积极参与确保患者遵照其处方医疗计划。这包括提醒患者进行康复训练、按时服药、伤口护理、饮食限制及定期复诊。陪同患者就医时，家庭成员可以做笔记、提问，并确保他们充分理解患者的治疗方案。此外，家庭成员还可以与医疗团队协调，解决后勤障碍，并提供有关患者进展的反馈。

（5）**创造支持性环境**：安全且无障碍的家庭环境对有效的康复至关重要。家庭成员可以进行必要的改造，以确保能够解决行动限制的问题，例如安装扶手或重新布置家具以减少障碍物。提供一个舒适的休息空间、确保适当的疼痛管理，并减少干扰和压力，有助于营造一个更有利于恢复的环境。

（6）重要考虑因素：尽管家庭支持不可或缺，但照顾者也必须优先考虑自己，避免出现倦怠感。与患者进行开放的沟通，对于讨论患者的偏好并量身定制康复方案提供非常重要的支持。此外，医疗专业人员也应为家庭成员提供指导，帮助其应对特定的挑战并解决出现的问题。

（郑松平）

五

骨肿瘤

30. 骨头上长包就是骨肿瘤吗

关键词

骨肿瘤 骨痂

当您在洗澡或者无意间触摸身体时，发现骨头上长了个包，心里可能会“咯噔”一下，担心这是不是得了骨肿瘤。其实，先别急着往坏处想，骨头上长包并不一定就是骨肿瘤，它可能只是身体给我们的一次小小的“提醒”。

专家说

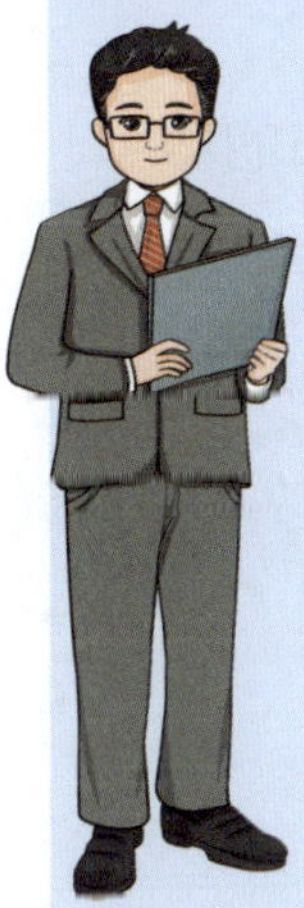

骨头上长包，就好比咱们的皮肤偶尔会冒出个小痘痘一样，大多数时候它只是皮肤的一次“小情绪”，并不是什么大病。可能是以前骨折过，在骨折部位形成骨痂。骨痂就像是身体为修复骨折搭建的“脚手架”，它会逐渐被吸收和重塑，最终形成正常的骨骼结构；或者是关节扭伤造成的局部炎症反应，比如生活中最常见的下楼梯崴脚，这种包块一般会在炎症或外伤好转后逐渐消退；或是骨骼本身的老化退变，关节软骨也会磨损，身体为了稳定关节，会在关节边缘形成骨赘，也就是我们常说的“骨刺”。当然了，也要警惕得上了骨肿瘤。

骨与软组织肿瘤是发生或起源于骨骼或软组织等结缔组织的肿瘤，以四肢、腹膜后或腹腔、躯干及头颈部最为常见。骨与软组织肿瘤的临床特点差异巨大，良性骨肿瘤易根治，预后良好，恶性骨肿瘤发展迅速，预后不佳，死亡率高。恶性骨肿瘤分为原发性和继发性。原发性骨肿瘤起源于骨组织本身，比如骨肉瘤、软骨肉瘤等；继发性骨肿瘤则是身体其他部位的恶性肿瘤转移到骨骼上形成的，如常见的肺癌骨转移、前列腺癌骨转移、肝癌骨转移等。

如果骨头上长的包块生长迅速，形状不规则，质地较硬，还伴有疼痛、肿胀、局部皮肤温度升高等症状，那就要警惕可能是骨肿瘤了，应及时到医院进行检查。

健康加油站

根据世界卫生组织（WHO）2020 年发布的第 5 版骨与软组织肿瘤分类，骨与软组织肿瘤主要分为软组织肿瘤、骨与软组织未分化小圆细胞肿瘤、骨肿瘤和遗传性骨与软组织肿瘤综合征。每一大类下又可细分为若干亚型。其中，骨肉瘤、软骨肉瘤和尤因肉瘤是较常见的 3 种骨原发恶性肿瘤。

（丁　琛　刘知浩）

31. 哪些人

易患骨与软组织肿瘤

关键词

骨与软组织肿瘤 发病率 危险因素

相比于肺癌、乳腺癌等，很多人一生也没接触过骨肿瘤患者，对此毫无了解。骨与软组织肿瘤发病率低，同时亚型众多，给患者带来了极大的诊疗困难。那么如何避免发生骨与软组织肿瘤？如果确诊会不会遗传给下一代呢？

专家说

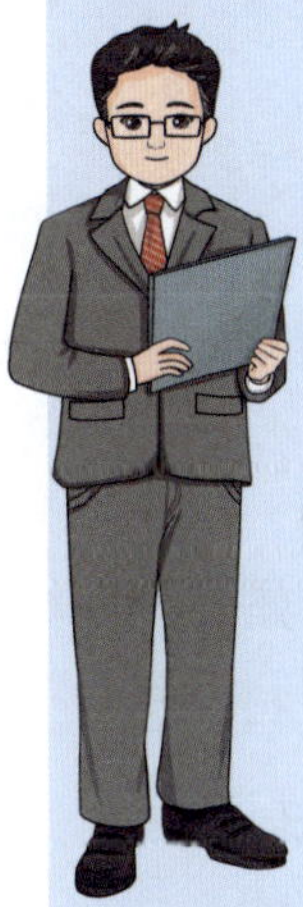

其实骨与软组织肿瘤并不是特别少见，它们在肿瘤家族中也占有一席之地。

根据统计数据，原发恶性骨肿瘤和软组织肉瘤约占成人恶性肿瘤的 1%，占儿童恶性肿瘤的 15%。虽然这个比例相对其他常见肿瘤较低，但在特定年龄段和人群中仍然较为常见。例如，在儿童和青少年中，骨肉瘤和尤因肉瘤是比较常见的恶性骨肿瘤。

以常见的骨肿瘤为例，骨肉瘤为最常见的骨原发恶性肿瘤，发病率为（4~5）/100 万人年，典型骨肉瘤好发于男性，男女比例为（1.5~2.0）：1；软骨肉瘤约占原发恶性骨肿瘤的 10%，男女比例为（1.5~2.0）：1。好发年龄在 30~70 岁；尤因肉瘤（Ewing sarcoma）约占原发恶性骨肿瘤的 6%~8%，好发于男性，男女比例约为 1.4 ：1。近 80% 的患者小于 20 岁。发病高峰年龄为 10~20 岁。

软组织肿瘤的发病率相对骨肿瘤更高，同样分为良性和恶性。像脂肪瘤、纤维瘤这样的良性软组织肿瘤在生活中较为常见，很多人可能都曾长过这类肿瘤。恶性软组织肿瘤如平滑肌肉瘤、滑膜肉瘤等虽然相对少见，但一旦发生，病情往往较为严重，对患者的健康威胁很大。

目前，尚没有确切证据表明某种特定的生活习惯会直接导致骨与软组织肿瘤的发生，但一些不良的工作条件可能会增加患病风险，如长期接触放射性物质、有害化学物质（如苯、砷）。例如放射科医生、核电站工作人员、化工厂工人、矿工等，如果没有做好有效的防护措施，可能会增加患骨与软组织肿瘤的风险。此外，当因器官移植或某些疾病使用免疫抑制剂而造成免疫力低下时，可能引发骨与软组织肿瘤。

健康加油站

骨与软组织肿瘤会遗传给下一代吗

骨与软组织肿瘤是否遗传，不能一概而论。部分骨肿瘤确实具有一定的遗传倾向，如骨软骨瘤是一种常见的良性骨肿瘤，它就属于家族性疾病，具有遗传性。然而，大多数骨与软组织肿瘤并不是遗传性疾病。即使家族中有人患了骨肉瘤，其他亲属也不一定会患病，不必过于担心遗传问题。

（丁　琛　刘知浩）

32. 骨与软组织肿瘤有哪些早期身体信号

关键词：早期身体信号　临床表现

除了前面提到的骨头上长包块，生活中我们可能偶尔发生关节疼痛、走不动路等情况。还有些小朋友会说自己膝盖、大腿酸痛，家长会很紧张焦虑。这些会是骨与软组织肿瘤发生的早期信号吗？

专家说

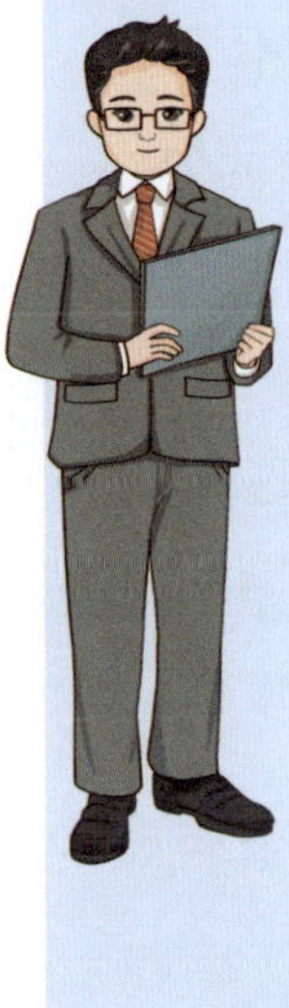

骨与软组织肿瘤的早期身体信号多种多样，如果出现以下这些情况，可要提高警惕了。

（1）疼痛：骨肿瘤引起的疼痛通常具有一定的特点。早期疼痛可能较轻，呈间歇性，随着病情的发展，疼痛会逐渐加重，变成持续性疼痛，且夜间疼痛可能会更加明显，休息或服用常规镇痛药无法缓解。当然，骨关节炎、风湿性疾病也可能引起骨骼肌肉的疼痛，需要靠专业的医生鉴别。

（2）肿块：偶然间发现骨头上有“疙瘩”，需要小心。良性肿瘤的肿块通常质地较硬，边界清楚，活动度较好；恶性肿瘤的肿块则可能质地较软或较硬，边界不清，活动度差。

（3）**运动受限**：关节活动范围受限，如走路、跑步、跳绳等活动受影响，就好像骨头被一根麻绳束缚住了。肿瘤的生长可能会对周围的肌肉、韧带、关节等组织造成压迫或侵犯，导致关节活动受限。长期的活动受限可能会导致肌肉萎缩，进一步影响肢体的功能。

（4）**病理性骨折**：骨肿瘤可能会导致骨骼变得脆弱，轻微的外伤或活动比如蹲厕所、搬运米袋子就可能引起骨折。这种病理性骨折是骨肿瘤的一个重要早期信号，代表骨骼正常的骨小梁结构被肿瘤侵蚀了。

（5）**体重减轻**：无缘无故地体重下降，伴随疲劳无力，这可能是骨肿瘤消耗能量的表现。当肿瘤细胞大量增殖时，会消耗身体的营养物质，导致体重下降、疲劳无力等症状。这种体重减轻通常不是因为饮食控制或增加运动量引起的，而是身体在不知不觉中出现的，需要引起重视。

（6）**发热、出汗**：持续不明原因的低热，甚至盗汗，可能是骨肿瘤引发的全身反应。肿瘤细胞在生长过程中可能会释放一些炎性介质，导致身体出现发热、出汗等症状。

（丁　琛　刘知浩）

33. 如何**诊断**是否患骨与软组织肿瘤

关键词

诊断 核素扫描

随着医疗技术的进步，老百姓对 X 射线摄影、CT、磁共振成像已经比较熟悉了。当怀疑骨与软组织肿瘤时，医生会依据需求开具核素扫描、SPECT/CT、PET/CT 等影像学检查。有些患者看着众多检查项目，怀疑检查的必要性。那么，诊断骨与软组织肿瘤需要进行哪些检查呢？

专家说

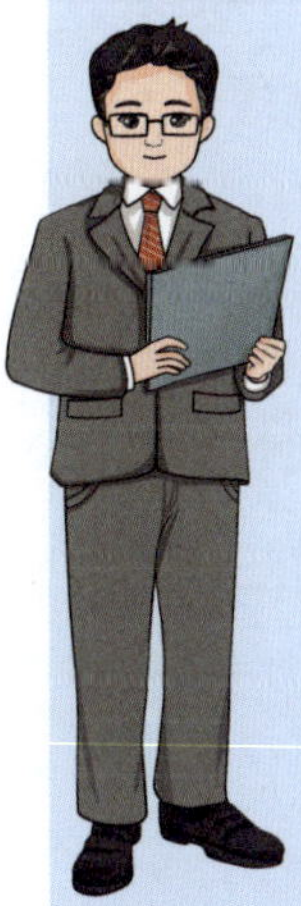

骨与软组织肿瘤的诊断通常是以“临床 - 影像 - 病理”三结合进行诊断，缺一不可。

（1）CT 和 MRI 检查：X 射线胶片下有些肿瘤表现为骨的沉积，有时表现为骨破坏或骨吸收。常见的恶性骨肿瘤 X 射线表现有“骨膜三角（Codman 三角）”“葱皮现象”“日光射线”等形态。CT 和 MRI 检查可用于判定肿瘤是否存在，以及与周围组织的关系和侵犯程度。

（2）核素扫描：是一种全身性骨骼的核医学影像检查。放射性核素标记的示踪剂被注射进体内后，会随血液分布到全身的骨骼中，并在代谢活跃的区域（如肿瘤或骨折部位）聚集。在骨肿瘤的早期，X 射线和 CT 检查可能还无法发现明显的骨质破坏，但核素扫描已经可以显示出骨骼的代谢异常。核素扫描所使用的放射性药物剂量较低，在注射后，药物会迅速被骨骼吸收，并在较短时间内通过尿液排出体外，不会在体内长时间停留，因此对人体的副作用较小，不必过于担心。

（3）PET/CT：是将 PET（正电子发射计算机断层显像）和 CT 两种影像技术结合在一起的新型影像检查，因为价格昂贵通常不作为首选检查。正电子核素示踪剂会被代谢活跃的细胞（如肿瘤细胞）摄取。PET 扫描仪通过探测示踪剂在体内的分布情况，生成反映细胞代谢活动的功能性图像；与其相似，SPECT 也是一种核医学成像技术，使用放射性示踪剂和特殊的相机生成三维图像，评估器官的血流和功能状态。

（4）病理检查：是诊断肿瘤的最可靠检查，包括穿刺活检、切开活检和切除活检 3 种方法。肿瘤的病理检查可以确定肿瘤的组织学类型，以确定骨肿瘤的外科分期，进而制订治疗方案。

（5）生化测定：也是不可忽视的一种诊断手段。当骨肿瘤患者骨质被迅速破坏时，血钙往往升高；成骨性肿瘤碱性磷酸酶有明显升高；目前基因检测在骨与软组织肿瘤的诊断、治疗和预后评估中发挥着越来越重要的作用，包括二代测序（next-generation sequencing，NGS）、荧光原位杂交（fluorescence in situ hybridization，FISH）等，可以检测与药物疗效预测相关的基因，为后续的靶向治疗提供依据。

（丁　琛　刘知浩）

34. 患良性骨与软组织肿瘤可以**不用在意**吗

关键词：骨肿瘤　良性肿瘤　恶性肿瘤

谈到骨与软组织肿瘤，大家可能会感觉比较陌生，因为这种疾病处于两个极端，其中有些恶性肿瘤比较少见、治疗过程复杂，并不为大家所熟知；而有些良性肿瘤（如脂肪瘤）处理起来又非常简单，导致大家经常忽视，并未引起关注。那么，良性肿瘤有哪些，又需要注意的地方？

专家说

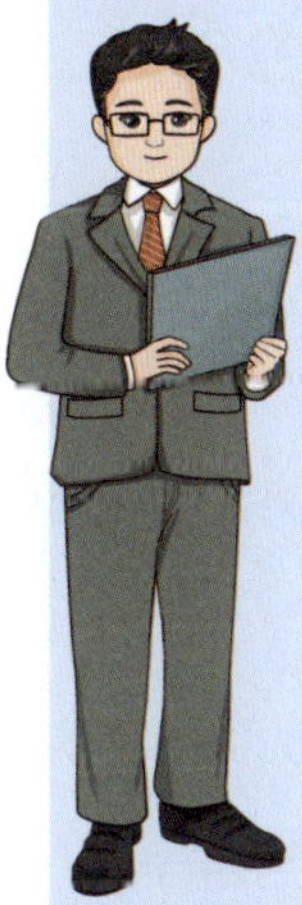

骨与软组织肿瘤分为良性和恶性。良性肿瘤一般发展比较缓慢，症状不是很明显，不会发生转移。与此相对，恶性肿瘤的进展比较迅速，会造成局部的严重损害，且有些在早期就会出现转移。常见的良性骨肿瘤包括骨样骨瘤、骨软骨瘤、骨巨细胞瘤、内生软骨瘤及动脉瘤样骨囊肿等。常见的良性软组织肿瘤包括脂肪瘤、神经鞘瘤等。

良性肿瘤虽然不像恶性肿瘤那样具有侵袭性和转移性，但并不意味着可以完全不用在意。颈后的脂肪瘤又被称为“富贵包”，结构是增生的成熟脂肪细胞，大多不需要处理。但如果良性肿瘤压迫周围的结构，对身体造成不良影响，就需要引起重视。例如骨样骨瘤患者常因肿瘤周围的骨膜反应而出现疼痛，这种疼痛通常呈持续性，夜间加重，服用非甾体抗炎药后疼痛可缓解；骨囊肿内部充满液体，使骨骼变得脆弱，容易发生病理性骨折。

虽然良性骨与软组织肿瘤恶变的概率相对较低，但并非完全没有恶变的可能。例如，骨巨细胞瘤是一种潜在恶性骨肿瘤，其恶变率约为 10%。如果患者出现肿瘤生长速度突然加快、疼痛加剧、局部皮肤温度升高等异常情况，应及时就医，进行进一步检查，以排除恶变的可能。

对于一些无症状、生长缓慢且对周围组织无明显影响的良性骨肿瘤，可以采取观察等待的策略，定期进行影像学检查，监测肿瘤的生长情况。但对于有症状、生长迅速、影响功能或有恶变风险的良性骨肿瘤，通常需要进行手术治疗。

（丁　琛　刘知浩）

35. 患骨与软组织肿瘤，一定要**截肢**吗

“患骨与软组织肿瘤需要截肢吗？”“都已经截肢了，为什么还要化疗？”临床上医生总会听到这类的疑问。骨与软组织肿瘤，尤其是发生在儿童身上的恶性肿瘤，对于家庭往往是毁灭性的打击。为什

么有时候医生会选择截肢这样“激进”的治疗方法？还有没有其他保守治疗的方法呢？

专家说

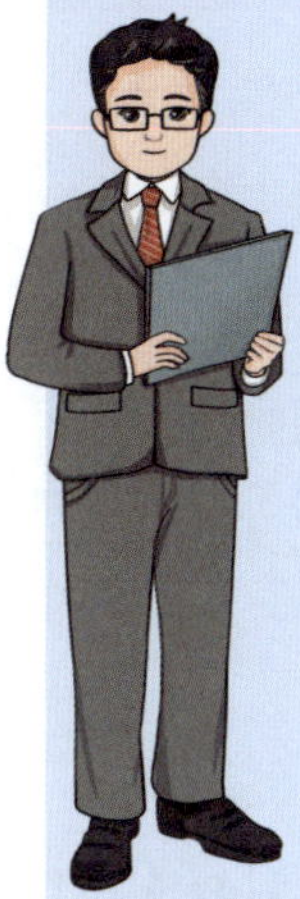

骨与软组织肿瘤的治疗方法多样，包括手术、放疗、化疗、免疫治疗和靶向治疗等。具体治疗方案的选择取决于肿瘤的类型、大小、位置和恶性程度。

（1）手术：是骨与软组织肿瘤的主要治疗方法，尤其是对于恶性骨肿瘤。手术的目的是尽可能地切除肿瘤，减少肿瘤负荷，缓解症状，恢复骨骼的正常结构和功能，同时尽量保留患者的肢体功能。手术的范围和方法因肿瘤的类型、大小、位置和恶性程度而异，分为保肢手术和截肢手术，每种方式的切除范围包括囊内切除、边缘切除、广泛切除、根治切除四种。所以就算是手术，也不代表一定会缺胳膊少腿。

（2）化疗：化疗药物可以通过血液循环到达全身各个部位，杀死肿瘤细胞，抑制肿瘤的生长和扩散。术前化疗可以缩小肿瘤体积，提高手术切除率。然而，身体里的恶性肿瘤就像长在田野上的一朵蒲公英。截肢手术仅仅是把这一株蒲公英，连同周围的土壤清除了。但是这株蒲公英随风飘散在其他土壤里面的种子仍然还存在，等哪天春暖花开，种子发芽，又会长出一株新的蒲公英来。化疗的作用就是在整片田野上打上农药，把残存的种子也彻底消灭掉。术后化疗可以进一步降低肿瘤复发和转移的概率，提高患者的生存率。

关键词

骨与软组织肿瘤 截肢

（3）放疗：可以用于治疗一些对放射线敏感的骨肿瘤，如尤因肉瘤等。术前放疗可以缩小肿瘤体积，提高手术切除率；术后放疗可以消灭残留的肿瘤细胞，降低肿瘤复发和转移的风险。对于一些无法进行手术切除的骨肿瘤，放疗可以缓解患者的疼痛，改善患者的生活质量。

（4）靶向治疗和免疫治疗：是近年来发展起来的新型治疗方法，具有极高的特异性。靶向治疗是针对肿瘤细胞的特定分子靶点进行治疗，可以精准地杀死肿瘤细胞，而不影响正常细胞。免疫治疗是通过激活人体自身的免疫系统来增强机体对肿瘤细胞的识别和杀伤能力。新药研发及临床试验不断进行，靶向治疗和免疫治疗有望为骨与软组织肿瘤患者带来更多的治疗选择和更好的预后。

（丁　琛　刘知浩）

36. 骨与软组织肿瘤患者治疗期间有哪些注意事项

确诊并治疗骨肿瘤后，定期监测肿瘤的复发转移是非常重要的，这有助于及时发现病情变化，提高患者的生存率和生活质量。

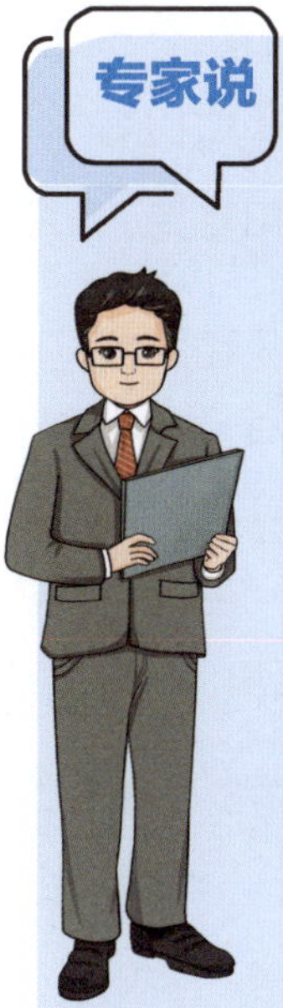

良性骨肿瘤患者预后普遍较好，但需要注意治疗过程的规范彻底，以防止复发。恶性骨肿瘤根据类型的不同预后各异。骨与软组织肿瘤治疗是一个长期的过程，不仅要依靠专业医生的技术，还需要患者自己积极地进行日常康复训练。

（1）饮食调理：需要注意均衡营养，保证摄入足够的蛋白质、维生素和矿物质，以满足身体对营养的需求，促进伤口愈合和身体恢复。可以多吃一些瘦肉、鱼类、豆制品、新鲜蔬菜和水果等。

（2）保证充足睡眠：让身体得到充分的休息和恢复。建议每天保持 7~8 小时的睡眠时间，尽量保持规律的作息时间。

（3）适当运动：在身体条件允许的情况下，应进行适当的活动，如散步、做康复操等。恶性骨肿瘤保肢手术后主要进行关节活动训练和肌力训练，康复训练强度及频次应根据患者手术部位、自身耐受程度及综合治疗方案，由康复师进行个体化的制订。

（4）义肢护理：截肢手术的患者安装义肢后应注意义肢以及与义肢接触的残肢皮肤的清洁管理，预防皮肤的磨损与破溃。

骨肿瘤的治疗过程可能会比较漫长和艰难，患者容易出现焦虑、抑郁等不良情绪。这种时候更需要家人朋友及社会的鼓励支持，保持乐观的心态，积极面对疾病，对治疗效果和身体恢复都有很大的帮助。如果情绪难以自我调节，可以寻求专业的心理医

关键词

随访 康复

生或心理咨询师的帮助，进行心理疏导和支持。同时，也可以参加一些患者互助团体，与其他患者交流经验，互相鼓励和支持。

制订个性化的随访计划，需要根据患者的具体情况和肿瘤的类型、分期等因素，确定随访的时间间隔和检查项目。一般来说，术后 1~2 年，每 3~6 个月随访 1 次；术后 2~5 年，每 6~12 个月随访 1 次；术后 5 年以上，每年随访 1 次。在随访过程中，如果发现任何异常情况，如疼痛加重、肿块增大、发生骨折及肿瘤标志物水平升高等，应及时就医，进行进一步检查和治疗。

（丁　琛　刘知浩）

六

结直肠癌

37. 结直肠癌会遗传吗

关键词

结直肠癌　遗传　基因检测

我们常说“一方水土养一方人”，家庭成员的饮食习惯和生活环境常常相似，这会导致一家人更容易患上相似的疾病吗？对于结直肠癌来说，家族史的确是一个重要的风险因素。那么，结直肠癌会遗传吗？

专家说

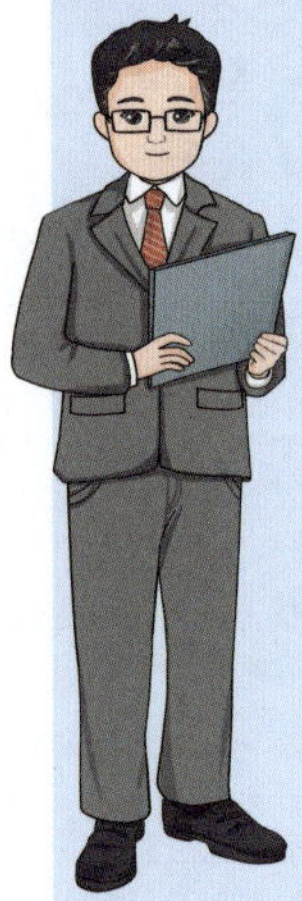

结直肠癌有一定遗传倾向和家族聚集性，遗传倾向是指由基因直接导致的癌症风险增加，而家族聚集性是指家族中多人患病，可能与遗传、共同的生活环境和习惯等多种因素有关。遗传因素占所有结直肠癌发病因素的 3%~5%，具体比例因种群差异而变化。目前普遍认为，直系亲属患有结直肠癌的人具有更高的结直肠癌发病风险，被视为结直肠癌高危风险人群。科学研究证据显示，如果一级亲属（父母、子女及亲兄弟姐妹）患有结直肠癌，个人患病风险比普通人群增加 76%。此外，若家族中有多名患者，尤其是年轻发病者，其他家族成员的患病风险更高。基因检测可以帮助评估个体罹患遗传性结直肠癌的风险，从而指导高危人群进行更早、更密切的筛查和预防，对于男性而言，及早发现并进行干预尤为重要。

某些遗传疾病会显著增加结直肠癌风险，例如家族性腺瘤性息肉病（FAP）和林奇综合征（又称遗传性非息肉病性结直肠癌，HNPCC）。家族性腺瘤性息肉病患者的肠内可见数十个至数百个大小不一的腺瘤性息肉，若不及早治疗，癌变风险将超过 90%。遗传性非息肉病性结直肠癌是一种常染色体遗传性疾病，患者子女有 50% 的概率遗传该基因，基因携带者罹患结直肠癌的风险高达 70%~80%。遗传性非息肉病性结直肠癌的患者，肠道息肉通常较少，这类患者约占所有结直肠癌病例的 5%~15%。有结直肠癌或相关肿瘤（如子宫内膜癌、卵巢癌等）的家族史，尤其是年轻发病者；有多发性结直肠腺瘤病史的人群，应考虑进行基因检测。基因检测帮我们早知道肠道疾病风险，科学预防、精准治疗，也能守护家人的健康。

（徐惠绵　李　凯）

关键词

饮食　生活习惯

38. 哪些饮食和生活习惯容易使人患结直肠癌

现代生活节奏快，人们面临着各种各样的压力，不良的饮食和生活习惯也日益普遍。然而，这些看似微小的习惯，却可能在不知不觉中损害我们的健康，甚至增加患癌风险。

专家说

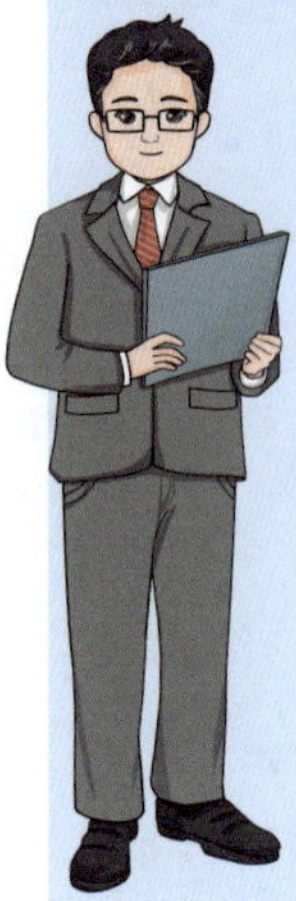

大量的研究证据表明，具有以下不良饮食及生活习惯者更容易罹患结直肠癌。

（1）吸烟： 大量研究表明，吸烟会显著增加结直肠癌的风险，吸烟者患病风险是不吸烟者的 1.5~2.0 倍。吸烟量越大，风险越高。例如，每天吸烟量每增加 10 支，结直肠癌发病风险升高 7.8%。

（2）大量饮酒： 每日饮酒量超过 28g 时，结直肠癌的风险增加 25%，且日均饮酒量每增加 10g，结直肠癌发病风险增加 7%。

（3）红肉及加工肉类饮食习惯：《中国居民膳食指南（2022）》推荐的成年人每日畜禽肉摄入量推荐为 40~75g。本文所指的红肉，是指烹饪前呈红色的肉类，如猪肉、牛肉、羊肉等哺乳动物的肉。研究表明，过度食用红肉及加工肉类将会增加结直肠癌发病风险。研究表明，每日红肉摄入量每增加 100g，或加工肉类摄入量每增加 50g，罹患结直肠癌的风险将增加 12%~16%。

（4）超重和肥胖： 不良的饮食习惯、缺乏运动以及遗传等多种因素都可能导致超重和肥胖，而超重和肥胖会增加罹患结直肠癌风险。我国人群体重指数 [BMI= 体重（kg）/ 身高^2（m^2）] 正常值范围在 18.5~23.9kg/m^2，BMI 每增加 5kg/m^2，罹患结直肠癌的风险将增加 5%。

（徐惠绵　李　凯）

39. 如何进行**结直肠癌筛查**

关键词

筛查 高危人群

对于男性朋友来说，工作和家庭的压力常常让他们忽略自身的健康。而结直肠癌是威胁男性健康的常见恶性肿瘤之一。了解自身是否属于高危人群，并及早进行筛查，对于预防和早期发现结直肠癌至关重要。

专家说

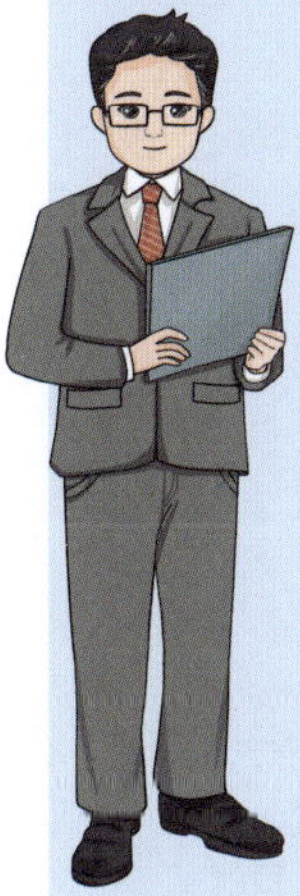

推荐的结直肠癌筛查方法有如下几种。

（1）结肠镜检查：这是诊断的金标准，可直接观察肠道内部，发现并切除息肉，或取活检。虽然检查前需要肠道准备，可能略有不适，但它是最有效、最可靠的筛查方法，对于高危人群，医生可能会建议更早开始或更频繁检查。

（2）粪便隐血试验（fecal occult blood test，FOBT）：检测粪便中肉眼不可见的血液，初步判断肠道是否出血。简单无创，适合初步筛查，但不如结肠镜直接准确，阳性结果需要进一步结肠镜检查。

（3）纤维乙状结肠镜检查：检查结肠下半部分，虽范围不如结肠镜全面，但因多数结直肠癌发生于此，故也有效。

（4）CT 结肠成像（虚拟结肠镜）：利用 CT 成像，不需要插管，相对无创，但发现可疑病变仍需要结肠镜检查。

（5）粪便 DNA 检测： 检测粪便 DNA 片段，发现癌细胞或癌前病变，敏感性较高，但价格较贵。

筛查频率应咨询医生，根据个体情况确定。一般而言：①有家族史的高危人群建议从 40 岁或比家族中最早确诊者的年龄提前 10 年开始结肠镜检查，之后每 5 年复查 1 次；②其他高危人群建议从 45 岁开始筛查，具体方法和频率咨询医生。

健康加油站

哪些人属于结直肠癌高危人群

针对我国成年男性，具有下列危险者，通常被视为结直肠癌高危人群。

（1）年龄在 45 岁及以上： 随着年龄的增长，细胞发生突变和癌变的可能性增加，因此 45 岁以上是结直肠癌的高发年龄段。

（2）吸烟者（包括已戒烟者）： 吸烟是多种癌症的危险因素，也包括结直肠癌。即使已经戒烟，曾经吸烟的历史也会增加其患病风险。

（3）不健康的饮食和体重： 长期的高蛋白、高脂肪饮食，以及超重或肥胖（BMI ≥ $24kg/m^2$），都会增加患结直肠癌的风险。BMI 是衡量人体胖瘦程度的常用指标。

（4）**具有一级亲属结直肠癌家族史：**如果父母、子女或亲兄弟姐妹中有人患有结直肠癌，那么自身患病风险也会增加。

（5）**具有癌前病变疾病史：**如结直肠息肉（腺瘤性息肉）、溃疡性结肠炎、克罗恩病、家族性腺瘤性息肉病及遗传性非息肉病性结直肠癌等。

（徐惠绵　李　凯）

关键词

放疗　化疗　晚期结直肠癌　辅助治疗

40. 哪些结直肠癌患者需要进行放疗、化疗

手术是治疗结直肠癌的主要手段之一，但并非所有患者仅通过手术就能完全康复。放疗、化疗作为重要的辅助治疗手段，在结直肠癌的综合治疗中发挥着不可或缺的作用。那么，哪些结直肠癌患者需要接受放疗、化疗呢？

专家说

需要进行放疗、化疗的结直肠癌患者主要包括以下几种。

（1）**局部晚期直肠癌：**局部晚期通常指肿瘤侵犯到肠壁外，或已扩散到周围的淋巴结，但尚未发生远

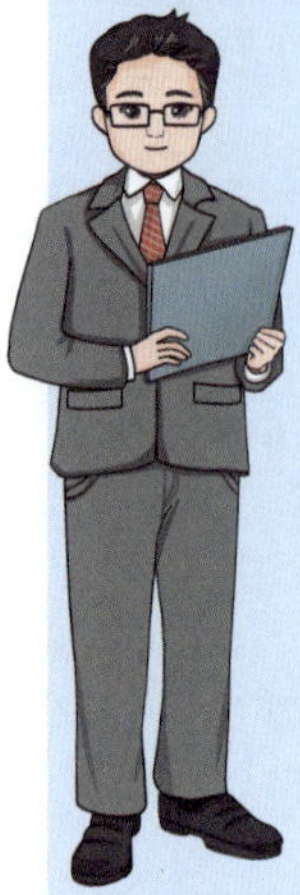

处转移（如肝脏、肺脏等）。对于局部晚期的直肠癌，如果肿瘤无法通过手术完全切除，或已发生淋巴结转移，医生可能会采用新辅助化疗（术前化疗）以缩小肿瘤，增加手术切除的可能性。此外，术前或术后放疗也有助于降低局部复发的风险。

（2）复发的结直肠癌： 复发可能发生在原手术部位（称为局部复发，其中在手术缝合处复发称为吻合口复发），也可能转移到其他器官，即远处转移。这时，医生通常会采取综合治疗方案，包括再次手术切除、放疗和化疗，以控制病情、缓解症状、提高患者的生活质量。放疗在控制局部复发，特别是吻合口复发方面，能发挥重要作用。

（3）特殊情况： ①肿瘤距切缘小于 2cm，说明手术切除不够彻底，局部复发风险较高；②肿瘤大于 4cm，或占肠周大于 1/3，肿瘤越大，侵犯范围越广，复发风险越高；③低分化肿瘤，指肿瘤细胞的恶性程度较高，生长速度快，容易发生转移和复发。

健康加油站

肠癌治疗双刃剑：放疗和化疗，是敌是友

结直肠癌的治疗常常需要综合运用多种手段，其中放疗和化疗是重要的“武器”。化疗就像一场“全身清扫”，通过静脉输注药物，跟随血液循环到达全身，杀灭那些快速生长的癌细胞，包括手术后可能残留的微小病灶，从而降低复发和转移的风险。它通常用于术后辅助治疗，以巩固手术效果；对于晚期或已经发生转移的肠癌，化疗也能有效控制病情，延长患者的生存期，并缓解不适症状。而放疗则更像“精准打击”，利用高能X射线，集中火力杀灭特定区域的癌细胞。由于直肠位置特殊，周围器官组织复杂，手术难度较大，且容易局部复发，因此放疗在直肠癌的治疗中应用更为广泛。它既可以在术前进行（新辅助放疗），缩小肿瘤体积，为手术创造更有利条件，也可以在术后进行（辅助放疗），清除手术区域可能残留的癌细胞，进一步降低局部复发的风险。有时，为了达到更好的治疗效果，医生还会将放疗和化疗联合应用，形成“组合拳”。需要注意的是，放化疗在杀灭癌细胞的同时，也会对正常细胞造成一定的损伤，引起一些副作用，比如恶心、呕吐、脱发及白细胞下降等，但这些副作用大多是可控的，医生会根据患者的具体情况进行相应的处理和支持。

（徐惠绵　李　凯）

41. 发生结直肠癌**肝转移**该如何应对

关键词

肝转移 R0切除

结直肠癌如果发生肝转移，治疗就变得更加复杂。肝脏是结直肠癌最常见的转移部位。面对这种情况，并非只有绝望，现代医学已经发展出多种治疗手段，可以有效地控制病情，延长患者的生存期，提高生活质量。

专家说

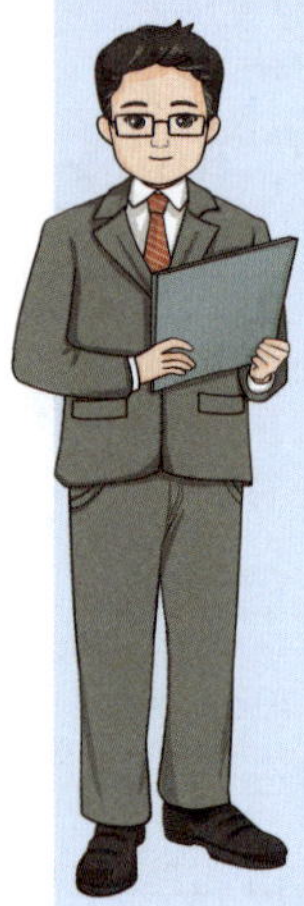

结直肠癌一旦发生肝转移，治疗就变得更为复杂，需要根据患者的具体情况制订个体化的方案。其中，原发肿瘤（肠道肿瘤）的控制情况和肝转移灶是否能通过手术完全切除是决定治疗策略的关键。如果原发肿瘤和肝转移灶都能完整切除，且切缘没有癌细胞残留，医学上称为 R0 切除，同时患者肝功能良好，那么手术仍然是首选，力求彻底清除病灶。这好比园丁除草要连根拔起，才能最大程度地减少复发。然而，并非所有患者都适合手术，如果肿瘤侵犯了重要的血管，或者肝脏功能储备不足，预计术后剩余肝脏体积无法维持正常功能，或者肿瘤无法完全切除，医生会组织多学科（包括外科、肿瘤内科、影像科及病理科等）专家进行会诊，制订综合治疗方案。这些方案可能包括：①化疗，通过药物杀灭全身的癌细胞；②靶向治疗，针对癌细胞的特定靶点进行精准打击；③免疫治疗，激活自身免疫系统攻击癌细胞；④放疗，利用高能X射线杀灭局部肿瘤细胞，缓解疼痛等症状。这些方法可以单独或联合应用，例如，原本无法手术切除的肝转移灶，可能通过化疗或靶向治疗缩小后，创造手术机会。中药与中医治疗手段可以在医生指导下作为辅助治疗，调理身体，改善症状，减轻放化疗副作用，但不能替代西医的规范治疗。总之，肝转移的治疗需要综合考虑各种因素，个体化制订方案，患者应积极配合医生，充分沟通，选择最适合自己的治疗方式。

健康加油站

手术切除“干不干净”，R0、R1、R2告诉你

肿瘤手术的目标是尽可能彻底切除肿瘤，但切除的“干净”程度有所不同，用R0、R1、R2来区分。

（1）R0切除（切干净了）：这是最好的结果，表示手术完全切除了肿瘤，切口边缘也没有癌细胞残留，肿瘤切除得很干净，复发风险最低。

（2）R1切除（显微镜下有残留）：手术切除了大部分肿瘤，但在显微镜下看到切口边缘还有少量癌细胞，复发风险相对较高。

（3）R2切除（肉眼可见残留）：手术后用肉眼就能看到明显的肿瘤组织残留，复发风险非常高。

R0 切除意味着最大程度地清除了癌细胞，大大降低了复发的机会，对患者的康复最有帮助。如果没能达到 R0 切除，医生会根据情况建议后续的化疗、放疗等辅助治疗，以尽可能清除残留的癌细胞。

（徐惠绵　李　凯）

关键词

肠梗阻　姑息性手术

42. 结直肠癌患者发生**梗阻**，还能医治吗

“医生，我爸爸得了结直肠癌，现在肠子堵住了，是不是就没救了？”这是许多患者家属都会提出的疑问。答案是否定的！即使结直肠癌发生了梗阻，现代医学也有多种方法来帮助患者缓解痛苦，改善生活质量，甚至延长生存时间。

专家说

肠梗阻，简单来说，就是肠子“堵”住了，食物和消化液无法正常通过。结直肠癌引起的肠梗阻，通常是由于肿瘤生长阻塞了肠腔。当结直肠癌晚期出现肠梗阻时，治疗的目标主要有两个：一方面要解除梗阻，缓解症状，这是首要目标，减轻患者的痛苦，改善生活质量；另一方面是尽可能控制肿瘤，在条件允许的情况下，尽可能切除肿瘤，延缓疾病进展。

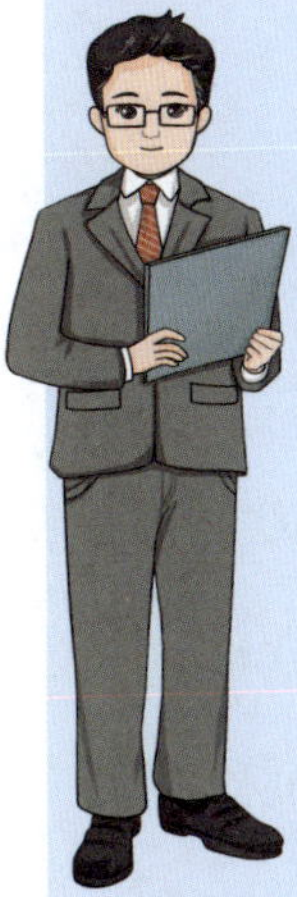

针对这两个目标，医生会根据患者的具体情况，采取以下治疗方法。

（1）手术治疗：手术是解除肠梗阻最有效的方法。根据肿瘤的情况和患者的身体状况，手术方式可分为3种。

姑息性手术：这是针对无法根治性切除肿瘤的情况。虽然不能完全清除癌细胞，但尽可能切除肿瘤组织，特别是造成梗阻的肠段，可以有效地缓解肠梗阻症状，改善患者的生活质量，甚至在一定程度上延长生存时间。这就像清理堵塞水管的垃圾，即使不能完全修复水管，也能让水流恢复畅通。

肠造口术（改道手术）：如果梗阻严重，肠道水肿明显，不适合立即进行肠道吻合（将切断的肠道两端重新连接起来），医生可能会先进行肠造口术。简单来说，就是在腹壁上做一个开口，将肠道内容物引流出来，缓解肠道压力，减轻水肿。这就像在堵塞的水管旁边开一个“旁路”，让水流改道，暂时缓解堵塞。待肠道水肿消退后，再进行二期手术，将肠道重新连接起来，还纳造口。

肠梗阻支架：这是一种内镜下治疗方法，通过内镜将一个金属或塑料支架放置在梗阻部位，撑开狭窄的肠腔，恢复肠道通畅。这就像在堵塞的水管里放入一个支架，撑开管道，让水流通过。支架通常作为姑息治疗或为后续手术做准备。

（2）非手术治疗（支持治疗）

液体补充：梗阻会导致患者脱水和电解质紊乱，需要通过静脉输液补充液体和电解质。

疼痛管理：梗阻常伴有腹痛，需要使用镇痛药物来缓解疼痛，提高患者的舒适度。

营养支持：梗阻导致患者无法正常进食，需要通过静脉营养或其他方式提供营养支持，维持患者的营养状况。

其他药物治疗：例如使用一些药物来减轻恶心、呕吐等症状。

（徐惠绵　李　凯）

43. 结直肠癌患者手术前后应遵循怎样的饮食和康复原则

手术是治疗结直肠癌的重要手段，而术前术后的良好准备和康复对于手术的成功和患者的康复至关重要。

专家说

术前准备：为手术“充电”

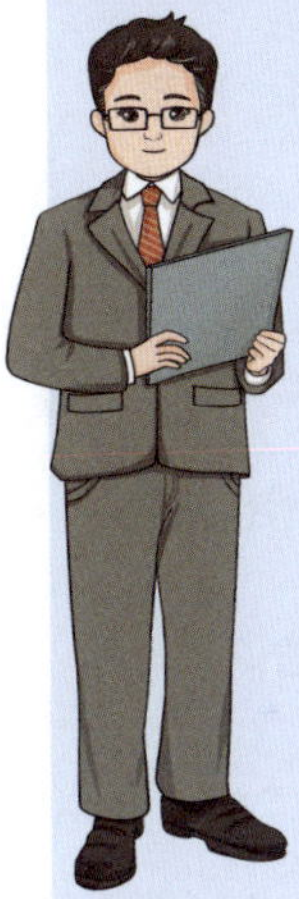

（1）饮食原则：术前一周，均衡饮食是关键，多选择易消化、富含优质蛋白质、维生素和适量膳食纤维的食物，比如鱼肉、瘦肉、鸡蛋、新鲜蔬菜水果等。术前 3 天，则需要调整为低渣饮食，减少肠道内的食物残渣，以利于肠道清洁和手术进行。此时应选择精细面条、嫩菜叶、白米粥及去皮水果等易消化、少纤维的食物。如有需要，可在医生或营养师的指导下补充肠内营养制剂，确保身体获得足够的营养。

（2）康复原则

心理支持：术前感到紧张、焦虑是人之常情，医护人员会进行个体化宣教，帮助患者正确认识疾病和手术，建立信心，减轻心理压力。

营养支持：术前营养评估非常重要，尤其是对于营养不良或存在营养风险的患者，医生或营养师会制订个性化的营养支持方案，通常给予7~14天或更长时间的营养治疗，首选肠内营养（如口服营养补充剂、管饲等），以改善身体状况，增强手术耐受力。

体能锻炼：在身体允许的情况下，术前进行适度的有氧运动和力量训练，增强心肺功能和肌力，为术后康复打下良好的基础。

改善不良习惯：术前戒烟戒酒，保持规律作息，充足睡眠，这些都有助于改善身体状况，增强机体对手术的耐受力。

关键词

饮食　术后康复

术后康复：加速身体“重启”

（1）饮食原则

第一阶段（清流质饮食）：仅限米汤、清汤、无渣果汁等，减轻肠道负担。

第二阶段（流质饮食）：可食米糊、藕粉、牛奶等稍稠流质。

第三阶段（半流质饮食）：稀粥、面条、蒸蛋等易消化食物。

第四阶段（软食）：软饭、烂面条、煮烂蔬菜等软烂食物。

最终阶段（正常饮食）：逐渐恢复到正常饮食。

术后饮食还要注意少食多餐（每日 5~6 餐），每餐不宜过量，定时定量，细嚼慢咽，并保证营养均衡，摄入足够的蛋白质、维生素、矿物质等。必要时可补充肠内营养制剂。避免辛辣、油腻、生冷、粗纤维及易产气食物，并应戒烟酒和浓茶。

（2）康复原则

早期活动：术后尽早下床活动非常重要，可以促进肠道蠕动，预防下肢深静脉血栓，改善肺功能，促进伤口愈合。出院后，应根据自身情况循序渐进地进行适度运动。

饮食管理：术后饮食管理贯穿整个康复过程，需要严格遵循医嘱，并根据自身情况进行调整。

疼痛管理：术后疼痛是常见现象，医生会采取多模式镇痛方法，包括患者自控硬膜外镇痛和使用非甾体抗炎药等，以有效缓解疼痛。

心理康复：术后患者可能出现焦虑、抑郁等情绪问题，医护人员会提供及时的心理支持，鼓励患者与亲友沟通，保持积极心态。

预防并发症：术后保持伤口清洁干燥，定期更换敷料，观察伤口有无感染迹象。

定期复查：术后定期复查非常重要，可以监测患者病情恢复情况，及早发现复发迹象。

（徐惠绵　李　凯）

关键词

中药　中医　调理

44. 结直肠癌患者**术后**可以进行**中医药调理**吗

中医药作为一种传统医学，在术后调理方面具有独特的优势。需要强调的是，中医药调理应在医生指导下进行，与西医治疗相结合，切不可盲目使用，以免延误病情或产生不良反应。

专家说

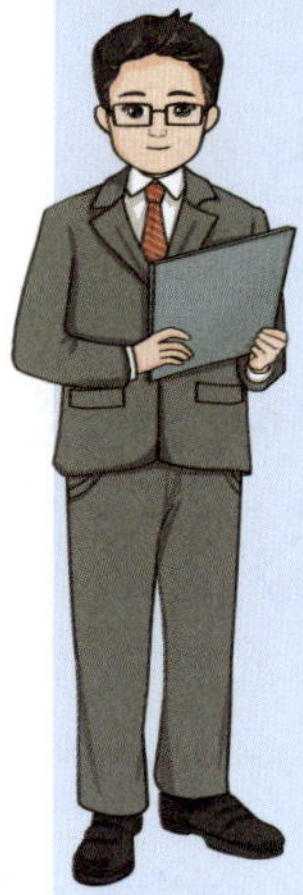

以下是一些常用的中医药调理方法，具体用药请务必咨询中医师。

（1）调理脾胃： 手术常导致患者消化功能下降，影响其脾胃功能。可以选用烤山药、陈皮、茯苓等健脾益气、和胃消食的中药，有助于促进消化吸收，增加食欲，减轻腹胀和腹泻等症状。

（2）养血益气： 可选用黄精、熟地、当归等补气养血中药，提高机体免疫力，增强体力，促进术后恢复。

（3）辅助抑制肿瘤细胞生长： 一些研究表明，某些中药成分可能具有一定的抗肿瘤作用，但其机制尚不完全明确，且临床应用仍需要谨慎。为了预防肿瘤复发和转移，不建议患者单纯使用中药进行抗肿瘤治疗，应在医生指导下，结合现代医学治疗方法进行综合治疗。

（4）肠道保护： 手术可能导致患者肠道功能受损，引发便秘、腹泻等问题。可以选用决明子、薏苡仁、芦荟等中药，有助于调节肠道功能，保护肠道黏膜，预防并缓解肠道不适症状。

（5）心理调节： 结直肠癌手术后，患者常常会面临心理压力和恐惧。可以选用白芍、远志、柴胡等中药，缓解焦虑和抑郁情绪，提高心理适应能力。

（6）提高放疗、化疗敏感性：一些研究表明，中医药可能在一定程度上增强放疗、化疗的疗效，并减轻其毒副反应，如恶心、呕吐、骨髓抑制等。但这些研究结果仍需要进一步验证，且中医药的应用应在医生指导下进行，不能影响或替代规范的放疗、化疗方案。

（7）可能延长生存期：一些研究表明，中医药在改善患者症状、减轻放疗、化疗副作用、提高生活质量等方面可能具有一定的辅助作用。但关于中医药能否直接影响结直肠癌的预后（包括延长生存期、预防复发和转移），目前尚缺乏充分的循证医学证据，需要更多高质量的临床研究加以验证。

（徐惠绵　李　凯）

45. 结直肠癌患者**造瘘术**后，如何进行**护理和康复**

结直肠癌造瘘术后，患者的生活会发生一些改变，但只要通过正确的护理和康复，就可以最大程度地让患者恢复正常生活。

关键词 造瘘术 护理 康复

专家说

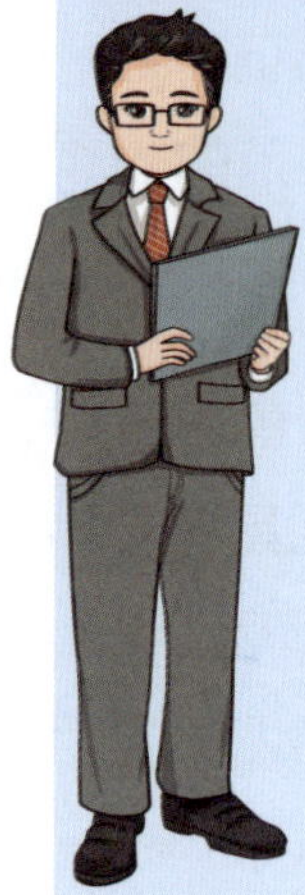

结直肠癌造瘘术后的护理和康复包括伤口护理、饮食管理、造口袋的使用和更换、适当运动以及心理健康支持。以下是一些具体的护理和康复建议。

（1）**伤口护理：** 保持伤口清洁干燥，避免感染。观察伤口有无渗血、红肿等异常情况，并及时处理。

（2）**饮食管理：** 注意饮食的清淡、易消化，避免刺激性食物。避免高纤维食物对造口的机械刺激。

（3）**造口袋的使用和更换：** 正确使用造口袋，及时更换，防止渗漏。保持皮肤清洁，避免湿疹等并发症。

（4）**适当运动：** 适量运动有助于恢复体力和免疫力，但应避免剧烈运动，减少运动带来的风险。

（5）**心理健康：** 关注患者的心理状态，及时给予心理支持和安慰。必要时寻求心理咨询，帮助患者处理术后的情绪问题。

（6）**定期复查：** 术后，患者应按医嘱定期复查，以监测病情恢复情况和造口情况，及时发现和处理可能出现的问题。造口患者应定期接受造口治疗师的专业指导，以更好地进行造口护理和管理。

结直肠癌造瘘术后的护理和康复是一个需要患者和医护人员共同努力的过程。通过正确的护理、合理的饮食、适量的运动和积极的心理调整，患者可以更好地适应造口生活，并拥有高质量的生活。如有任何疑问，请及时咨询医生或造口治疗师。

健康加油站

肠道改道不等于“人生改道”：了解结直肠癌造瘘术

结直肠癌造瘘术，简单来说，就是在腹部做一个人工开口，让粪便不再通过肛门排出，而是改由这个开口（造口）排出。这听起来似乎有些陌生和可怕，但其实它是治疗某些结直肠癌的必要手段。

那么，为什么要造瘘呢？

主要有 3 种情况：①保护吻合口，就像修路时为了保护新铺的路面，会先开辟一条临时通道；②解除梗阻，当肿瘤完全堵塞肠道时，造瘘就成了粪便排出的唯一通道；③当肿瘤位置特殊或侵犯范围太广，无法保留肛门时，就需要永久性造瘘。

造口本身是红润、湿润的黏膜组织，摸起来并不会痛。连接在造口上的造口袋，则是用来收集粪便的装置，有各种类型可供选择，专业的造口治疗师会根据您的具体情况，教您如何正确使用和更换，以避免渗漏和保护周围皮肤。术后通过正确的护理和积极的康复，您可以像以前一样工作、学习、社交，甚至进行一些适度的运动。记住，您并不孤单，医生、护士、造口治疗师及其他病友都会为您提供支持和帮助。

（徐惠绵　李　凯）

七

脑胶质瘤

46. 患脑胶质瘤是不是就**没有希望**了

关键词：脑胶质瘤　治疗　误区

脑胶质瘤是一种起源于脑部胶质细胞的恶性肿瘤，这些胶质细胞负责支持、保护和维持神经元的健康。对于脑胶质瘤患者来说，初诊时常常伴随有情绪低落和绝望感，尤其是高级别胶质瘤。然而，这并不意味着患者就没有希望了。

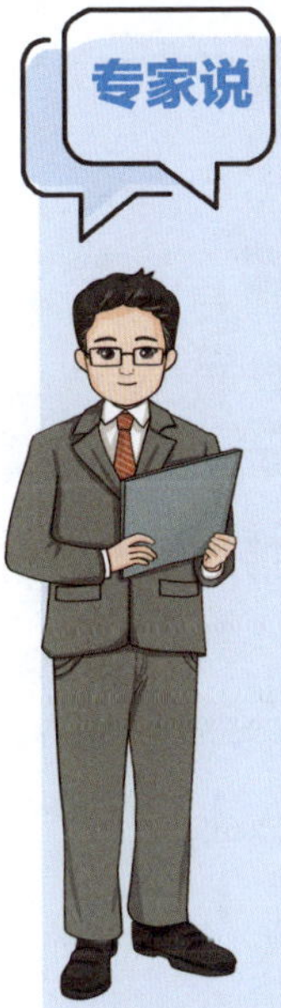

脑胶质瘤的诊断通常依赖于影像学检查（如 MRI 或 CT）、组织活检和病理学分析。治疗方法主要包括手术、放疗和化疗。手术旨在尽可能切除肿瘤，但由于胶质瘤的位置和特性，完全切除常常具有挑战性。

（1）手术治疗：通常为首选方法，尤其是对于能够完全切除的低级别胶质瘤患者。

（2）放疗：在手术后，尤其是对于高级别胶质瘤患者，放疗可以帮助消灭残留的肿瘤细胞。

（3）化疗：常用的药物包括替莫唑胺，通常与放疗结合使用，以提高治疗效果。

近年来，医学在脑胶质瘤的治疗方面取得了一些进展。

（1）个体化治疗：随着对胶质瘤生物学特性的深入了解，越来越多的研究开始探索个体化治疗方案，结合患者的基因组数据，制订更为精准的治疗策略。

（2）新兴治疗方法：除了传统的手术、放疗和化疗，免疫治疗和基因疗法等新兴疗法正在逐渐进入临床实践，带来新的治疗希望。

（3）心理支持：除了生理治疗，心理支持和社交支持在改善患者的生活质量和应对能力方面也起到了重要的作用。患者和家属可以通过寻求专业心理咨询、加入支持小组等方式，缓解心理压力。

（4）积极参与临床试验：参与临床试验可以让患者获得新的治疗选择，有助于提高生存期和生活质量。

脑胶质瘤是一种复杂的疾病，尽管部分低级别胶质瘤有良好的预后，高级别胶质瘤的治疗仍然面临挑战，但并不意味着没有希望。随着医学技术的不断进步和新疗法的研究，胶质瘤患者的预后和生活质量有可能得到改善。重要的是，患者应保持积极的态度与医疗团队密切合作，共同制订合理的治疗方案。

健康加油站

脑胶质瘤的常见症状

（1）头痛：随着肿瘤增大，可能引起持续性或加剧的头痛。

（2）癫痫发作：无论是首次发作还是已知癫痫患者，胶质瘤都可能诱发新的癫痫发作。

（3）认知或行为变化：患者可能会出现记忆力减退、情绪不稳定或个性变化。

（4）运动和感觉异常：如肢体无力、麻木或协调性差。

（杨 渊）

关键词
胶质瘤 放疗 化疗

47. 脑胶质瘤的**规范化治疗方式**有哪些

脑胶质瘤患者具体的治疗方案取决于肿瘤的类型、位置、大小、分级，以及患者的整体健康状况和年龄。

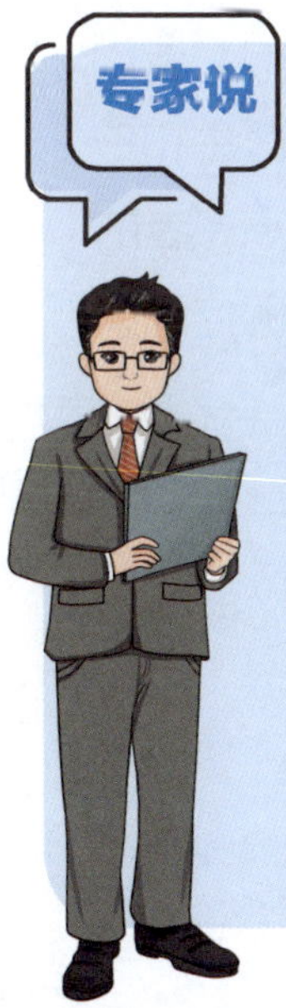

脑胶质瘤的规范化治疗方式通常包括以下几种方法。

（1）手术治疗：对于大多数胶质瘤，手术切除是首选治疗方式。目的在于尽可能切除肿瘤及周边组织，同时保留周围正常脑组织的功能。高级别胶质瘤同样需要尽可能地切除肿瘤。

（2）放疗：手术后，通常会对患者进行放射治疗，以杀死残留的肿瘤细胞。即使是低级别胶质瘤也常规放疗，现代放疗技术中常规应用调强放射治疗（IMRT），有利于减少术后复发的概率，改善患者的远期预后。

（3）化疗：化疗常与手术和放疗结合使用，特别是在高级别胶质瘤病例中。常用的化疗药物包括替莫唑胺，它已被证明在胶质母细胞瘤的治疗中有效。化疗的主要目的是杀死正在迅速分裂的肿瘤细胞，减少复发的风险。

（4）靶向治疗：针对胶质瘤特定的分子特征的靶向治疗正在逐渐发展中，例如针对表皮生长因子受体（EGFR）的药物。这些治疗方法可能为不能够通过常规化疗或放疗控制的胶质瘤患者提供额外的治疗选择。

（5）临床试验：对于许多患者，尤其是高级别胶质瘤患者，参与临床试验可能是寻找新疗法的有效途径。许多新药物和治疗方法正在研究中，参与这些试验可能为患者提供更多治疗选择和希望。

综上所述，脑胶质瘤的规范化治疗需要一个综合性的、多学科的治疗团队，包括神经外科医生、肿瘤医生、放射科医生和护理团队，共同制订个体化的治疗方案，以最大限度地提高患者的预后和生活质量。在治疗过程中，患者及其家属也应与医疗团队保持良好的沟通，了解治疗方案及潜在的副作用。

（杨　渊）

48. 哪些**因素**可导致脑胶质瘤患者**术后复发**

关键词

胶质瘤 复发 基因

脑胶质瘤术后复发是一个复杂且多因素影响的过程，涉及多种生物学机制、治疗因素和患者个体差异。尽管手术可以去除大部分肿瘤组织，但完全清除所有肿瘤细胞通常是困难的，尤其是在高级别胶质瘤（如胶质母细胞瘤）的情况下。

专家说

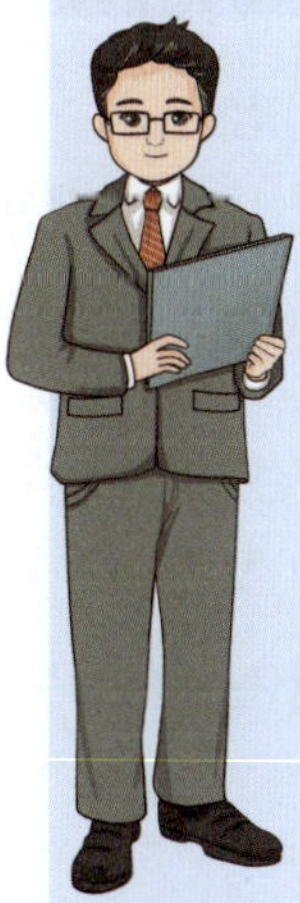

以下是术后脑胶质瘤复发的一些主要原因。

（1）残留肿瘤细胞：在手术过程中，医生尽力去除所有肿瘤组织，但由于肿瘤的侵袭性特征，部分肿瘤细胞可能会留在手术区域，特别是当肿瘤靠近重要的脑结构时，完全切除可能对患者的功能造成不可逆转的损伤。这些残留的肿瘤细胞可能在术后继续生长并导致复发。

（2）脑肿瘤的生物学特性：脑胶质瘤本身具有高度的异质性，细胞的遗传和表型特征差异较大。某些肿瘤细胞可能具备更强的生存能力和增殖能力，这使得它们能够在治疗后继续存活，并在多剂量的放疗或化疗后仍然能够生长。此外，胶质瘤细胞能够通过改变其代谢途径来抵抗治疗药物，使得它们在术后复发时更具韧性。

（3）术后治疗不足：在手术后，通常会进行放疗和化疗以消灭残留的肿瘤细胞。然而，对于一些高级别胶质瘤患者，这些辅助治疗可能不足以攻击所有的肿瘤细胞。例如，放疗时的照射范围和剂量选择对于疗效至关重要，部分残存的肿瘤细胞可能在未被有效照射的区域生存下来。

（4）肿瘤微环境的影响：脑肿瘤的微环境也扮演着重要的角色。周围的脑组织、血管及免疫环境都可能影响肿瘤的生长与复发。某些肿瘤可能会通过促使周围脑组织发生变化来创建一种有利于自身生长的微环境。因此，尽管肿瘤经过手术切除，微环境的变化也可能为肿瘤复发提供条件。

（5）机体免疫反应不足：脑胶质瘤具有高度免疫逃逸能力，使得机体的免疫系统不能有效识别和攻击肿瘤细胞。术后患者的免疫状态可能会受到影响，尤其在进行了多次治疗后，常常会造成免疫系统的功能低下。这使得剩余的肿瘤细胞能够在体内重新生长，而机体无法有效抵抗。

（6）基因突变和适应性：胶质瘤在生长过程中会发生多种基因突变，这些突变可能会使肿瘤细胞对现有治疗产生更高的耐受性。一些研究表明，肿瘤细胞能够通过不同的信号通路重新编程自身，以适应治疗并提高存活率。这种适应能力使它们在治疗后复发时更具有侵袭性。

（杨　渊）

49. 脑胶质瘤患者能进行二次，甚至**多次手术**吗

关键词：二次手术　适应证　辅助治疗

胶质瘤是中枢神经系统的恶性肿瘤，其治疗通常包括手术、化疗和放疗。对于很多患者而言，手术是治疗胶质瘤的首选方法，但随着疾病的发展，很多患者会面临复发的情况。

专家说

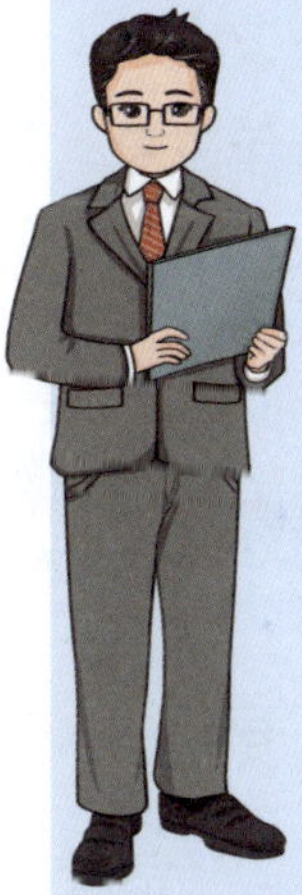

复发后，患者是否可以进行二次及多次手术呢？以下将详细探讨这一问题。

（1）二次及多次手术的适应证：并非所有胶质瘤复发的患者都适合进行二次手术，决定是否进行手术需要考虑多个因素。

肿瘤的位置：如果复发的肿瘤位于易于接触的区域，例如靠近脑表面的肿瘤，肿瘤复发的形态比较局限，手术的风险相对较低，往往更容易进行二次切除。如果肿瘤位于功能重要区域（如运动、语言等中枢），则需要谨慎考虑手术的可行性。

患者的整体健康状况：患者的年龄、身体状况、是否有其他疾病等都是决定因素。健康状况较好的患者，承受二次手术的能力相对较强，术后恢复的可能性也更高。

肿瘤的生物学特性：不同类型和分级的胶质瘤，其复发后的行为差异较大。低级别胶质瘤相对较少发生侵袭性复发，因此，二次手术的成功率相对较高。而对于高级别胶质瘤，生长和扩散速度快，复发后的二次手术面临更多挑战。

（2）风险与收益的权衡：进行二次或多次手术时，必须认真评估手术的潜在风险与预期获益。手术能够暂时去除肿瘤组织，缓解症状、延长生存时间，但每次手术也可能损伤周围正常的脑组织，导致功能缺损。因此，医生和患者需要充分沟通，理解手术后可能带来的功能性和生活质量的影响。

（3）辅助治疗的重要性：获取最大疗效的一个关键策略是将手术与其他辅助治疗结合使用。在二次手术后，常常建议继续进行放疗和化疗，以消灭可能残留的肿瘤细胞。此外，近年来靶向药物和免疫治疗的研究也在不断发展，某些情况下，这些治疗选择可能为胶质瘤患者提供更多的希望。

（4）临床评估与决策：是否进行二次或多次手术需由专业的神经外科医生及多学科诊疗综合评估。基于肿瘤的位置、生物学特性、患者总体健康状况、预期的获益以及潜在风险，专业团队将提出建议。此外，患者应积极参与到决策过程中，与医疗团队共同制订最佳治疗计划。

胶质瘤患者在经历初次手术后，二次甚至多次手术是可能的，但需要综合考虑多种因素，包括肿瘤的特性、患者的健康状况及潜在风险。手术并非治疗的唯一方案，辅助治疗同样重要，可以提高患者的生存率及生活质量。因此，在治疗过程中，患者及其家属应与医务人员保持沟通，了解所有可能的选择，以做出明智的决策。

（杨　渊）

关键词

饮食　蛋白质　抗氧化剂

50. 脑胶质瘤患者饮食上应注意哪些

脑胶质瘤患者在饮食方面的管理是一个重要的组成部分，合理的饮食可以增强身体的免疫力，改善患者的整体健康状况，帮助他们更好地应对疾病及治疗。

专家说

以下是一些关于脑胶质瘤患者饮食的注意事项。

（1）均衡膳食

摄取多样的营养：鼓励摄入各种食物，以确保获得足够的维生素、矿物质和其他营养成分。饮食中应包括新鲜的水果和蔬菜、全谷物、瘦蛋白（例如鱼、鸡肉、豆类）及健康脂肪（如坚果、橄榄油）。

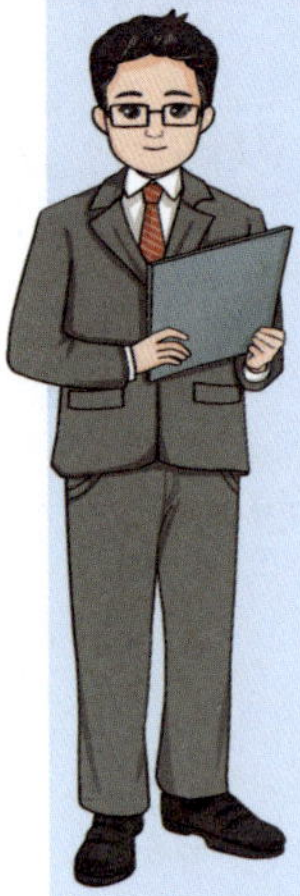

适当的蛋白质摄入：蛋白质对身体修复至关重要，尤其是在经历手术或癌症治疗后。蛋白质有助于肌肉修复和免疫系统的加强。

（2）限制不健康食品

减少加工食品和糖分：高糖、高脂肪和高盐的加工食品可能影响健康，增加炎症或体重。应尽量减少快餐、零食、甜点及碳酸饮料等的摄入。

避免膳食中的添加剂：尽量选择自然、未经加工的食物，减少含有化学添加剂的食品。

（3）增加抗氧化剂摄入

优先选择富含抗氧化剂的食物：如深色蔬菜（例如菠菜、胡萝卜、甜菜等）、浆果（如蓝莓、草莓）、坚果（如核桃、杏仁）和全谷物。这些食物能够帮助减少氧化应激和炎症。

适量饮用绿茶：绿茶中含有丰富的儿茶素，具有抗氧化特性，可能有助于增强免疫回应。

（4）保持充足饮水：保持充足的水分至关重要，尤其是接受治疗期间。水分有助于维持细胞功能、促进营养吸收和废物排出。

（5）增加膳食纤维的摄入：如全谷物、豆类、蔬菜和水果等，不仅可以改善消化系统的健康，还可能有助于降低某些癌症的风险。

(6) 适应患者的特殊需要

根据治疗的副作用调整饮食：脑胶质瘤患者在接受治疗时可能会出现恶心、呕吐或口腔溃疡等不良反应，影响进食。此时，可以选择易于消化、温和、略微凉的食品，避免辛辣和酸性食物。

小餐多食：对那些在治疗期间感到食欲缺乏的患者，可以选择小餐多食的方式，以保证营养摄入。

(7) 寻求医生和营养师的专业意见：患者在制订饮食计划时，可以咨询医生及营养师，确保饮食方案与个人健康状况和治疗方案相匹配。营养师能够根据患者的特殊需求制订个性化的饮食计划。

（杨　渊）

51. 如何**预防**和**控制**胶质瘤相关癫痫

胶质瘤患者常常会伴随着癫痫发作。癫痫是一种神经系统疾病，可以导致反复的癫痫发作，严重影响患者的生活质量。对于胶质瘤患者而言，预防和控制癫痫发作至关重要。

关键词 癫痫 预防 控制

专家说

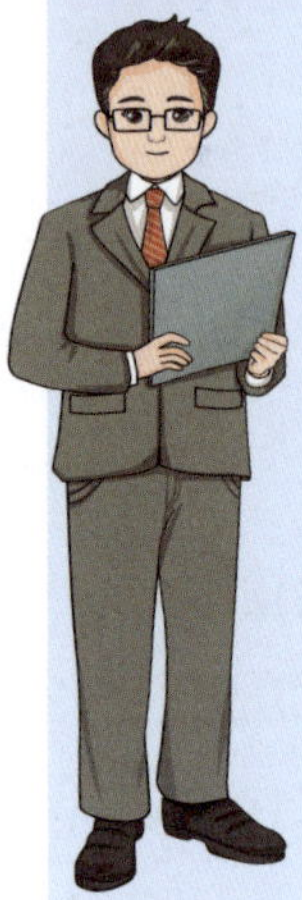

（1）癫痫的原因：在胶质瘤患者中，癫痫的发生通常与肿瘤对周围脑组织的压迫及刺激有关。肿瘤可以干扰脑的正常电活动，导致异常的神经信号传递，从而引发癫痫发作。因此，了解癫痫发作的机制有助于我们采取预防和控制措施。

（2）药物治疗：胶质瘤患者通常会在术后和治疗过程中使用抗癫痫药物，以减少发作的频率和严重性。这些药物包括卡马西平、丙戊酸钠、拉莫三嗪等。治疗的目的是控制癫痫发作，并尽量减少药物的副作用。患者应定期与医生沟通，根据症状和药物效果调整方案。

（3）定期监测

定期就医：患者应定期到医院作神经系统的评估和随访，以确保癫痫控制良好。在治疗期间，脑电图（EEG）可以帮助医生监测脑电活动，及时发现异常变化。

记录发作情况：定期记录发作频率、类型和持续时间，以及可能的触发因素，有助于医生准确评估患者的疾病情况，制订更有效的治疗方案。

（4）生活方式调整

规律作息：保持良好的作息习惯，确保充足的睡眠。疲劳和缺乏睡眠可能会增加癫痫发作的风险。

避免诱因：许多患者会发现某些因素会诱发癫痫发作，比如压力、过度兴奋、酒精、药物及闪烁的亮光等。了解和避免这些触发因素可以降低发作的风险。

健康饮食：营养均衡的饮食有助于提升整体健康水平，选择富含抗氧化剂、维生素和矿物质的食物，可以增强患者的免疫抵抗力。

（5）心理支持

心理健康：癫痫患者往往面临较大的心理压力，焦虑和抑郁与癫痫发作频率有关。应关注心理健康，必要时寻求心理医生的帮助。

寻求支持：患者及其家属可以加入癫痫患者支持小组，分享经验和感受，获得情感支持和实用建议。

（6）医疗与安全注意事项

避免高危活动：癫痫发作可能会影响患者的反应能力，因此，应避免驾驶、操作重型机械等高危活动，以保障自身和他人的安全。

佩戴医疗警示牌：建议患者佩戴医疗手环或项链，告知周围的人其病情，以便在发生癫痫发作时获得及时的救助。

加强家庭教育：患者的家人和朋友应了解癫痫的知识，包括如何识别发作、急救措施等，以在危急时刻能提供正确的协助。

综上所述，胶质瘤相关癫痫的预防和控制是一个复杂的过程，涉及多方面的因素。定期使用抗癫痫药、生活方式调整、心理支持及保障安全等措施都是关键。患者应与医生保持良好的沟通，积极参与到治疗和康复中。通过综合性的管理，患者能够更好地控制癫痫症状，提升生活质量，积极应对癌症带来的挑战。

（杨　渊）

相约健康百科丛书

人物关系介绍

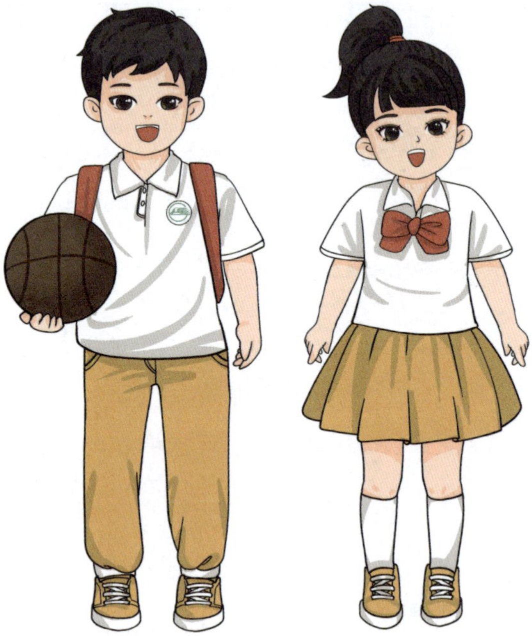

健健　　康康

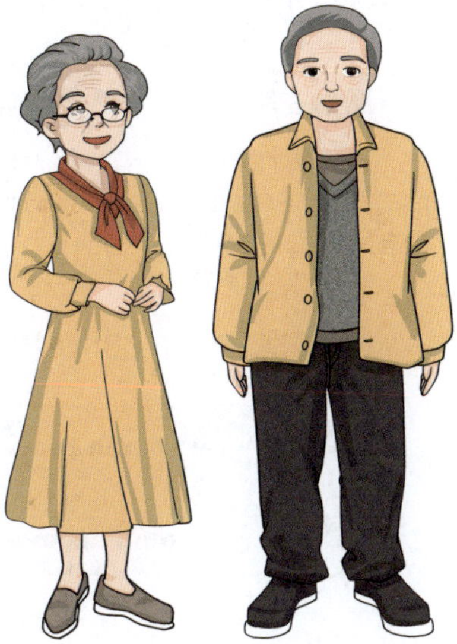

奶奶　爷爷

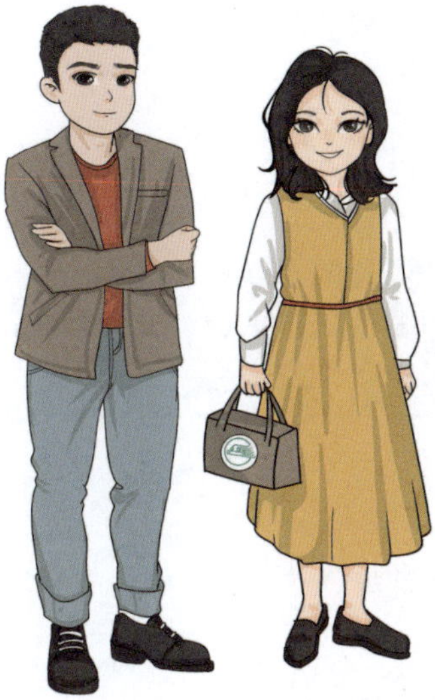

爸爸　妈妈

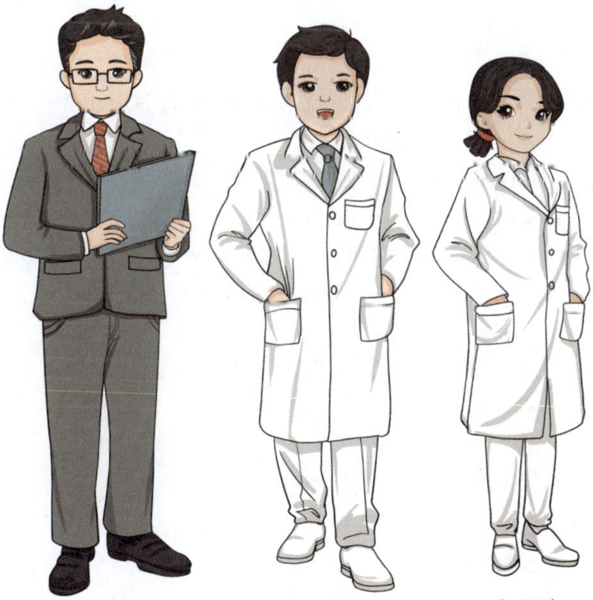

专家　男医生　女医生

图书在版编目（CIP）数据

成年男性肿瘤防治攻略 / 邢念增，徐惠绵主编 . 北京 ：人民卫生出版社，2025. 10. --（相约健康百科丛书）. -- ISBN 978-7-117-38419-3

Ⅰ. R73

中国国家版本馆 CIP 数据核字第 2025TA9515 号

人卫智网	www.ipmph.com	医学教育、学术、考试、健康，购书智慧智能综合服务平台
人卫官网	www.pmph.com	人卫官方资讯发布平台

相约健康百科丛书
成年男性肿瘤防治攻略
Xiangyue Jiankang Baike Congshu
Chengnian Nanxing Zhongliu Fangzhi Gonglüe

主　　编：邢念增　徐惠绵
出版发行：人民卫生出版社（中继线 010-59780011）
地　　址：北京市朝阳区潘家园南里 19 号
邮　　编：100021
E - mail：pmph @ pmph.com
购书热线：010-59787592　010-59787584　010-65264830
印　　刷：鸿博睿特（天津）印刷科技有限公司
经　　销：新华书店
开　　本：710 × 1000　1/16　**印张：**24
字　　数：311 千字
版　　次：2025 年 10 月第 1 版
印　　次：2025 年 10 月第 1 次印刷
标准书号：ISBN 978-7-117-38419-3
定　　价：75.00 元

打击盗版举报电话：010-59787491　E-mail：WQ @ pmph.com
质量问题联系电话：010-59787234　E-mail：zhiliang @ pmph.com
数字融合服务电话：4001118166　E-mail：zengzhi @ pmph.com